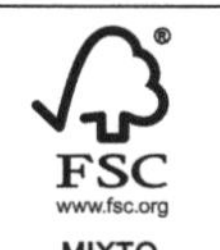

FSC
www.fsc.org
MIXTO
Papel procedente de
fuentes responsables
Paper from
responsible sources
FSC® C105338

AF280224

Adalberto de Paula Barreto

Cuando la boca calla, los órganos hablan...

REVELANDO LOS MENSAJES DE LOS SÍNTOMAS

Traducción al español
Eduardo Campaña y Eluzinete Pereira

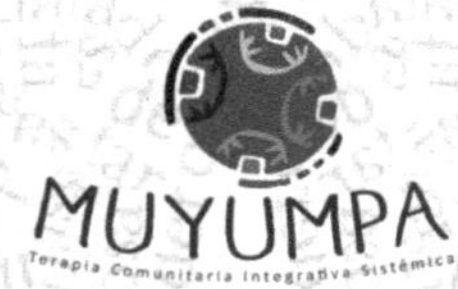

Diseño de portada
Adaptación de la portada francesa y
traducción de contraportada
Emilio Campaña Muñoz

Ilustraciones
Mónica Quintana d´Able Silva

Traducción al español
Eduardo Campaña – Eluzinete Pereira
MUYUMPA

Revisióndelespañol
Marco Cedillo Cobos

Levantamiento del texto y diagramación:
Amparo Salazar Chacon

"Impresión y editorial: BoD – Books on Demand
info@bod.com.es - www.bod.com.es
Impreso en Alemania – Printed in Germany"

@2020, Les Amis de Quatro Varas
ISBN : 9 788413 264486

SUMARIO

AGRADECIMIENTOS

Un libro no se escribe solo. El producto final de un libro es siempre fruto de un proceso de encuentros, de intercambios de experiencias con amigos, de críticas de unos y estímulos de otros; sería injusto no reconocer la contribución de cada persona para que el libro se edite. A través de esas personas, quiero agradecer a todos y todas quienes dieron su contribución para que este trabajo llegue a usted, querido lector.

- A Martha Hierro Gatah, terapeuta holística, que me inició en la observación del lenguaje sutil expresado por el cuerpo, con quien aprendí mucho de lo que sé hoy.

- A Doña Zilma Saturnino, la curandera de la comunidad de Cuatro Varas que me permitió acompañarla en su práctica cotidiana.

- A Doralice Oliveira Gomes, que, con su lectura atenta, me ayudó a mejorar el texto.

- A mi querida amiga Eridam Mendonça, que desde el inicio apoya el proyecto Cuatro Varas.

- A los comuneros, que frecuentan el proyecto Cuatro Varas, y que posibilitaron verificar todos los conceptos teóricos expresados en este libro.

- A todos los que participaron de los cursos sobre la Decodificación del Lenguaje Corporal y que propusieron aumentos y profundizaciones.

- A la Profesora Maria de Fátima Gonçalves Matos que tuvo una participación activa en formatear la versión actual de este trabajo.

- Y, finalmente, un agradecimiento especial a Mónica Quintas d'Able Silva, autora de las ilustraciones de esta obra.

INTRODUCCIÓN

Querido lector, es con gran alegría y satisfacción que veo llegar este libro a sus manos. Él es el resultado de años de estudios y prácticas clínicas y psicopedagógicas. Como creador de la Terapia Comunitaria Sistémica Integrativa y formador de terapeutas comunitarios en Brasil y en el exterior; asociado a la docencia, a la atención clínica individual y grupal (Terapia Familiar - Cuidando del Cuidador - Rescate de la Autoestima), y en mi práctica Etno-psiquiátrica, pude observar y conocer muchas cosas interesantes sobre nosotros, los seres humanos, a partir de nuestra multiplicidad de códigos de expresión y nuestra diversidad cultural.

En mi práctica médica, el cuerpo siempre estuvo presente. Sin embargo, mi percepción de ese cuerpo fue modificándose y ampliándose con el tiempo. Percibí que el cuerpo tiene un lenguaje propio que expresa los "no dichos", las dificultades de relacionamientos y herencias transgeneracionales presentes en las demás dimensiones humanas: psíquica, espiritual y social.

A lo largo del camino constaté que el cuerpo busca cuidados de forma sutil y gradual. Inicialmente como un susurro; por ejemplo, un leve ardor en el estómago que, cuando no es comprendido, puede evolucionar para una gastritis o aún para un cáncer. El cuerpo, ahora, grita. ¿Qué intentó comunicar ese cuerpo y la persona no consiguió decodificar, comprender? Por lo tanto oír lo que el cuerpo dice requiere una atención diferenciada para que nos sumerjamos en nosotros mismos, naveguemos en nuestra historia de vida, e inclusive, en la historia de nuestros antepasados. Todo está en nosotros, en la memoria de nuestras células.

Inicialmente puede llegar a causar extrañeza. ¿Qué es lo que el ardor en el estómago está queriendo decirme? ¿Estoy con dificultad de aceptar o digerir algo? El detalle es que el cuerpo habla en un lenguaje extraño y, como no conseguimos entender el mensaje, tendemos a sofocarlo de mil y una maneras. Para que nuestro cuerpo no necesite gritar, enfermar, necesitamos movilizarnos, invertir nuestra energía en la promoción de la salud, haciendo los ajustes necesarios que interrumpen el proceso generador de patologías. "Más vale prevenir que remediar." Concentrémonos en una actitud positiva, preventiva, haciendo de nuestro cuerpo un aliado y del síntoma un aporte al cuidado y a la promoción de la salud. Queramos o no, todo lo que sucede en nuestro cuerpo no es algo meramente fisiológico, sino también la manifestación de una dimensión profunda de nuestra vida. Se trata siempre de una manifestación del ser profundo que nos habita y "grita" para que realicemos los cambios que necesitan ser aplicados. Cabe a cada persona descubrir el mensaje secreto del sufrimiento expresado. Una excelente pista para realizar una buena lectura proviene del conocimiento de la función simbólica de cada órgano.

Este libro es una invitación al diálogo con su cuerpo. No vea   en el síntoma una señal de debilidad o amenaza a la vida: sí   una comunicación inconsciente, alertándonos para los ajustes necesarios. Mi propuesta es acoger el malestar y dialogar con él. Diálogo que será posible si nos disponemos a mirar nuestra historia, nuestros relacionamientos y nos abrimos a otras lecturas, para percibir al hombre en su totalidad e inmerso en su cultura. Es una invitación para aplicar una acción interdisciinaria, transcultural, navegando entre la Biomedicina y la Etno-medicina, posibilitando a cada uno ser autónomo y responsable por su bienestar, equilibrio y salud.

Ofrezco un instrumento de fácil comprensión, una síntesis de lo que las culturas orientales y occidentales hablan sobre la experiencia milenaria de la comprensión del proceso salud-enfermedad, por medio del lenguaje corporal. Así, fue escrito con la intención de clarificar y dar sentido a las dolencias y a los sufrimientos vivenciados por una persona en una perspectiva cultural. No tengo la pretensión de proporcionar un manual, retratando las enfermedades desde la biomedicina sino bajo la mirada del lenguaje simbólico, de la sintomatología de las diversas enfermedades. No busco imponer lecturas y verdades irrefutables, sino resaltar pistas que favorezcan el establecimiento del diálogo entre la dolencia y el sufrimiento expresado en el cuerpo y la problemática vivenciada.

En ese sentido, la enfermedad puede ser entendida como un "grito de alerta"; es el cuerpo haciendo un aporte para que nuestros comportamientos, actitudes y valores sean vistos y revisados y, con eso, podamos tener una vida más autónoma y generadora de salud.

Este libro no propone contraponer los conocimientos científicos y los avances de la biomedicina, tan necesarios, sino traer elementos que nos permitan comprender la dolencia como un proceso "bio-psico-social-espiritual". La propuesta es agregar diversas lecturas culturales para entender el proceso de enfermarse, con sus subjetividades y sutilezas.

En la perspectiva que adopto, el sufrimiento y el síntoma son considerados como el lado visible de un proceso invisible que influencia todo comportamiento humano. La enfermedad, aunque se manifieste como una disfunción biológica, tiene valor de comunicación. Quiero compartir con usted, querido lector, algunas pistas para que pueda decodificar esa comunicación inconsciente, de manera que establezca un diálogo entre el cuerpo y la mente.

A los profesionales, espero que puedan beneficiarse de este libro, aprovechando las pistas y los atajos disponibles, para ampliar la comprensión de las enfermedades, agregando valor a su acto de cuidar, así como un instrumento que los ayude en la relación profesional con su paciente.

Me gustaría clarificar que, aunque en algunos momentos utilizo la palabra dolencia, siempre me referiré a la enfermedad. La diferencia consiste en lo siguiente: enfermedad se refiere a la explicación científica y universal de las enfermedades estudiadas en la Academia, de dominio biomédico; mientras la dolencia (illness[1]) es la percepción que el individuo tiene sobre su enfermedad a partir de su cultura y valores, cuyos síntomas envuelven todas las dimensiones constituyentes del ser humano (física, psíquica, espiritual y social), situadas en el campo de la subjetividad.

En esa perspectiva, un mismo síntoma puede ser leído de varias formas, en función de la historia de la persona y de los diversos contextos en que vive. Decodificar el mensaje inconsciente contenido en esos síntomas nos permite extraer de la dolencia y del sufrimiento alertas, lecciones, aprendizajes, para obtener mejor calidad devida.

En estos últimos años, busco comprenderlos mensajes inconscientes del lenguaje corporal que mis colaboradores, curanderos del Proyecto Cuatro Varas, manejan con maestría. Durante este tiempo recolecté informaciones, investigué en otras culturas y sistematicé esos datos. Este libro fue escrito en un lenguaje simple, accesible, con la intención de compartir ese saber acumulado, pues ha sido muy útil en el trabajo de salud comunitaria que desarrollo.

Mi deseo es auxiliar a quienes buscan ampliar la comprensión del proceso salud-enfermedad en una perspectiva holística donde los síntomas, más allá de señalar una disfunción bio-ecológica, son portadores de mensajes fundamentales para nuestro desarrollo.

La fuente de esta información son los conocimientos construidos a lo largo de los años, la observación minuciosa de las dolencias y del sufrimiento humano contenido en libros de psicosomática, en la práctica clínica y pedagógica, y en los saberes recolectados en diversas culturas y bibliografías que, hoy, confirmo en mi cotidiano.

1 Definida por Kleinman (1986) como la comprension cultural de la enfermedad

Cuando la boca calla, los órganos hablan...

Quiero resaltar que la lectura simbólica de los síntomas no anula otras explicaciones sobre el proceso salud-enfermedad, tales como las bioquímicas o mecánicas, sino considera una mirada diferente, integrativa y complementaria, *recordándonos que un síntoma es más que la expresión de una disfunción orgánica.*

La lectura simbólica revela la información contenida en el síntoma y nos invita a mirar más allá de aquello que caracterizamos como enfermedad. El síntoma alerta que necesitamos entrever los sutiles mensajes que trae y que pueden ayudar a resignificar nuestras conductas, comportamientos y estilos de vida.

Recomiendo que este libro sea un instrumento para que reflexione sobre aspectos de su vida relacional y/o de su actuación profesional. Como decía Reich (1995): "el amor, el trabajo y el conocimiento son las fuentes de nuestra vida". Propongo que no se use como un mero diccionario de síntomas con respuestas sobre una dolencia o sufrimiento.

Espero que sirva como herramienta para no profesionales y profesionales deseosos de profundizar la comprensión de la experiencia de sufrir y quedar enfermo, proveyendo pistas importantes para que cada persona explore en sus historias (anamnesis), los aspectos específicos de determinadas enfermedades y sufrimientos, dialogando consigo mismo, con el otro, con el mundo y con lo transcendente; haciendo de esos fenómenos una ocasión de reflexión sobre el ser total que es.

Cuando la boca calla, los órganos hablan
Cuando la boca habla, los órganos sanan

Pretendo llamar la atención de los profesionales para que conduzcan su investigación, sus cuestionamientos y registros de las historias personales (anamnesis) para cuestiones específicas que el síntoma puede señalar, mostrando en qué "lugar" está situada la problemática a ser comprendida y cuidada.

¿Qué dice nuestro cuerpo cuando aparece el síntoma? Es la invitación que hago, resaltando que la lectura de este libro no debe ser absolutizada, ni entendida como una verdad inmutable, o un dogma a seguir a toda costa, sino como pista para dialogar con uno mismo, partiendo del síntoma expresado en el cuerpo.

PRESUPUESTOS FILOSÓFICOS

Al considerar al ser humano como un ser biológico, compuesto de células, tejidos, órganos y sistemas, estaremos limitándonos a la materialidad, a la funcionalidad de los órganos, de modo que cualquier síntoma sería una mera expresión de una disfunción orgánica; entonces, el tratamiento quedaría limitado a regularizar su funcionamiento por medio de medicamentos o de intervenciones quirúrgicas necesarias.

Una visión multidimensional del ser humano

Si consideramos al ser humano como un ser que tiene un cuerpo que actúa (soma = bio), una mente que piensa (psyche = psíquico), un espíritu que transciende (pneuma = espíritu) y una necesidad de tener relaciones interpersonales (social), el abordaje y la lectura de cualquier síntoma de las enfermedades y/o del sufrimiento humano se hará de otra manera. Pensemos en estas cuatro dimensiones:

Ser biológico:

Como ser biológico, tenemos un cuerpo físico constituido por células que se organizan en tejidos y órganos que constituyen los sistemas responsables por la regulación y funcionamiento de este cuerpo. Las enfermedades interfieren en esos sistemas, dejando marcas visibles y detectables mediante exámenes físicos, bioquímicos, imagenes, etc.

Las enfermedades son consideradas como fenómenos objetivos y científicos, son tratadas con drogas y/o con intervenciones de bisturí y tienden a ser reducidas a fenómenos puramente biológicos.

Es verdad que el ser humano, antes que todo, es un ser biológico; sin embargo, reducirlo a esto, muchas veces trae consecuencias desastrosas para la persona como, por ejemplo mutilaciones y iatrogenias; o sea, añadiendo nuevas enfermedades y dificultando más la relación de cuidado, toda vez que el paciente no se siente comprendido en su sufrimiento.

Para tratar estos fenómenos la biomedicina dispone de todo un arsenal técnico que permite intervenir en las diversas enfermedades y/o patologías con eficacia, de uso exclusivo de los profesionales de la salud.

Ser psíquico:

Nuestra mente (cerebro), nuestro cuerpo psíquico, registra en nuestro cuerpo físico todos los acontecimientos que vivimos. Guyton (2009) afirma que la memoria humana registra con más facilidad e intensidad las experiencias que son muy dolorosas o muy placenteras...

La información queda archivada en la memoria del cuerpo, desde el momento de la fecundación, momento en que también quedan gravados los registros de las memorias de nuestros ancestros que, muchas veces, condicionan y determinan nuestras conductas.

El cerebro registra todo por medio de los sentidos: visión, audición, tacto, olfato y gusto. Lo registrado se procesa en el cerebro que elimina lo que no interesa; distorsiona y deforma las cosas que no entendemos, y codifica los registros como símbolos y creencias. Esos códigos son archivados en el inconsciente y anclados en el cuerpo. El sueño, por ejemplo, tiene la función de archivar lo que ocurrió en la vida diaria.

 Cuando la boca calla, los órganos hablan...

Deepak Chopra, filósofo y médico hindú especializado en endocrinología, en su libro la Salud perfecta (2009), afirma:

¡" Somos las únicas criaturas en la faz de la tierra capaces de cambiar nuestra biología por lo que pensamos y sentimos! Nuestras células están constantemente fisgoneando nuestros pensamientos y siendo modificadas por ellos. Un ataque de depresión puede arrasar su sistema inmunológico; una pasión, por lo contrario, puede fortalecerlo tremendamente.

Nuestras células están constantemente procesando las experiencias y metabolizándolas de acuerdo con nuestros puntos de vista personales. Por ejemplo, una persona deprimida por la pérdida de un empleo proyecta tristeza por todo el cuerpo, la producción de neurotransmisores por el cerebro se reduce, el nivel de hormonas baja, el ciclo del sueño es interrumpido, los receptores neuropeptídicos en la superficie externa de las células de la piel se vuelven distorsionados, las plaquetas sanguíneas quedan más viscosas y más propensas a formar grumos y hasta las lágrimas contienen trazos químicos diferentes de las lágrimas de alegría.

Todo este perfil bioquímico puede ser alterado cuando encontramos una nueva posición frente a la vida, lo que refuerza la gran necesidad de usar nuestra consciencia para crear los cuerpos que realmente deseamos".

¿Quiere saber cómo está su cuerpo hoy?
Acuérdese de lo que pensó y sintió ayer.

¿Quiere saber cómo estará su cuerpo mañana?
Mire sus pensamientos hoy.

Por lo tanto, nuestros pensamientos y estado de espíritu desencadenan procesos químicos. Los neurotransmisores son responsables por la transmisión de esos mensajes a cada célula del cuerpo y las células alteran sus propios procesos químicos. Nuestro sistema inmunológico luego responde a esas modificaciones, reforzándose o debilitándose. Los innumerables recursos para tratar las enfermedades psíquicas, permiten a las personas hacer su opción: desde una breve atención, como una consejería, hasta una práctica psicoterapéutica como el Psicoanálisis. *Existen más de 300 abordajes psicoterapéuticos disponibles.*

La dimensión psíquica nos califica como seres humanos, sin embargo no podemos olvidar las otras dimensiones implicadas en la existencia humana, pues corremos el riesgo de tomar nuestras fantasías por realidad.

Ser espiritual:

La fe en un ser superior ha acompañado a la humanidad en su proceso evolutivo, y ha sido un recurso inestimable en la superación del sufrimiento y en la construcción de vínculos sociales. Ella nos hace transcender la materia visible, palpable y mensurable, permitiéndonos entrar en contacto con aquello que pertenece a las diversas realidades vividas.

Debido a la pluralidad de nuestra sociedad, la dimensión espiritual es vivida bajo una diversidad de creencias, credos y dogmas; hecho que nos permite entender y admitir cuánto necesitamos estar en equilibrio para respetar esa pluralidad, sin querer colonizarlas o excluirlas.

La espiritualidad es un recurso cultural indispensable para individuos y grupos que viven en situación de gran sufrimiento. Ella es fuente de esperanza y ha permitido que las personas se sientan parte de un colectivo, en el cual encuentren apoyo, solidaridad y espacios para compartir. En la espiritualidad, las personas pueden renovar sus fuerzas y alimentar la esperanza de un futuro mejor.

Las personas tienen a su disposición un universo de recursos. Buscando fortalecer sus raíces socioculturales y su red de valores, optan por la práctica de una religión y/o principios filosóficos, que van desde las prácticas religiosas milenarias como el Cristianismo, Islamismo, Budismo, entre otras, hasta principios filosóficos como el Espiritismo, Reiki, Yoga, entre otros. El riesgo es absolutizar la dimensión espiritual en una actitud fanática; es decir, sería promover la alienación y la intolerancia a otras lecturas sobre la realidad humana, provocando el aparecimiento de tanta violencia fratricida.

Ser social:

Para el filósofo medieval Agustín de Hipona, en su tratado conociéndose a sí mismo plantea "persona es relación": alguien es uno pero al mismo tiempo no puede "ser", en completud, sin "los otros"; o sea, para "ser" él o ella necesitan intrínsecamente de los otros. Vivimos en sociedad y a lo largo de la vida somos marcados por la afectividad de la "relación" que fuimos y somos.

La realidad de la sociedad latinoamericana, constituida por descendientes de indígenas, africanos, europeos y orientales, obliga a buscar conocimientos sobre esa pluralidad para cuidarnos mejor de las enfermedades y del sufrimiento humano que, en general, resultan de la falta de integración equilibrada de esas dimensiones. Somos un mundo de contrastes, donde cohabitan diversidades, contradicciones y diferencias.

La diversidad de culturas latinoamericanas posibilita identificar una pluralidad de códigos de lecturas de las dolencias y del sufrimiento. Nuestro gran desafío es cómo obtener conocimiento de los códigos culturales para decodificar (comprender) los síntomas de las enfermedades y del sufrimiento, de acuerdo con los valores culturales de cada pueblo.

Esa pluralidad también debe servir de referencia para las personas que trabajan con promoción humana, sobre todo cuando su objetivo es promover el desarrollo de la capacidad interpersonal (habilidad para construir relaciones intra e interpersonales equilibradas y saludables). Los principios de la Sociología, de la Antropología, de la Economía, de la Política, de la Psicología Social, de la Psicología Comunitaria, de la Dinámica de los Grupos son fuentes donde se encuentran orientaciones, recursos, medios para ejercitar el "Ser Relación". Restringir los fenómenos humanos a una "sociosis", sin considerar las demás dimensiones, empobrece las estrategias de intervención.

Transdisciplinaridad y transculturalidad necesarias

Para ser terapeutas (cuidadores) de seres humanos no podemos limitarnos a un único abordaje (biológico, psíquico, social, espiritual), pues estaríamos reduciendo la grandeza del ser humano a una de sus partes. Contar con los recursos de la medicina, psicología, sociología, filosofía y teología -para citar algunos- amplía nuestro potencial de acción, atención, cuidado y promoción de la salud. Cualquier fanatismo, sea el biológico, psicológico, sociológico, filosófico o religioso, es un obstáculo para el desarrollo de acciones promotoras de vida. Necesitamos superar los prejuicios que nos tornan miopes, limitan nuestra visión y restringen nuestras conductas personales y profesionales.

Toda práctica humana es determinada por una percepción. Antes de considerar una situación como locura o ignorancia, debemos entender la lógica de las prácticas de vida de aquella persona, de aquel grupo y/o de aquella cultura. La Antropología de la Salud (Kleinmam, 1986; Laplantine, 1988; Turner, 1985; Blacking, 1977; Comaroff, 1985) demuestra que los fenómenos relativos a la salud son culturalmente construidos e interpretados. Por ejemplo: "la posesión", "el quebranto", "el mal de ojo" son modelos depercepción de las dolencias construidas a partir de experiencias, vivencias socioculturales, que se enraízan en las creencias, también socialmente construidas. Es importante conocer esos modelos para identificar la lógica y la simbología que, creadas a lo largo de los tiempos, corresponden a las necesidades del ser humano, históricamente construido, para que podamos convivir mejor con las enfermedades y sufrimientos cotidianos.

No es necesario creer. Basta conocer y comprender para interactuar y movilizar los recursos culturales y articularlos con otros modelos explicativos para enfrentar esas situaciones. Por ejemplo, frente a la necesidad de adhesión al tratamiento médico y de cara a la resistencia de la persona a seguir las prescripciones, pregunto si es practicante de alguna religión. Caso afirmativo, sugiero que, antes de ingerir la medicación, ella pida a su ente espiritual (Dios cristiano, Orixá, Buda, espíritu de luz, etc.) que bendiga la medicación para que combata eficazmente la dolencia. En mi práctica clínica tengo consciencia de que soy parte de ese proceso y, por lo tanto, limitado. Considero imprescindible apelar a los recursos socioculturales para potencializar las acciones de salud, y eso exige ir más allá de la perspectiva interdisciplinaria, para incluir una acción transcultural efectiva. Se trata de unir esfuerzos en torno a un objetivo común.

Kleinman (1986) ofrece un cuadro teórico y metodológico para analizar de qué forma los hechos culturales intervienen en el campo de la salud. Para él, los desórdenes físicos y psíquicos solo son asequibles por la mediación cultural. El desorden debe ser interpretado en la visión del enfermo, de la familia y del médico. Por lo tanto, todas las actividades de cuidado en salud son respuestas socialmente organizadas y pueden ser estudiadas como un sistema cultural.

A partir de las experiencias del enfermar se construyen significados compartidos por el grupo que, como consecuencia, va construyendo redes semánticas, de símbolos que contienen 3 elementos: cognitivo, experiencial y afectivo. A partir de esos elementos, el individuo interpreta las enfermedades y el sufrimiento, articulando lo cognitivo de lo vivenciado con lo afectivo sentido.

Veamos un ejemplo. Un sujeto vive una relación extraconyugal y sufre un accidente vehicular, fracturándose las dos piernas. Él sabe las causas mecánicas de la fractura, sin embargo esa es una visión limitada. En este caso, tanto el sujeto como sus familiares pueden buscar una comprensión más amplia de lo ocurrido, envolviendo la dimensión experimental y afectiva, o sea, pueden desencadenar una serie de cuestionamientos a ese hecho, procurando dar un sentido existencial a las causas mecánicas, preguntándose: ¿Qué relaciones afectivas estoy intentando romper o distanciar de mí? ¿Qué obstáculos están impidiéndome rehacer relaciones y/o construir nuevas relaciones? ¿Qué rupturas relacionales necesito realizar? Las preguntas pueden ser dirigidas para sí y para los otros de la familia, o aún más, ampliar el foco, haciendo reflexiones de tipo: ese accidente, ¿qué revela de mi vida social? ¿Cómo estoy movilizándome en mi familia y en la sociedad? ¿Cómo estoy lidiando con las leyes que estructuran la sociedad? ¿Qué creencias y valores limitan mi caminar como persona?

El abordaje presentado se propone articular estas dos lecturas, tornándolas complementarias, permitiendo al individuo tener acceso a los cuidados de la medicina científica y también a los recursos de su cultura. Entiendo que cuanto más amplia es la visión del ser humano, mayor será la posibilidad de utilizar recursos complementarios, en la promoción de la vida, en el combate a las enfermedades y al sufrimiento. Como dije, no tengo la pretensión de sustituir antiguas por nuevas verdades. Quiero colocar a disposición del lector elementos, informaciones para cuando la salud, la vida presenten dificultades y necesite comprender mejor los aspectos inconscientes, aparentemente invisibles, que están detrás de la enfermedad.

Nosotros, los cuidadores

Es importante desarrollar humildad para reconocer nuestras limitaciones y una buena dosis de coraje para liberarnos de modelos que nos aprisionan.

Es necesario aplicar creatividad, libertad y afectividad para crear nuevas formas de tratar y cuidar de las personas, más allá de nuestra especificidad.

UNA VISIÓN HOLÍSTICA DEL SER HUMANO

Revelando los mensajes de los síntomas

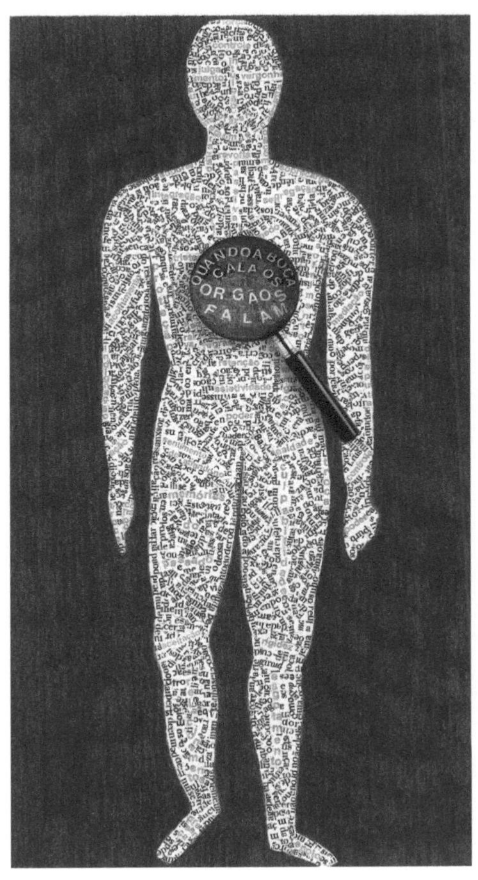

En la cultura china

La cultura tradicional china ve al ser humano en la perspectiva holística. Sus principios filosóficos, fruto de la observación empírica e inteligente del mundo, consideran:

El Todo está en todo:

El microcosmos que constituye el ser humano es idéntico al macrocosmos del Universo, o sea, las leyes que estructuran el Universo son las mismas que estructuran al ser humano. Del mismo modo que la naturaleza tiene su ciclo, como las estaciones del año (primavera, verano, otoño e invierno), el ser humano tiene su ciclo de vida (nacimiento, crecimiento, envejecimiento y muerte), como todo. Las leyes que permiten que una galaxia se expanda son las mismas que provocan que la masa de la pizza en manos del pizzero se expanda, formando la pizza.

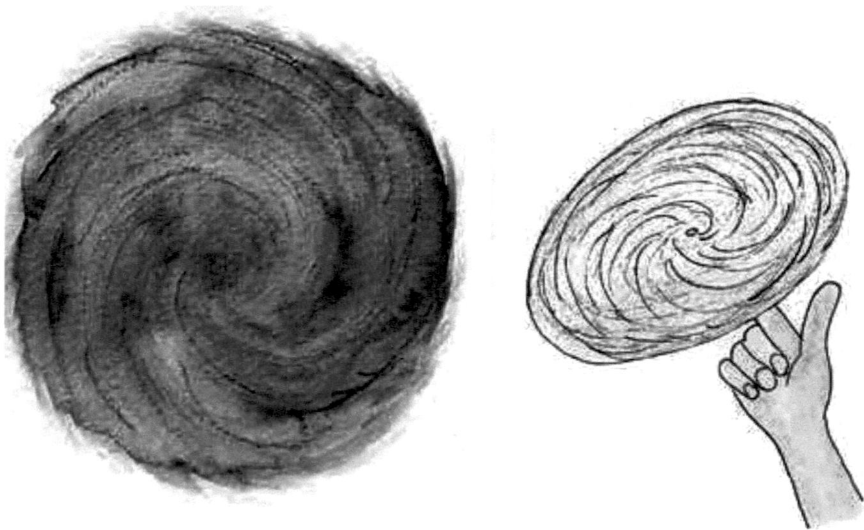

La ley de las polaridades, ley central de todo el Univers
¿Qué son las polaridades?

Nuestra consciencia, en la intención de comprender el mundo, clasifica todo en pares de opuestos. A esto llamamos polaridades: sujeto/objeto, derecha/izquierda, dentro/fuera, inspiración/ expiración, bien/mal, Dios/diablo, negro/blanco…

Cada polo depende del otro. Uno no existe sin el otro. Si eliminamos uno, el otro desaparece. Ellos se complementan y se compensan. Son dos polaridades presentes en toda materialización de la vida, en permanente interacción y complementariedad. Los filósofos chinos descubrieron que esa ley se aplica a todo el Universo, en el macro y en el microcosmos. Vea en esta imagen un ejemplo de polaridad: para fijar las figuras del lado negro, yo necesito el contraste del lado blanco. Si eliminamos uno de esos colores, la imagen desaparece, de la misma forma que la inspiración solo existe porque existe la expiración.

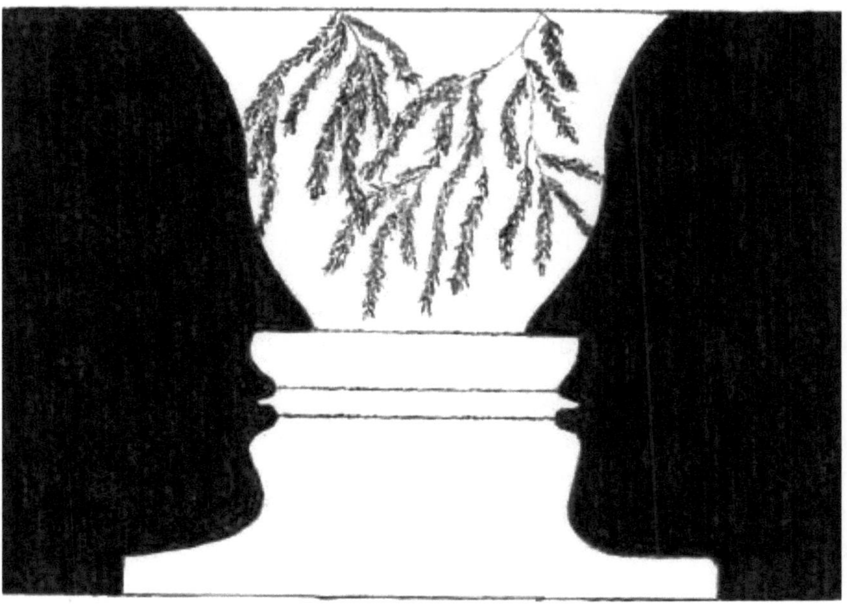

Cuando nos fijamos solo en uno de esos aspectos, no vemos el otro:

"Quién mira para el milímetro pierde la noción del metro...".

Aunque parezcan contradictorios y opuestos, o que se excluyen mutuamente, en la realidad, son opuestos y complementarios.

Solo vemos la luz, porque hay la obscuridad; solo deseamos aprender por causa de la ignorancia; solo tenemos coraje, porque existe el miedo; solo hay respuesta porque hay la pregunta; solo existe sonido porque existe el silencio. Como nos recuerda el cantor brasilero Lulu Santos, en su canción "Ciertas Cosas" (2011): "no existiría sonido si no hubiese el silencio, no habría luz si no existiese la oscuridad"...

Imaginemos una mano en movimiento, sin encontrar la otra, jamás producirá un choque, un ritmo o un sonido; para que choque y produzca un aplauso, un sonido rítmico, una melodía, es necesario encontrar la otra mano. Solo así esa mano producirá un choque creativo, un aplauso rítmico, valorador de la vida.

Polaridades en la cultura oriental

El Taoísmo (filosofía china) habla de las polaridades, refiriéndose a dos conceptos: Ying (lado derecho): principio femenino y Yang (lado izquierdo): principio masculino. El símbolo chino del Tao, conforme la figura siguiente, muestra que cada parte trae un punto del color del contrario.

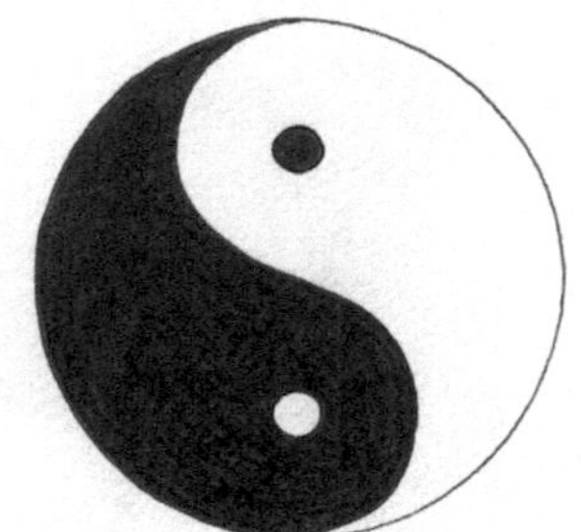

En la tradición Hermética, esa polarización era definida como el Sonido: principio masculino y la Luz: principio femenino. Aquí, también, esa polaridad es percibida cuando comprendemos al ser humano como unidad, la complementariedad del mundo interior con el mundo exterior, visión contenida en la expresión "microcosmo" y "macrocosmo".

  Cuando la boca calla, los órganos hablan...

La Filosofía Taoísta, considerando la Ley de la Polaridad, dice que existen dos planos en la vida del ser humano que se integran y se completan, a saber:

Cielo anterior:

Es la fase intrauterina que precede al nacimiento, período en que el alma se estructura. Es el mundo del no manifiesto, del infinito. En esta fase, el ser humano guarda en sí toda su potencialidad, su memoria ancestral. Cada célula trae el germen de la vida, como una semilla trae el árbol, las flores y frutos. Por lo tanto, en esa fase, el ser humano, oriundo de una célula, se prepara para seguir su camino de vida que le lleve a la realización.

Necesitamos apropiarnos de esas memorias ancestrales que traemos; tornarlas conscientes, resignificarlas, o corremos el riesgo de repetirlas; como dice el dicho: "Hijo de gato, gatito es", el "Hijo del pez, pececito es". Naturalmente, nosotros tendemos a reproducir la historia de nuestros antepasados, toda vez que están almacenadas en nuestrascélulas.

De la filosofía oriental podemos aprender: "el hombre que no tiene presente su historia está condenado a repetirla". Por eso, es común encontrarnos con problemáticas que se repiten a lo largo de las generaciones, como abuso sexual y suicidio, que permanecen en la forma de secretos, "no dichos". Al nacer traemos esa herencia y tenemos el desafío de hacer la ruptura "donde" nuestros antepasados no lo consiguieron, y evitar la repetición de ese ciclo de miserias generadoras desufrimientos.

Cielo posterior:

Es la fase que se inicia con el nacimiento y termina con la muerte. Aquí estamos en el dominio de lo finito, de lo manifiesto, de lo materializado, de lo consciente. Tenemos un cuerpo físico, vulnerable, plenamente influenciable por energías ambientales. Este cuerpo tiene necesidades que requieren ser llenadas: alimentación, sueño, sexo, descanso… y se presentan en contextos culturales diferentes.

Lateralidad en la cultura oriental

En ambos planos, cielo anterior y cielo posterior, tenemos dos polos: derecho e izquierdo, que se invierten con el nacimiento. Por eso, existe una polémica en lo que se refiere a la decodificación de las lateralidades, que veremos más adelante.

Para los orientales la vida nace del caos, del desorden y es estructurada por la fuerza del TAO. Ella se manifiesta en dos polaridades: YIN: derecha (Tierra) y YANG: izquierda (Cielo). Por eso, el ser humano está siempre en camino de encontrar la unidad y la integración entre esos dos polos opuestos. Esto nos permite comprender el eterno conflicto entre razón y emoción, materia y espíritu, tan presente en nuestra cultura.

En Oriente, la lectura holística-energética del ser humano privilegia el "aquí y ahora", lo manifiesto, el cuerpo físico, la realidad material; o sea, el cielo posterior, la fase que inicia con el nacimiento.

Privilegia la expresión manifiesta de la fuerza vital, el Chi, que provoca en el nacimiento la inversión simbólica de la derecha femenina e izquierda: masculina.

Para los orientales, el lado derecho del cuerpo tiene relación con   el Yin (simbolismo maternal) y el lado izquierdo con el simbolismo paternal (Yang). Michel Odoul (2002) nos alerta sobre este aspecto de las lateralidades físicas sobre los síntomas y traumatismos, pues revelan lo que ocurre en lo más profundo de nosotros mismos.

En este libro seguiré la lectura propuesta por los orientales: DERECHA (Yin) simbolismo materno e IZQUIERDA (Yang) simbolismo paterno.

Mientras tanto, recordemos que lo que pasa en lo imaginario, en   el sueño o en la Psicomorfología, concebido antes del nacimiento, pertenece al Cielo Anterior y, en ese caso, la lectura de la lateralidad queda invertida. Por ejemplo, una niña-o que nació con mal formación ósea en el pie derecho, por lo tanto herencia femenina, después del nacimiento la lectura de esta malformación queda invertida, o sea, ligada a la problemática paterna, masculina, por haber sido generada en el cielo anterior. Todo lo que fue generado en la fase intrauterina no obedece a la lectura de la lateralidad de aquello que fue ocasionado después del nacimiento.

Lateralidad en la Cultura Occidental

Mientras los orientales valorizan el Cielo Posterior, el mundo occidental privilegia los elementos que constituyen el Cielo Anterior, razón por la cual las polaridades son vistas de forma invertida: el lado derecho del cuerpo, para los orientales, tiene relación con el Yin (simbolismo maternal) y el lado izquierdo con el Yang (simbolismo paterno) y, en Occidente, es lo contrario.

En Occidente, la Psicomorfología y la Psicología Moderna consideran el lado derecho ligado a la problemática paterna, y el lado izquierdo a la problemática materna, privilegiando el alma, el espíritu, el no manifiesto; o sea, los elementos que pertenecen al Cielo Anterior.

Las investigaciones han mostrado que esas polaridades pueden ser entendidas y claramente vistas en nuestro cerebro, que está compuesto de dos hemisferios: el derecho y el izquierdo. Cada uno tiene su autonomía, sin embargo uno depende del otro. El hemisferio izquierdo es el hemisferio verbal, lógico; piensa de forma digital. El hemisferio derecho es responsable por la abstracción; piensa de forma analógica y es responsable por los sueños y meditaciones.

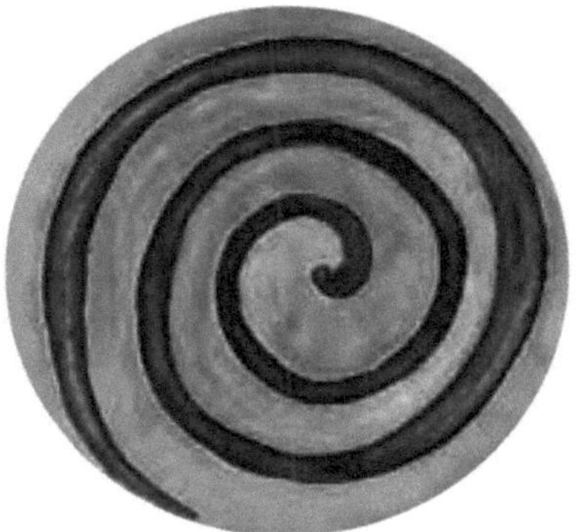

Relacionando las visiones oriental y occidental del concepto de polaridades, decimos que el hemisferio izquierdo es Yang, positivo, masculino y el hemisferio derecho es Yin, negativo, femenino. Ambos necesitan de la integración y de la complementariedad con el otro. La dualidad de los opuestos cierto/errado, Dios/diablo, bien/mal son polos interdependientes. Cada uno vive porque el otro existe. La expiración vive de la inspiración, la salud vive de la enfermedad, el bien vive del mal, la paz vive de la guerra.

No sería posible imaginar a Tom sin Jerry. Son dos elementos dinámicos que forman una unidad, un todo indivisible.

Cuanto más resaltarnos lo divino, lo diabólico se hace más presente. Combatir un polo equivale a alimentar el otro. Necesitamos conocer mejor las interrelaciones entre esos elementos opuestos. No se trata de convertir al diablo, de cambiar la forma de ser de Jerry; sí cambiar nuestra manera de ver el mundo y lidiar con su complejidad. El mundo estará siempre compuesto de dualidades, polaridades, contradicciones y no podremos cambiar eso; sin embargo, podremos modificar nuestra forma de verlo y convivir con esa realidad.

Para muchos, la búsqueda de la felicidad pasa por pruebas, sufrimientos, miedos. Exige un trabajo personal de aceptación de aquello que la realidad ofrece. No se trata de huir del mundo o negarlo. Se trata, sobretodo, de adoptar prácticas y actitudes para transcenderlo.

Transcender el mundo es superar la polaridad. Es ir más allá de las apariencias para alcanzar la totalidad y sentirnos parte de la existencia.

La existencia de esos caminos de cura no necesariamente está en la esperanza de un mundo mejor, o como recompensa por el sufrimiento, como predican ciertas religiones, sino en comprender que el mundo material que habitamos adquiere significado en la medida que tenemos un punto de referencia más allá de nosotros mismos. Un ejemplo aclaratorio: tendrá sentido estudiar en una facultad de calidad si se vislumbra un buen empleo después de   la graduación; si pretendemos ir más allá de aquello que somos y tenemos. Tiene sentido entrar en un monasterio si se pretende seguir la vida religiosa, o inscribirse en un club de fútbol si se quiere ser jugador de futbol.

Vale recordar el dicho popular:

"ningún viento sopla favorablemente cuando no sé dónde quiero ir"

Posiblemente la imagen del péndulo que balancea sea una referencia para comprender nuestra caminata en la vida. Oscilamos entre el bien y el mal, la paz y la guerra, la justicia y la injusticia, la apariencia y la esencia. En ese transitar entre los polos vamos construyendo nuestra vida, en un movimiento permanente de acción-reflexión, errores-aciertos, encuentro-desencuentro... sin fijarnos en ninguno de ellos. La fuerza propulsora de la vida es el amor enraizado en lo más profundo de la persona, como nos dice San Agustín: "Ama y has lo que quieras. Si callas, callarás con amor; si gritas, gritarás con amor; si corriges, corregirás con amor; si perdonas, perdonarás con amor."

Lateralidad usada en este libro

Como vimos, la cuestión de la lateralidad y sus significados es controvertida. Muchos autores consideran el lado derecho (Yin) como estar ligado a la problemática paterna y el lado izquierdo (Yang) como teniendo relación con la problemática materna.

En este libro, adoptamos la visión de Michel Odoul (2002), en su libro: *Dis-moi ou tu as mal, je te dirai pourquoi (Dime dónde te duele, y te diré porqué)*, que considera la visión de los orientales: el lado derecho del cuerpo: simbolismo materno (Yin) y el lado izquierdo: simbolismo paterno (Yang). Esa comprensión de las polaridades y de la lateralidad es uno de los elementos que estructuran y permiten decodificar los mensajes inconscientes que se manifiestan detalladamente en el cuerpo físico.

Argumentos del autor Michel Odoul:

Existen dos sistemas nerviosos bien diferenciados que gobiernan, entre otras cosas, las musculaturas de nuestro organismo involucradas en el proceso de regulación de la salud, así como   la expresión del sufrimiento, que se manifiestan en el cuerpo, por medio de dolores, tensiones y demás síntomas:

a)   El Sistema Nervioso Autónomo o Neurovegetativo:

Este sistema, gobernado por las sensaciones, por el no consciente, regula la musculatura constituida de fibras lisas, grises y rojas. El músculo del corazón es mayoritariamente compuesto de fibras rojas y grises, y su funcionamiento depende directamente del sistema nervioso autónomo.

El sistema nervioso autónomo simpático y parasimpático es responsable de todo comportamiento, gesto, actitud involuntaria, como los latidos del corazón, la digestión y ciertas tensiones musculares. Cuando nos invaden emociones fuertes, como el odio y el miedo, este sistema queda comprometido, ocasionando una baja frecuencia vibratoria de la energía nerviosa que es distribuida a los órganos.

b)   El Sistema Nervioso Central o Motor:

Este sistema, gobernado por el cerebro, por nuestro consciente, regula la musculatura constituida de fibras estriadas blancas o claras. Son estas fibras que constituyen los músculos de los brazos y piernas. El sistema nervioso motor es responsable de gestos y actividades voluntarias, tales como abrir y cerrar las manos.

Para Michel Odoul (2002), las manifestaciones de las tensiones en el cuerpo no son voluntarias, son gerenciadas por el "no consciente". Esas fibras no hacen el cruzamiento del hemisferio derecho para el lado izquierdo, como acontece con las fibras estriadas blancas o claras, responsables por gestos voluntarios. Ellas vienen del eje central, comenzando en el cerebro y terminando en la punta de los pies. En este caso, hablar de lateralidad cruzada no tiene ningún sentido. De ahí se entiende por qué el lado derecho del cerebro continúa derecho y el lado izquierdo continúa izquierdo. O sea, en la decodificación del lenguaje del cuerpo, la derecha nos habla del simbolismo materno, de la intuición, del femenino, y la izquierda, del simbolismo paterno, del cognitivo, del masculino.

En la práctica, no debemos preocuparnos con la cuestión de la lateralidad, si la derecha es femenina o masculina, como si la oscuridad fuese una cuestión de cierto o errado. Tenemos que hacer nuestra propia opción y estar abiertos a otras posibilidades de lecturas. Cuando alguien manifieste problemas en su lado izquierdo, podemos preguntar sobre las relaciones con su padre, su trabajo… Pero si la persona dice que su mayor problema es con su madre, no debemos insistir en nuestra afirmación, sino conducir los cuestionamientos para explorar su relacionamiento con el lado materno. Tarde o temprano, la cuestión paterna tiende a aparecer de forma espontánea, es una cuestión de tiempo y paciencia.

Un ejemplo ilustra esto: atendiendo una persona que había perdido la visión total del lado derecho y estaba con la visión izquierda parcialmente comprometida, le pregunté "¿qué no consigue usted ligar a lo femenino, la relación con su madre?" Ella respondió que su problema era con su padre, que perdió a los 7 años de edad y que con su madre estaba todo tranquilo. No insistí, pero fui en la dirección del lado paterno conforme ella verbalizó. En otra oportunidad, luego de hacer una regresión, ella me buscó y dijo emocionada que en aquel momento entendía el sentido de mi primera pregunta, lo que ella no conseguía ver en la relación con su madre. Después de la regresión, ella tuvo una visión: cargaba consigo un sentimiento de doble abandono: al perder a su padre, ella también perdió a su madre que, para suplir las necesidades del hogar, tuvo que trabajar fuera de casa. Entonces, perdió al padre y la madre. Lo más importante de este esfuerzo es procurar dar un sentido, decodificar el lenguaje simbólico contenido en los síntomas y jamás imponer una lectura.

Mi experiencia me lleva a concordar con Michel Odoul que propone el siguiente esquema de lectura para el lenguaje corporal:

Resalto, una vez más, que esa lectura de las lateralidades no debe constituirse en verdades inalterables. Es un instrumento valioso que ayuda a conducir nuestras investigaciones. Por ejemplo: una persona que tiene un problema en la rodilla izquierda hablará   de una dificultad con su madre, y no obligatoriamente tener una problemática con su padre. En ese caso, debemos aprovechar la ocasión para reflexionar sobre la relación expresada.

Procurando entender nuestros relacionamientos, debemos considerar las relaciones:

Lado Izquierdo = Yang = Masculino

1er. nivel: padre, esposo, hijo, hermano.

2do. nivel: hombre en general, masculinidad.
La personalidad de las cosas o de sí mismo.
El cerebro izquierdo, la fuerza.

3er. nivel: individualismo, jerarquía.
La autoridad, la policía.

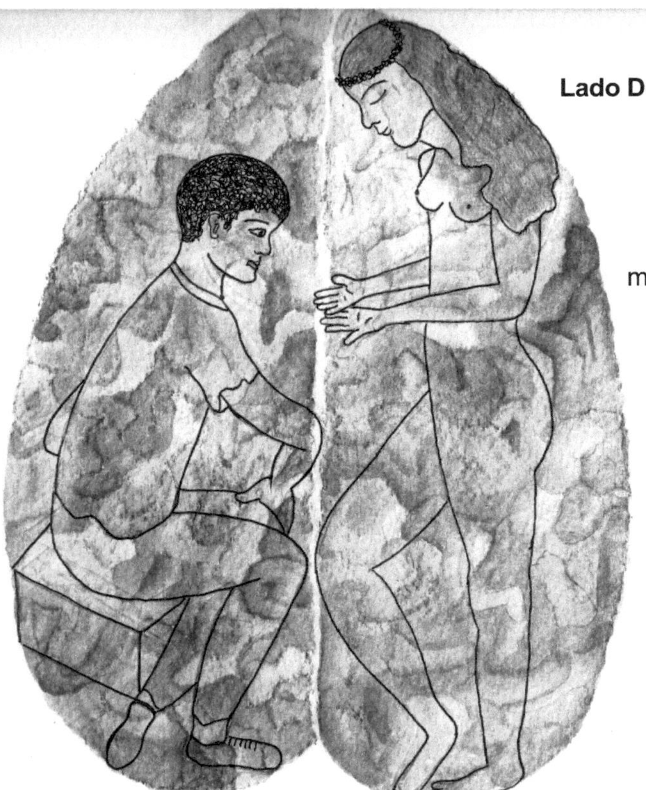

Lado Derecho = Yin = Femenino.

1er. nivel: madre, esposa,
hija, hermana.

2do. nivel:
mujer en general, feminidad.
La estructura de las cosas,
o de sí misma.
El cerebro derecho,
el sentimiento.

3er. nivel: lo social:
la familia, la empresa.
La sociedad, la Iglesia.

CLAVES DE LECTURA

Revelando los mensajes de los órganos

Me gustaría ilustrar este capítulo con una historia. Un anciano y un joven se dirigían a la ciudad, a pie, por un sendero estrecho. A medida que avanzaban, el anciano decía: "un caballo viejo pasó por aquí..." más adelante añadió: "él traía una carga pesada". Al final del camino dijo: "es ciego del ojo izquierdo". El joven que acompañaba al anciano quedó intrigado con las "profecías" de su maestro y cuando llegó a la ciudad fue a informarse sobre ese supuesto caballo viejo y ciego del ojo izquierdo. Después de algunas búsquedas, encontró al animal descrito por su maestro. Él, intrigado, preguntó al maestro: "¿cómo sabías que un caballo viejo y ciego de un ojo pasó por el camino?" El anciano le respondió. "no soy ningún mago ni adivino, soy un observador. Miré el rastro del animal: el camino, el peso de la carga y la edad no le permite levantar los cascos como hace un caballo joven. Miré que él pisa en el suelo y arrastra el casco. Ese caminar es típico de un caballo viejo". El joven le hace la pregunta más curiosa: "¿y cómo sabe el señor que él es ciego del ojo izquierdo?" El anciano dice: "Fue observando. Él comía solo las hierbas del lado derecho, eso es una sospecha de que veía de ese lado". Esa anécdota ilustra un poco el sentido de las lecturas hechas a partir de los síntomas.

La observación milenaria del enfermar posibilitó a las personas y culturas almacenar información, construir redes de significados que comparto aquí. Son elementos recogidos a través del tiempo, en el campo de la subjetividad, que pueden ser útiles. No se trata de un dogma, de una verdad científicamente comprobada, pero sí fruto de la observación minuciosa de personas que vivieron en un tiempo diferente al nuestro y cuyas observaciones pueden ayudarnos hoy.

La cultura oriental construyó un modelo eco sistémico de decodificación de las dolencias, en el cual están entrelazados lo micro y lo macro, el cuerpo y la mente, el consciente y el inconsciente, el cuerpo biológico y el cuerpo social. El cambio en uno de esos elementos interfiere en el conjunto. Por lo tanto, es fundamental mirar la particularidad sin perder la noción del todo. En este contexto, los síntomas que se manifiestan en una parte del cuerpo revelan las relaciones, creencias, valores -en fin- de su contexto sociocultural. Vincular la parte y el todo posibilita accionar las claves de decodificación del lenguaje inconsciente vehiculado por el cuerpo.

En cuanto a la lateralidad, recordamos que este libro es un instrumento que permite direccionar las preguntas para clarificar y ampliar el significado de los síntomas, de las enfermedades y sufrimientos. Si la persona presenta un problema en el lado derecho, preguntaremos sobre su relación con la problemática materna, femenina. Si la persona refiere una problemática con su lado izquierdo, las preguntas deben ser sobre su relación con la problemática paterna, masculina.

No se trata de eliminar el síntoma, sino ofrecer a la persona elementos que susciten reflexiones que den sentido a su sufrimiento, siempre ligado a su contexto histórico, familiar y social. Cada persona tiene su itinerario de vida específico, y en ese contexto la decodificación de los síntomas tiene sentido. Comprender las causas emocionales profundas de la persona puede motivarla a intervenir en el proceso y producir cambios significativos. Eso exige coraje para sumergirse en su historia y sacar las enseñanzas; resignificar su vida e iniciar una nueva etapa de vida. La comprensión de la anatomía y fisiología de los órganos de cualquier sistema ofrece elementos para aplicar una lectura simbólica de las dolencias, favoreciéndonos ver, más allá del síntoma físico, la comunicación inconsciente de lo que está ocurriéndonos en nuestro proceso relacional.

Todo síntoma no es apenas la expresión de una disfunción orgánica, también puede ser expresión de una disfunción relacional

Articular esas dos lecturas de forma complementaria, no excluyente, es saludable para las personas que valorizan la vida humana

Como dice Philippe Dransart (2000), una de las particularidades más impresionantes del cuerpo humano es que en cada órgano se encuentra trazos del conjunto. O sea, la parte nos habla del todo. A pesar que cada órgano tiene su función específica, todos están íntimamente entrelazados. Cuando uno está afectado, todo el conjunto quedará, sutilmente, afectado también.

De ahí se entiende por qué el lugar de una lesión comunica lo que está aconteciendo con el todo. Dialogando con la parte donde surge el síntoma, es posible conocer lo que acontece con la integridad de la persona. Conduzcamos la anamnesis hacia la problemática explicitada. No absoluticemos o dogmaticemos la lateralidad. Esa es apenas una clave de lectura que ayuda a dar sentido a la enfermedad y/o al sufrimiento en cuestión.

Mi propuesta es ayudar a las personas a decodificar los mensajes inconscientes expresados en su cuerpo. Y eso será posible a través de un diálogo más interrogativo que afirmativo de la persona con ella misma. Este diálogo puede realizarse por medio de preguntas precisas, hechas por la persona en cuestión a sí misma, permitiéndola reflexionar sobre el sentido del sufrimiento corporal en su contexto relacional y existencial.

Conviene destacar que muchas veces los cuestionamientos deben dirigirse en una perspectiva transgeneracional; es decir, tomar informaciones de comportamientos, enfermedades, sufrimientos, datos de generaciones anteriores. Por ejemplo, una persona con dolor en la articulación coxofemoral (sede de la memoria de sentimiento de abandono y traición), cuando es cuestionada sobre ese sentimiento, no lo correlaciona con su historia personal; sin embargo, cuando se le pregunta si algún antepasado fue traicionado o abandonado, aparecen historias de gran sufrimiento.

Esto demuestra que no se hereda de los antepasados solo características físicas sino, también, memorias que se manifiestan en el cuerpo (Salomon Sellam, 2003). Accesar y decodificar esas memorias transgeneracionales permite al individuo apropiarse de su historia, conocer mejor sus herencias ancestrales, hacer una ruptura y resignificar ese legado, previniendo que se perpetúen en generaciones siguientes. El inconsciente necesita del cuerpo físico como alguien necesita de un espejo para reconocer su fisionomía y materializar su identidad. Cuando existen distorsiones entre el cuerpo físico y la mente, o entre la mente y el espíritu, aparecen señales de alerta, los síntomas, que son mensajes simbólicos, sugiriéndonos hacer un alto para repensar la forma de ser y actuar en el mundo.

La lectura corporal evalúa los desequilibrios energéticos y las enfermedades como reflejos de la contención, de la limitación dada a la experimentación del placer y de las distancias creadas entre el Ser y el Estar, y entre el Sentir y el Expresar; identifica la enfermedad como un mecanismo que ayuda en la localización de los conflictos emocionales; facilita el entendimiento de los procesos personales; estimula la autoaceptación y la reorganización del pensamiento y de la actuación.[2]

Michel Odoul (2002) identifica tres tipos de mensajes que señalan las distorsiones entre el espíritu invisible y el cuerpo físico, visible, material.

Son tentativas de comunicación, de alerta de la mente, materializándose en el cuerpo físico para llamar la atención, para que el ser humano redimensione su vida. Veamos algunas formas que nuestro cuerpo tiene para comunicar sus dolores, sus sufrimientos, sus enfermedades:

---

[2] (Fuente: www.lecturacorporal.com.br)

 Cuando la boca calla, los órganos hablan...

a)   Tensiones físicas y psicológicas:

Son los primeros mensajes sutiles, inconscientes, que llegan al cuerpo físico. Se manifiestan en problemas fisiológicos o psicológicos. Son problemas digestivos, dolores en las espaldas, pesadillas, insomnio y malestares psíquicos. Es nuestro maestro interior alertándonos por nuestro comportamiento, invitándonos "a hacer un alto" para rever nuestros relacionamientos, dar sentido a lo que estamos viviendo. Por ejemplo: un malestar gástrico con náuseas, después de una cena festiva.

Si no está vinculado a los alimentos ingeridos, podría suponerse que el vómito se relaciona con un desentendimiento emocional porque la persona se siente herida, lastimada por alguien que tenía una gran amistad y consideración, y que, sin querer, encontró aquella noche.

Por no haber "digerido" todo aquello que pasó, esa indisposición gástrica nos alerta para repensar e intentar digerir el acontecimiento que nos trajo ese sufrimiento. Cuando hacemos la decodificación de esos mensajes sutiles, los síntomas tienden a desaparecer y recuperamos el equilibrio.

En ese contexto comprendemos los actos fallidos. El acto fallido es aquel que hacemos sin querer, sin intención. Tanto puede ser un "lapsus linguae" o sea, una palabra que se nos escapa de la boca en lugar de otra, o un "gesto torpe", como un simple resbalón, atragantarse, o derramar café en la ropa de alguien.

Freud (1901) considera los lapsus, gestos involuntarios, como actos fallidos. Para él, esos actos serían maneras de sacar las tensiones interiores. En los lapsus, decimos una palabra sin querer pero, en la realidad, lo que decimos traduce nuestro verdadero pensamiento.

Michel Odoul (2002) clasifica esos actos fallidos como "actos verdaderos", ya que son tentativas de comunicación de nuestro inconsciente hacia el consciente. Los actos fallidos hablan de incoherencias que vivimos. Es una manera de comunicar de nuestro inconsciente, llamar la atención por las contradicciones entre nuestro pensar y nuestro sentir; o sea, las incoherencias entre la razón y la emoción. Confiere una comunicación positiva y no negativa.

El Dr. R. G. Hammer (2003), cancerólogo alemán, creador de la "nueva medicina", usando la tomografía y, posteriormente, exámenes histológicos, comprobó, en sus investigaciones que una persona al sufrir un choque brutal e inesperado como, por ejemplo, la muerte súbita de un ser querido, la información se traslada al cerebro por el sistema nervioso periférico, donde forma una mancha (hueco). Posteriormente, correlacionando el sitio de la mancha en el cerebro con el del cuerpo donde emerge una determinada dolencia y/o sufrimiento, Hammer pudo elaborar un cuadro definidor del nivel del conflicto vivido por la persona con la enfermedad que estaba desarrollando. Esa información nos ayuda a acortar el camino para trabajar el conflicto y llegar a la cura.

El descubrimiento del Dr. Hammer permite entender que aquello que no se expresa con la boca será impreso en nuestro cuerpo, expresión que equivale al dicho popular: "Cuando la boca calla, los órganos hablan".

Los síntomas son mensajes de nuestro inconsciente. Son mensajes codificados y llenos de simbolismos.

Para hacer la relación entre los dolores del alma (psíquico) y los dolores físicos (cuerpo), necesitamos comprender a la persona en su globalidad física, psíquica, espiritual y relacional. Para expresar un sentimiento, una emoción, una idea, un sueño, necesitamos del cuerpo que emite palabras, gestos y "dibujos". Aquello que vivimos interiormente se exterioriza en el cuerpo físico como en una pantalla de proyección. En este sentido, cuerpo y mente están entrelazados.

 Cuando la boca calla, los órganos hablan...

b)   Traumatismos del cuerpo y de los miembros:

Mientras que en las situaciones precedentes los mensajes son sutiles, en este tipo de expresión de distorsiones los mensajes son contundentes. El Maestro Interior parece decidido a provocar la parada, volviéndola obligatoria. Él "grita", "golpea con fuerza", obligándonos a buscar, identificar los riesgos y peligros en la dinámica de la vida.

Los traumatismos también son medios de liberación de energías tensionales reprimidas. Traumatismos como fracturas, torceduras deben ser vistos como mensajes codificados y evacuación de energías tensionales almacenadas. El tipo de accidente, la parte afectada y su lateralidad nos ofrecen informaciones necesarias de lo que está aconteciendo con nosotros y de lo que todavía no tenemos consciencia. Ejemplo: una torcedura en el pie derecho habla de la falta de apoyo en nuestro caminar, en nuestros relacionamientos, de lo femenino. Si la torcedura fuera en el pie izquierdo, la falta de apoyo se relacionaría con el lado masculino; es decir, se debe reflexionar sobre los relacionamientos con el símbolo de la figura paterna.

c) Enfermedades orgánicas y psicológicas:

Cuando los mensajes sutiles no fueran descifrados, los traumatismos no fueran tomados en serio, al cuerpo le queda un último recurso: las enfermedades orgánicas o psicológicas. Ellas equivalen a la llegada, a su casa, de un oficial de justicia, que exige su comparecencia a una audiencia.

Las dolencias así como emiten mensajes sobre lo que está mal en nosotros, permitiéndonos que las energías tensionales almacenadas fluyan, obligan a mirar nuestra brújula interior para que vislumbremos el futuro que nos espera. Las enfermedades también hablan de nuestra condición física y mental e invitan a una reflexión sobre nuestros límites, las dificultades de aceptar cambios y de admitir nuestras limitaciones. Ellas debilitan o fortalecen el sistema inmunológico.

**Cuanto más grave y profunda es la enfermedad,
mayor y más antigua es la tensión interior a eliminar.**

El cuerpo materializa las diversas formas de sufrimiento psíquico; es el lugar preciso para la concreción de lo que acontece en nuestra mente. Como dice Thorwald, Dethlefsen, Rudiger & Dahlke (2007, p. 14): "El cuerpo material es el palco en que las imágenes de la consciencia se esfuerzan por expresarse". O sea, una perturbación o desequilibrio en la mente, en el inconsciente de una persona, se manifiesta como síntoma corporal.

Corintha Maciel (2000, p. 43), en su libro Mitodrama, dice: "La perturbación de la armonía se manifiesta en el cuerpo, pues el cuerpo es la concretización del inconsciente, tornándose el palco en que todas las imágenes se esfuerzan por expresarse". Un ejemplo de esa fuerza del cuerpo - imagen es el llamado "miembro fantasma". Una persona que tuvo su pierna amputada continúa sintiendo dolores donde no existe más la pierna. Es la fuerza de la mente que sobrevive a toda amputación física.

El síntoma es, por lo tanto, la expresión visible de un proceso invisible.

Todos los síntomas pueden ser analizados, diagnosticados, utilizando los conocimientos de la fisiopatología y se los puede combatir utilizando una amplia variedad de medicinas. Los exámenes de laboratorio evidencian la presencia de sustancias que caracterizan la patología definida. Sin embargo, recordemos que la enfermedad que ataca al cuerpo está relacionada directamente con lo que pasa en la mente de la persona: "Así como el cuerpo no puede vivir sin consciencia, también él no puede quedar enfermo sin la consciencia" (Ludger, 2007, p. 16).

Byington (apud Corintha Maciel, 2000, p. 52) alerta: "frente a ciertos síntomas como cefalea, palpitaciones, parestesias o cólico vesical,

 Cuando la boca calla, los órganos hablan...

el médico acostumbra investigar los componentes orgánicos de los síntomas, sin tomar en cuenta cualquier componente simbólico. [...] cuando no encuentra ningún componente orgánico que justifique la queja, receta "tranquilizantes" que alteran químicamente la vivencia normal del símbolo, dificultando su expresión y estructuración".

La concepción sistémica del Universo como un ente vivo permite comprender los síntomas como formas físicas o materiales de expresión de los conflictos o desequilibrios que, por medio de un lenguaje simbólico, determinan el lugar donde se sitúan los problemas.

Corintha Maciel (2000, p. 43) es enfática: "la 'clave' para comprender la enfermedad y la cura es aprender a 'traducir' el lenguaje del síntoma, reconociéndolo como un símbolo que se precipitó en el cuerpo físico".

Por lo tanto, el aparecimiento del síntoma debería ser visto en una doble perspectiva, la biológica, material, objetiva detectable, en que se busca explicarlo, analizando los procesos bioquímicos y mecánicos del organismo; y la simbólica, invisible, subjetiva, en que se procura decodificar la comunicación inconsciente vehiculada por él. Para interpretar el síntoma, tenemos que conocer los códigos corporales, construidos a lo largo del tiempo.

Si desde el punto de vista biológico el síntoma tiene una o varias causas detectables, desde el punto de vista simbólico, tiene valor de comunicación. En esa perspectiva, un síntoma sería una comunicación inconsciente, codificada culturalmente para expresar un sufrimiento, una disfunción. De la misma manera que los sueños son la expresión codificada del lenguaje de nuestro inconsciente, los síntomas en el cuerpo físico son lenguajes inconscientes de nuestro ser y actuar en el mundo. Decodificar ese mensaje posibilita a la persona resignificar, reorientar su comportamiento, su vida. Negar este aspecto, esa señal de alerta, es privar al ser humano de transformar la dolencia en una oportunidad para rever valores, repensar relacionamientos y posturas en el mundo. Digo esto para destacar que no se puede imponer ninguna lectura del tipo: dolor en la rodilla significa dificultad de aceptar las cosas como son, la falta de flexibilidad en los relacionamientos. Una persona puede tener rigidez en los relacionamientos sin presentar problemas articulares en la rodilla. El síntoma en cuestión puede tornarse una ocasión para reflexionar sobre aspectos más globales, sobre el sentido de nuestros relacionamientos y jamás una respuesta precisa y universalmente válida. Silenciar un síntoma, sin antes decodificarlo, es un acto de irresponsabilidad. El síntoma es como una luz roja que se enciende en el tablero del vehículo y que alerta sobre algún daño que se necesite atender.

¿Qué está avisando la luz encendida?

¿Estará avisándome que "mi combustible" está por acabarse?

¿O estará avisándome que "mi batería" no está generando energía?

¿Será que necesito ajustar el nivel del "aceite"?

En el caso del vehículo, la luz encendida puede explicarse con claridad desde la mecánica; sin embargo, si nos quedamos en esa explicación, obviaríamos otras lecturas que podrían evitar nuevos contratiempos y hasta accidentes. En el caso de una úlcera gástrica es evidente que la mucosa gástrica está irritada, corroída por la acción de los ácidos, hecho detectable al examen microscópico. Ese es el lado visible de la úlcera, sin embargo: ¿que está diciendo sobre nuestro alimento afectivo? La interpretación de un síntoma no niega la contribución de la medicina biológica que explica, mecánica y eficazmente cualquier síntoma, sino que agrega valores al acto de cura.

La sintomatología de cualquier enfermedad provoca una ruptura en las relaciones del ser "bio-psico-socio-espiritual", lo cual nos obliga a quedarnos en el lecho. Nos aísla de la convivencia social, imposibilitándonos trabajar. En fin, perturba nuestro proceso vital.

 Cuando la boca calla, los órganos hablan...

Toda enfermedad se manifiesta por síntomas que afectan al cuerpo físico y necesita ser pensada y tratada en su multiplicidad de posibilidades. Es claro que muchas veces los remedios alopáticos son necesarios e imprescindibles, pero necesitamos ir más allá de la explicación mecánica, bioquímica, para extraer mensajes inconscientes, que son verdaderas brújulas para el caminar humano.

Cuando el vehículo en que viajamos presenta una falla mecánica, él nos obliga a repensar la ruta del viaje y a hacer preguntas del tipo:

¿Será que el vehículo soportará el kilometraje previsto?

¿Cómo voy a reorganizar mi paseo?

¿Qué negligencia cometí cuando decidí hacer este viaje?

Hablando de nuestro cuerpo, un típico ejemplo de eso es la gastritis. Sabemos que es ocasionada por una hiperacidez gástrica. Es evidente que el médico prescribirá antiácidos y la realización de una endoscopía para identificar modificaciones típicas de esa enfermedad.

Mientras tanto, si él supiera que el estómago es el órgano que guarda las memorias de resentimientos y heridas y que todo aquello que no digerimos en nuestra mente se manifiesta como indigestión gástrica, podría y/o debería incluir en su tratamiento, una conversación con su paciente preguntándole por ejemplo:

¿Está viviendo alguna situación relacional que está generando dolor, resentimiento?

¿Está viviendo en sus relacionamientos afectivos alguna experiencia que no consigue digerir?

Con seguridad, el tratamiento quedaría más completo. El médico estaría actuando en dos hechos psicosomáticos complementarios que traerían beneficios para la persona. La cura pasaría no solamente por el fin del síntoma, sino por la resignificación de la vida personal, familiar y social. "La cura acontece a través de la incorporación de aquello que está faltando y, por lo tanto, ella no es posible sin una expansión de la consciencia. Todo lo que el cuerpo puede hacer es reflejar los estados correspondientes y las condiciones de la propia consciencia" (Rüdiger, 2007, p. 19).

Todo lenguaje del cuerpo es psicosomático, porque existe una relación estrecha, inseparable entre el cuerpo y la mente. La enfermedad funciona como un "cable tierra" que permite la liberación de tensiones guardadas. Para decodificarla, necesitamos comprender su lenguaje, su simbolismo. En el modelo biomédico, el origen de la enfermedad sigue una orientación biológica, o sea, está ligada a los microorganismos o a un terreno genético que predispone a determinada enfermedad, sea de forma congénita o adquirida. En el modelo holístico oriental, la enfermedad considerada como disturbio energético, alerta a la persona sobre los obstáculos que debe superar en la realización del camino de vida.

DIALOGANDO CON EL CUERPO
Decodificando el lenguaje corporal

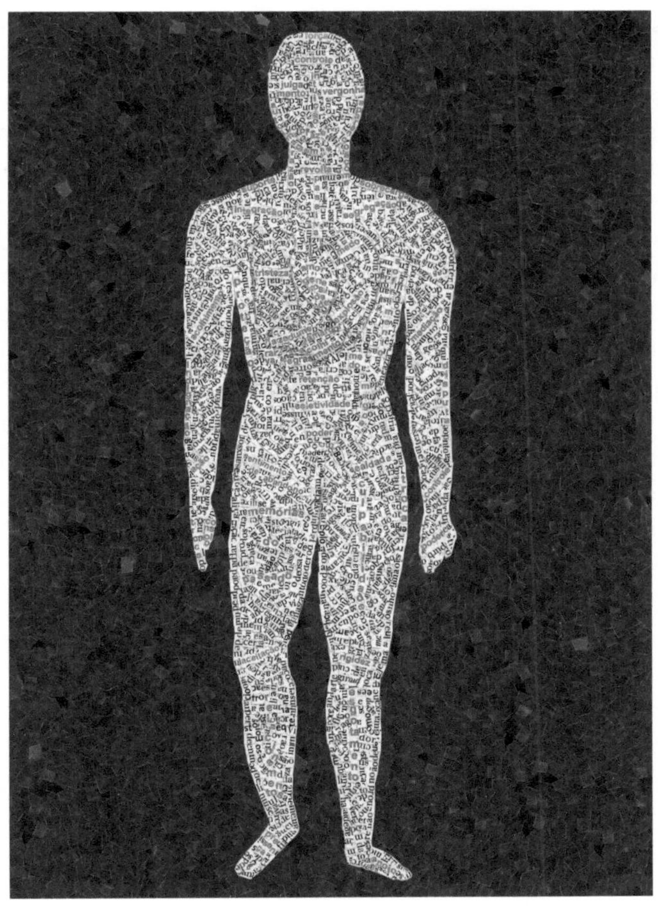

Dialogar con el cuerpo es fundamental para comprender lo que comunica sobre las emociones vivenciadas y sus repercusiones. El cuerpo, como las palabras, tiene varios sentidos. Se trata, por lo tanto, de una comunicación repleta de sutilezas relacionadas a contextos socio-históricos y culturales precisos. Igual que una palabra para ser entendida necesita del contexto de la frase, para entender un síntoma hay que relacionarlo al contexto en que vivimos. Por eso, antes de decodificarlo, necesitamos contextualizarlo, planteando interrogantes y no afirmaciones categóricas, sino sugiriendo pistas de reflexión, levantando hipótesis, siempre en una postura más interrogativa que afirmativa. Con la intención de facilitarnos este diálogo, optamos por presentar el cuerpo humano con sus diversas partes y funciones. La presentación fragmentada del cuerpo humano es una forma didáctica para facilitar el diálogo con él, favorecer el autocuidado y el cuidado con el otro, llevándonos a comprender los mensajes inconscientes manifestados en el cuerpo en diversas situaciones. A partir de aquí, presentaremos el cuerpo desde una perspectiva psico-energética, ayudando al lector a decodificar los mensajes en situación de enfermedad y/o sufrimiento. Presentaremos cada parte del cuerpo con sus palabras clave en **negrita**; esto es, con las palabras que sintetizan su función psico-emocional y apuntan las posibles incomodidades somatizadas, manifestadas.

EL ESQUELETO

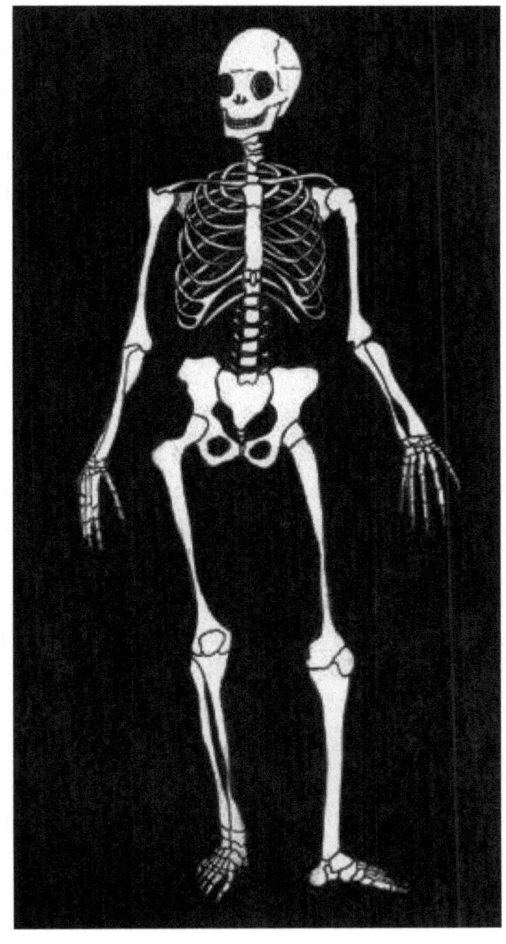

EL ESQUELETO

Palabras clave: auto desvalorización - protección - coraza - desconfianza - movilidad - adaptabilidad - equilibrio

Veamos ahora cada parte que constituye el cuerpo, sus funciones y papeles, para tener algunas pistas que nos ayuden a decodificar sus mensajes inconscientes y poder, entonces, iniciar un diálogo de nuestra mente con nuestro cuerpo físico.

El esqueleto es la estructura que sustenta nuestra postura erecta. Su solidez articulada permite la movilidad del cuerpo. Él protege órganos vitales como el corazón, pulmones y el cerebro. Esos conjuntos de huesos rígidos que forman nuestra arquitectura corporal son articulados y entrelazados por músculos, tendones, ligamentos que permiten realizar movimientos flexibles.

La musculatura, los tendones y ligamentos garantizan la armonía de los movimientos libres del cuerpo por medio de las articulaciones. Las articulaciones, unión de dos o más huesos, posibilitan la realización de movimientos adaptados a las diferentes situaciones.

La columna vertebral, por medio de la médula, establece la conexión entre lo que es comandado por el cerebro y ejecutado por el resto del cuerpo. Gracias a la columna vertebral podemos quedarnos de pie, cargar nuestros fardos y protegernos. Ella es el puntal de la vida. La expresión "dar la espalda" traduce muy bien una forma que la columna tiene para protegernos. Cuando el fardo es pesado y duro de cargar, los dolores se sentirán en la espalda. Esos dolores nos hablan del peso de las responsabilidades, de las frustraciones y de nuestros límites. Es como si pusiéramos en la espalda aquello que nos ha causado sufrimiento. La posición erecta de la columna nos mantiene rectos, dignos. Si está curvada, nos transforma en personas sumisas.

El esqueleto está compuesto por los diversos huesos y por la columna vertebral que funciona como un eje estructural y articula

 Cuando la boca calla, los órganos hablan...

los miembros inferiores y superiores. Los huesos de la columna son lo más resistentes y sólidos del cuerpo. En el interior de ellos tenemos la médula, donde se producen las células del sistema inmunológico que nos protegen a lo largo de la vida y nos mantienen en homeostasis bioquímica.

Los huesos también representan nuestra solidez, los valores que nos estructuran y dan sentido a la vida, representan las leyes que rigen los relacionamientos, generalmente aplicadas por los adultos, autoridades ypadres.

Los conflictos de desvalorización, generalmente acompañados de un sentimiento depresivo, se manifiestan en las enfermedades óseas.

Es muy común oír: "No valgo nada" "Hay un gran vacío dentro de mí" "Soy un cero a la izquierda", etc. Esas expresiones traducen un grave conflicto de auto desvalorización y se manifiestan por medio de dolores y otros malestares óseos. Cuando sintamos molestias en el esqueleto, las articulaciones y/o en la columna vertebral, sería bueno indagarnos:

1. **¿De las que estoy viviendo, qué situaciones me provocan inseguridad?**

2. **¿Por qué estoy tan inseguro-a frente a la vida?**

3. **¿Contra qué estoy rebelándome o resistiendo por la falta de confianza en mí mismo/a?**

4. **¿Qué sentimiento estoy viviendo, en este momento, que me impide actuar con flexibilidad y liviandad?**

5. **¿Estoy con miedo de perder mi seguridad financiera y/o afectiva emocional?**

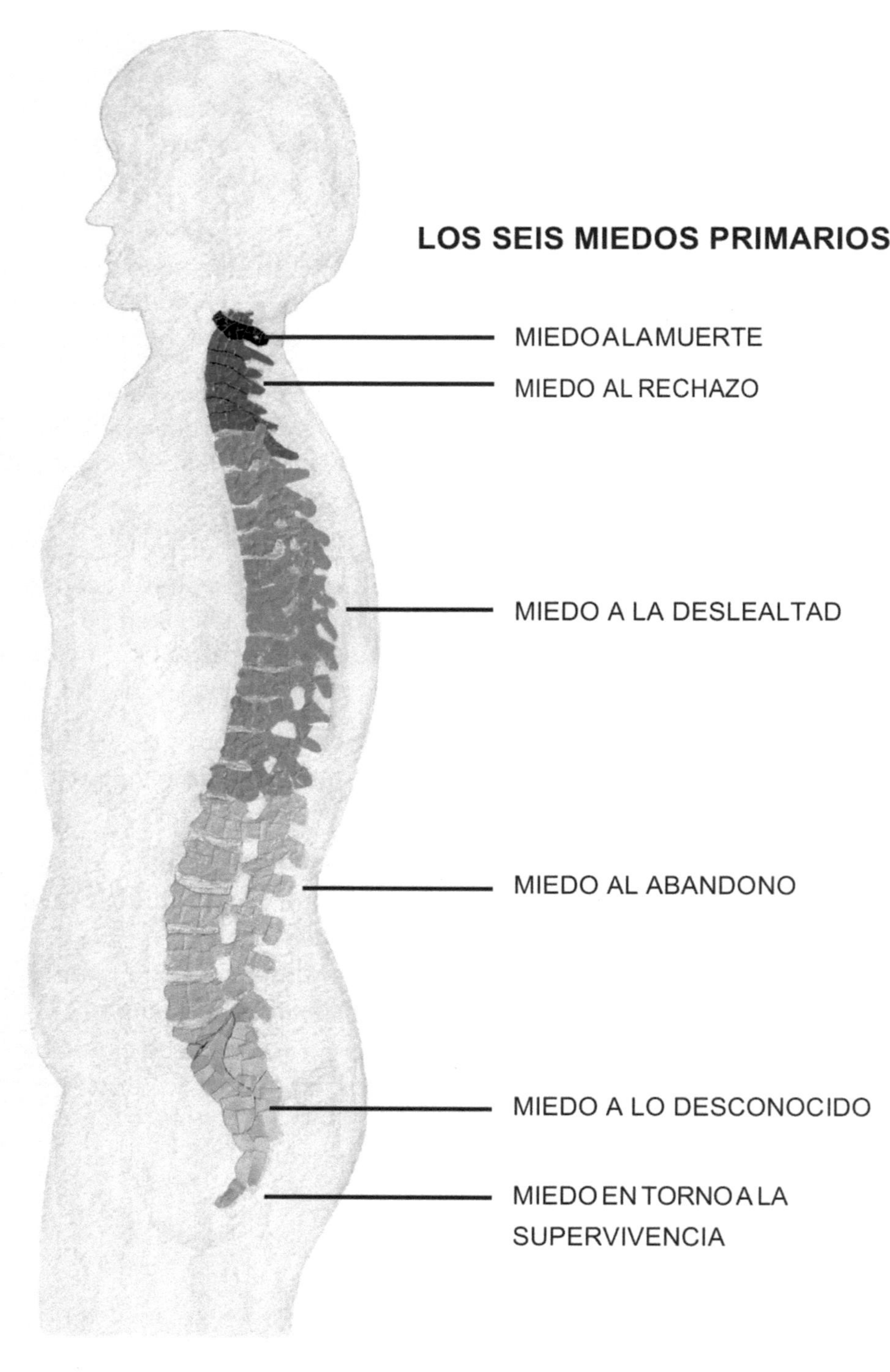

 Cuando la boca calla, los órganos hablan...

Diálogo con la columna vertebral:

Mis desafíos y responsabilidades

La columna vertebral es el pilar de la estructura ósea y muscular. Más allá de ser el soporte, es la responsable por los movimientos de los miembros superiores (brazos) e inferiores (piernas). En el aspecto psicológico, la columna vertebral simboliza nuestras raíces genealógicas y todo lo que soportamos de los desafíos de la vida.

La espalda es un verdadero escudo que nos protege de la adversidad, donde guardamos tensiones y donde, muchas veces, somos apuñalados, traicionados por personas muy cercanas. Las expresiones: "cargar a alguien en la espalda", "fui apuñalado por la espalda", "están hablando a mis espaldas", hablan de ese sentimiento de haber sido traicionados.

Annick de Souzenelle (1991), refiriéndose a la tradición hebrea, percibe que las palabras "esqueleto", "escalera", "escuela" tienen la misma raíz. Simbólicamente, manifiesta que el ser humano necesita apoyarse sobre sí para alcanzar su completud. "Eso exige un movimiento de circulación de energías tanto del cielo para la tierra como de la tierra para el cielo, de abajo para arriba y de arriba para abajo. Es por la columna que la energía, la savia del amor (Eros), circula promoviendo la unión del masculino con el femenino, la generación de frutos." p. 75... "la columna vertebral es la guía luminosa de aquel que sabe ver, es el instrumento de aquel que sabe trabajar, el camino de aquel que desea subir, prosperar. La columna vertebral es, por lo tanto, el lugar privilegiado donde se inscriben las liberaciones, las realizaciones sucesivas, pero también donde se focalizan, se señalan nuestros bloqueos, miedos, rechazos: de crecer, de casarse, de amar... y las tensiones, los sufrimientos que desencadenan."

En la columna se asientan los seis miedos primarios: atlas (miedo a la muerte), cervical (miedo al rechazo), torácica (miedo a la deslealtad), lumbar (miedo al abandono), sacro (miedo a lo desconocido) y cóccix (miedo en torno a la sobrevivencia).

La columna vertebral está compuesta de siete vértebras cervicales, incluyendo el atlas; doce vértebras torácicas; cinco vértebras lumbares; cinco vértebras sacras y cuatro vértebras compactas que forman el coxis.

Siempre que sentimos incomodidad en una de esas partes, debemos preguntarnos:

1. **¿Qué cosa que no me pertenece estoy colocando sobre mí ?**

2. **¿De dónde viene la exigencia que me obliga a cargar un fardo mayor que mis fuerzas?**

Problemas en las vértebras

Palabras clave: desequilibrio - cambios

Estos problemas hablan de desequilibrios de orden emocional o mental, e invitan a tomar conciencia sobre lo que necesita ser modificado en nuestra relación con otros o con nosotros mismos. En las personas, es una forma de castigarse por algún sentimiento de culpa, por lo que se piensa, se habla o se hace.

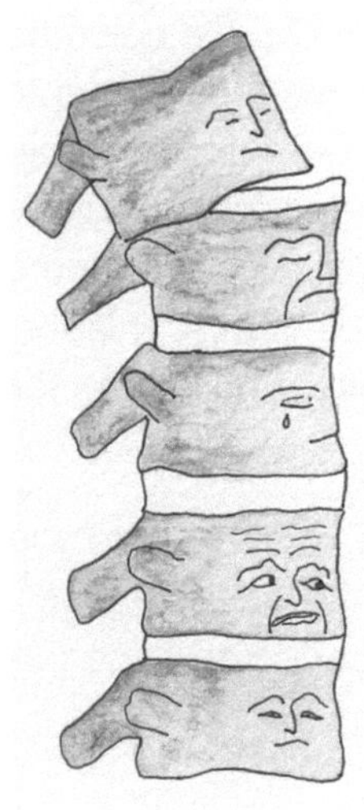

Fracturas

Denuncian un conflicto abierto, una inflexibilidad frente a alguna cosa impuesta, una rebelión interior contra alguien investido de autoridad. Señalan nuestra tendencia a mantener rigidez psíquica, a ser "psico-rígidos", detener dificultad en ser flexibles y hacernos concesiones en nuestros relacionamientos. Ella refleja, por lo tanto, una relación de fuerzas que se confrontan, en las cuales estamos profundamente implicados por cuestionar nuestros valores, creencias y nuestra propia estructura.

Problemas específicos de cada vértebra

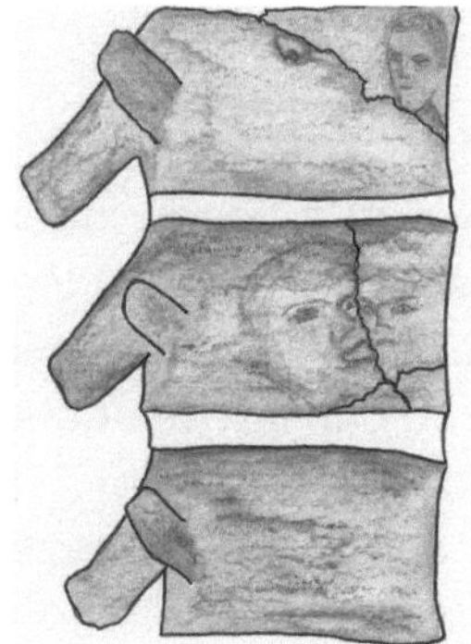

Vértebras cervicales: como me abro para la vida

Palabras clave: comunicación - afirmación/ sumisión - apertura

Están relacionadas con la comunicación y con la capacidad de apertura frente a la vida. Cuando se alimentan sentimientos de estar siendo juzgados, perseguidos o agredidos, las vértebras cervicales tienden a curvarse para protegernos de esas supuestas agresiones. Las vértebras cervicales que componen el cuello y la nuca, por su movilidad, permiten tener una visión amplia, contemplando todos los ángulos de una situación, asimismo, permiten curvar la cabeza para abajo en señal de humildad, o de confirmación; además, permiten mover lateralmente la cabeza en señal de negación. Los dolores agudos en esa región hablan de bloqueos para materializar una idea concebida en la cabeza, o de situaciones que cargamos o asumimos como una gran responsabilidad. En general, las vértebras también se refieren al miedo a morir y de ser rechazado-a.

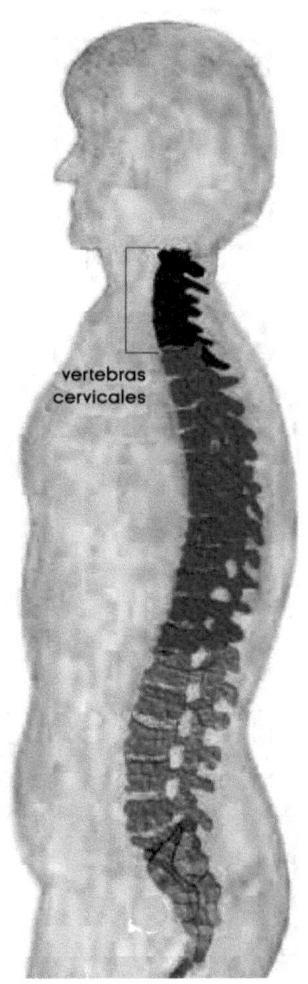

Cervical 1 o atlas: rumiaciones mentales improductivas

Palabras clave: auto desprecio - auto cobranza

Ella es responsable por el soporte y equilibrio de la cabeza. Problemas en esa vértebra aparecen en personas que tienen ideas fijas, rumiaciones interminables e improductivas y viven con poca

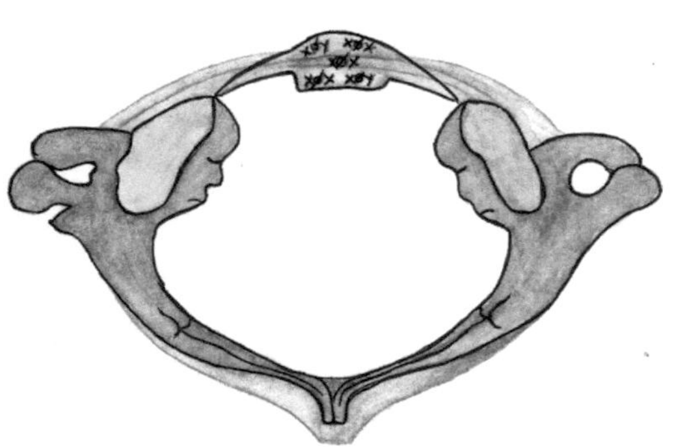

alegría. Esas personas tienen su calidad de sueño afectada, llegando a presentar dolor de cabeza, jaqueca, olvidos, vértigo y depresión nerviosa. También pueden mostrar auto desprecio, auto castigo, tendencia a pensamientos obsesivos y dudas en el actuar cotidiano: "¿será que hice bien?", "¿será que cerré la puerta?", "¿dejé el vehículo mal estacionado?". Desprogramar esos pensamientos rumiantes, obsesivos, es una buena manera de obtener calidad de vida y posibilitar un sueño reparador.

Cervical 2: rechazo a la propia sabiduría

Palabras clave: auto negación - sacrificio

Está relacionada a los sentidos: audición, olfato, gusto. Ella nos de problemas existenciales que se refiere al sentido de la vida, sobre todo después vivimos situaciones dolorosas, com tenemos tendencia a reprimir profundas. En general, personas c

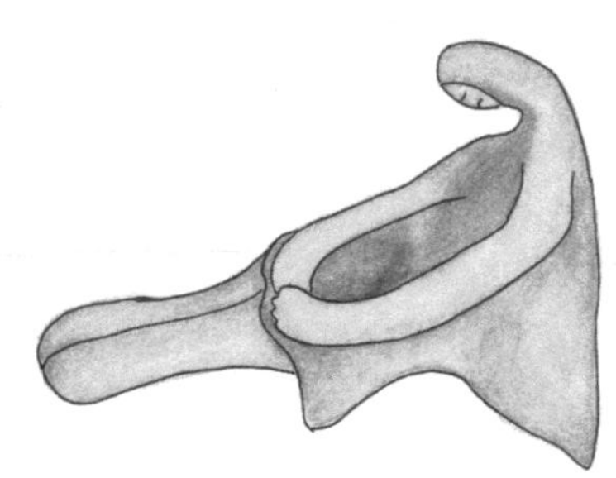

Cuando la boca calla, los órganos hablan...

actúan inconscientemente, por no ocuparse de sí, haciendo de la vida un sacrificio por los otros, dejando de lado sus elecciones, sus sueños y su placer.

Cervical 3: miedo a no ser reconocido-a

Palabras clave: auto desprecio - indecisión – aislamiento

Esa vértebra habla de la tendencia al aislamiento, muestra que

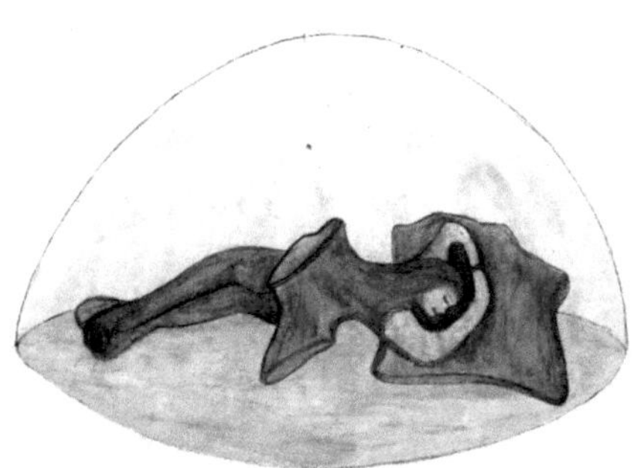

estamos evitando todo tipo de contacto y refugiándonos en nosotros mismos, quedando irritados, desanimados, amargados. Demuestra la tendencia a depender de otros y miedo a no ser reconocidos por lo que somos, miedo que nos impulsa a un actuar frenético. "Si trabajo, luego existo."

Cervical 4: culpa por tener éxito

Palabras clave: rabia reprimida - culpa

Habla de la tendencia a rumiar acontecimientos dolorosos marcados por rabia y agresividad reprimidas. La rabia es la consecuencia del acúmulo de tensiones por la imposibilidad de decir "no" a quien invade nuestro espacio o nos trata injustamente. Cuando tenemos bloqueo en expresar divergencias de opiniones y emociones profundas, terminamos por sabotear la felicidad por medio del autocastigo y/o auto-destrucción.

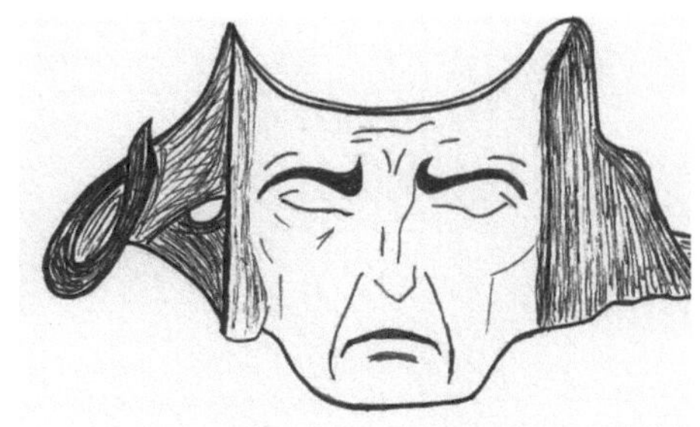

Ejemplo: personas de un medio social desfavorecido, cuando son exitosas, tienden a considerar sus éxitos como un acto de injusticia y/o abandono a sus familiares. Cuando tienen un hermano o hermana con deficiencia, tienden a exigirse permanente satisfacción: "no reclame de nada, usted es perfecto-a".

Cervical 5: inflexibilidad a las opiniones

Palabras clave: dificultad de expresión - miedo al ridículo - miedo a la humillación

Se refiere a la dificultad de aceptar opiniones y consejos de personas con las cuales convivimos. Habla de la tendencia a construir un muro para aislarnos y protegernos de los otros. La dificultad para decir "no" a los otros es no saber decirnos "sí" a nosotros mismos, no respetarnos y no amarnos.

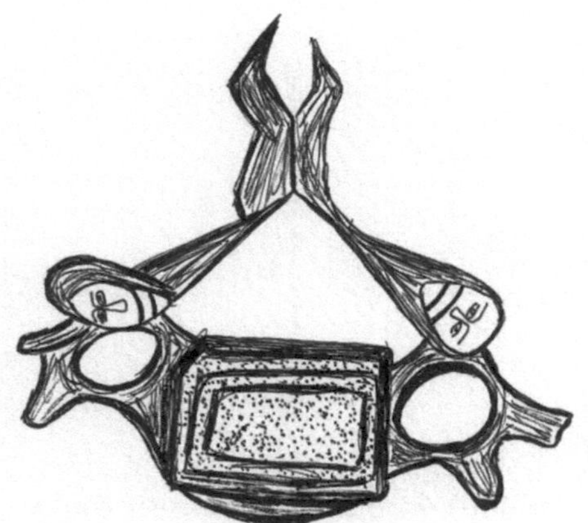

Cuando la boca calla, los órganos hablan...

Cervical **6**: incredulidad en sí mismo

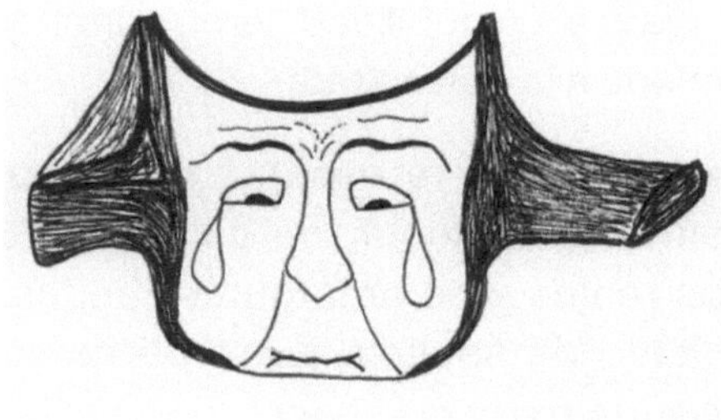

Palabras clave: miedo de hablar - miedo a no conseguir lo que se quiere

Alerta para el sentimiento de injusticia e inferioridad. Tendencia a "victimizarnos" y estar esperando un salvador.

Este síntoma señala a una persona que no cree en su potencial, quedando en constante dependencia de otros.

Cervical **7**: necesidad de aprobación

Palabras clave: duda - inseguridad

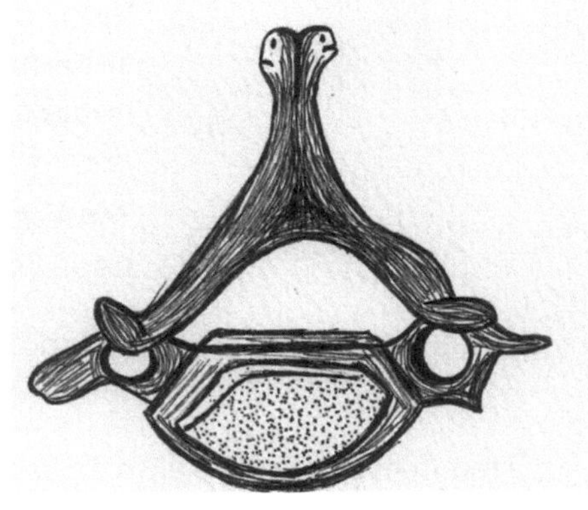

Habla respecto de una búsqueda inquieta de aprobación de los otros, por miedo, duda y pérdida de control. Esa vértebra habla de nuestra rigidez moral, de nuestra "cabeza dura", de no querer aceptar los acontecimientos inevitables de la vida. Cuando vivimos situaciones de remordimientos, grandes decepciones, situaciones de injusticia, esta vértebra muestra esos sentimientos y termina por afectar nuestros brazos, codos y manos, así como el funcionamiento de la tiroides.

Vértebras torácicas: el peso que cargo en la espalda

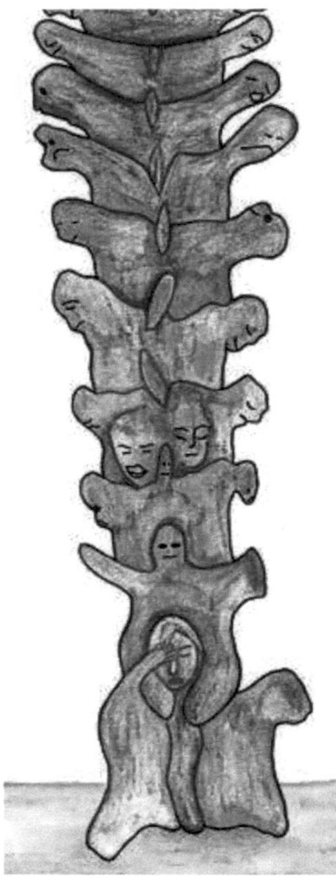

Palabras clave: culpabilidad emocional y afectiva - miedo a la deslealtad

El dolor en medio de la espalda evoca las dificultades en el caminar, de culpabilidad sin motivos reales y de amarguras. Señala un sentimiento de sentirse burro de carga de la familia, de tener que hacer todo solito-a y de ser explotado por otros. Primero es el deseo de otros y después el propio. Muestra la tendencia a vivir más en el pasado que en el presente. Gracias a las vértebras torácicas, soportamos el peso que cargamos en la espalda. Ardores en esa área hablan de las emociones; sobre todo de las rabias que guardamos por sentirnos explotados. Veamos de qué nos habla cada vértebra torácica.

Torácica **1**: dificultad en librarme del pasado

Palabras clave: miedo de perder - miedo a la falta

El miedo de que falte algo es lo que nos lleva a guardar, acumular. El miedo a perder a alguien querido nos paraliza, torna el duelo difícil e incrementa el miedo a esa ausencia. Personas con problemas en esta vértebra tienen dificultad para virar páginas del libro de la vida y tienden a afincarse en viejas ideas y frustraciones. El miedo a morir desencadena el temor a pasar

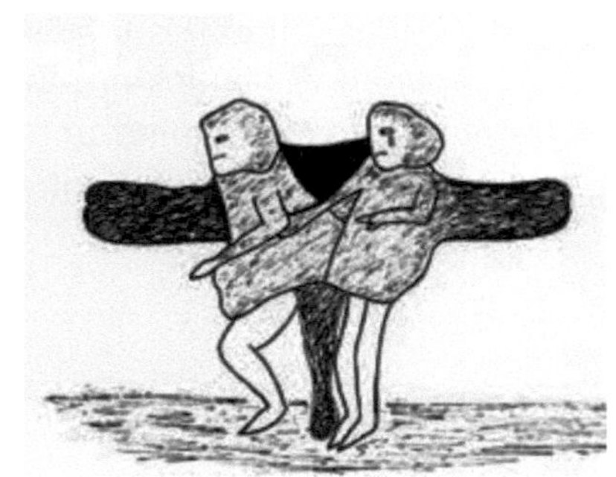

 Cuando la boca calla, los órganos hablan...

por la vida y no vivirla. Pasan a tener miedo de arriesgarse por temor al fracaso. Esa vértebra también habla del exceso de esfuerzos físicos, emocionales y mentales, y muestra que pasamos a tener comportamientos fríos o muy agresivos, para alejar a las personas que nos pueden hacer sufrir. Evitamos emocionarnos y así nos tornamos intransigentes y desmerecedores del placer.

Torácica 2: miedo a ser sofocado-a física y psíquicamente

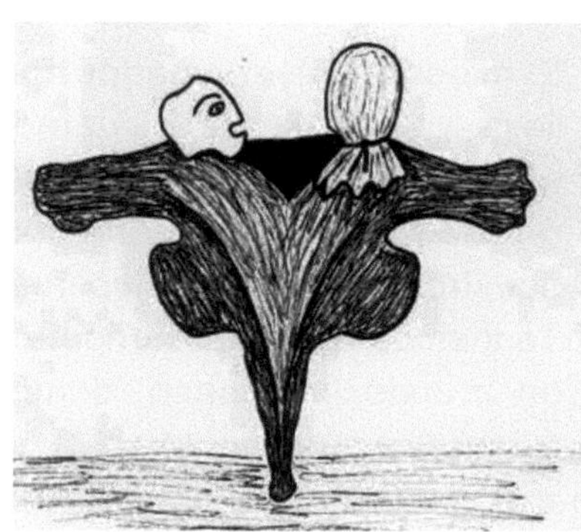

Palabras clave: sufrimiento - dolor

Esa vértebra señala que el nivel de tensión llegó al máximo, principalmente en las desarmonías en las relaciones familiares. Habla de nuestra dificultad para permanecer en situaciones de espera, por la sensación permanente de ser engañados-as. Muestra que tenemos dudas con relación al papel en la familia y en la sociedad. Esta vértebra es un grito de alerta de fuertes emociones reprimidas.

Torácica 3: miedo a enfrentar la realidad

Palabras clave: hostilidad - inflexibilidad

La vértebra Torácica 3 se refiere a la sensibilidad al medio ambiente. La persona con problemas en esta vértebra tiene una visión maniqueísta del mundo, rígida;

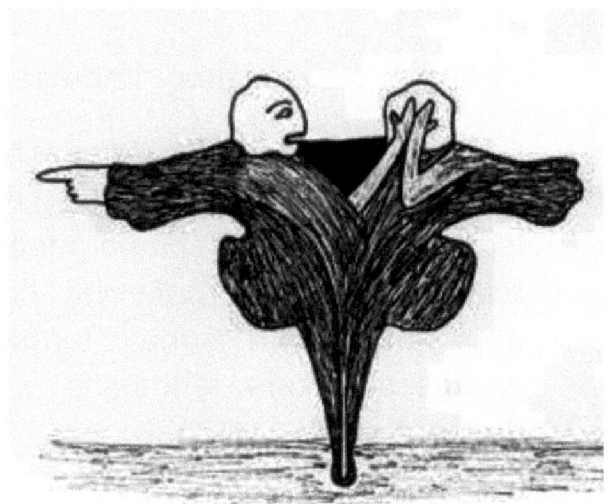

está siempre para juzgar: correcto-errado, bien-mal, hecho que le impide ser flexible y le desencadena comportamientos hostiles al medio ambiente, con fobias y miedos irracionales.

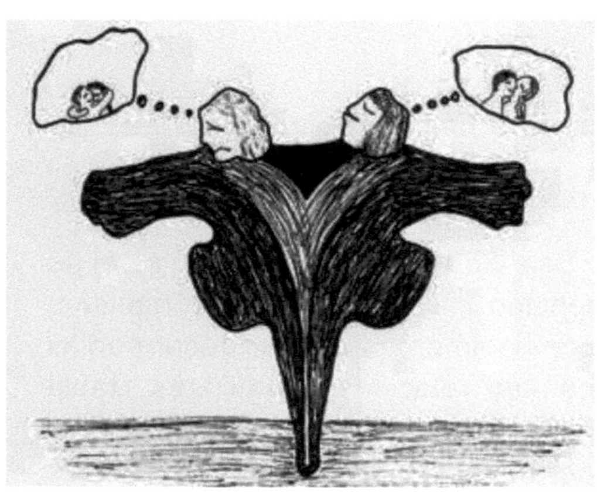

Torácica **4**: miedo a no ser amado-a.

Palabras clave: amargura - desamor

El miedo a no ser amados nos lleva a dar amor excesivamente en una realidad difícil de concretar nuestros deseos y placeres. Tendemos a buscar abrigo en un mundo imaginario, donde racionalizamos nuestros sentimientos para evitar relaciones amorosas. Vivimos el gran dilema de amar y no ser amado, tendiendo a rechazar y traicionar a quien nos ama y a nosotros mismos. Si hubiéramos sido traicionados, tendemos a traicionar, confirmando el dicho popular: "Hijo de pez, pececito es...".

Torácica **5**: tendencia al descontrol

Palabras clave: rabia - impaciencia

Los problemas en esa vértebra hablan de la falta de control, de la inestabilidad en el plano afectivo y relacional. Querer controlar cosas o personas sería una forma de enmascarar una tendencia al auto descontrol.

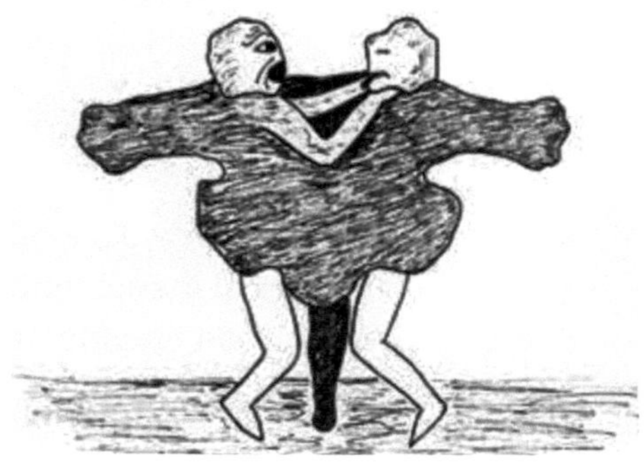

 Cuando la boca calla, los órganos hablan...

Una persona con problemas en esa vértebra se irrita e impacienta, fácilmente. Tiene tendencia a cargar el mundo en las espaldas y culpa a los otros por su mal humor y malestar. Colecciona decepciones, alimentando la rabia permanente.

Torácica 6: mi auto exigencia y deseo de ser como el otro

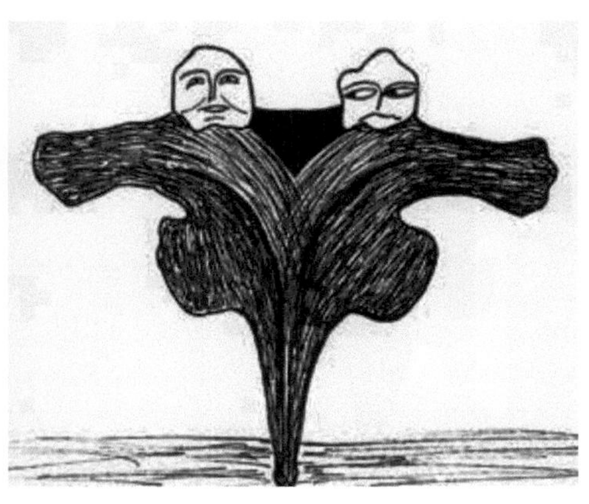

Palabras clave: envidia - búsqueda de equilibrio en otros

Esa vértebra muestra cuánto estamos siendo severos con nosotros, criticándonos y juzgándonos. Vivimos en la insatisfacción y siempre estamos comparándonos con otros. Nuestra formación, educación rígida y poco permisiva, nos vuelve meticulosos, viviendo muchos tormentos. Nos tornamos víctimas de nuestra propia manera de ser y actuar. Todo obstáculo lo vemos como una amenaza. Esa vértebra también habla sobre la dificultad de tener placer en la vida, hecho que se compensa con el trabajo excesivo.

Torácica 7: huyendo de mis preocupaciones

Palabras clave: falta de apoyo familiar - conflictos familiares

Esta vértebra alerta sobre la manera casi obsesiva de conducir la vida. Terminamos por actuar hiperactivamente como forma inconsciente de huir de las preocupaciones afectivas o

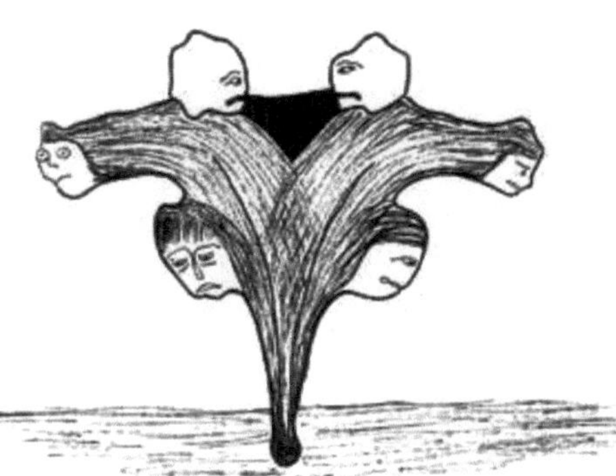

materiales. Esa sensación puede expresarse en la frase: "Si paro, yo pienso; si pienso, yo sufro..." y, como no queremos sufrir, nos refugiamos en la hiperactividad obstinada, viviendo el deseo de los otros y olvidando los nuestros.

Torácica 8 y 9: tendencia a la victimización

Palabras clave: abandono - descontrol

La Torácica 8 y la Torácica 9 hablan de los miedos a perder el control sobre alguien o alguna situación, la tendencia a orquestar todo y todos, como forma de sentirnos sujetos. Una persona con problema en estas vértebras tiende a controlar todo, pues no soporta el fracaso, el abandono y el rechazo; tiene tendencia a sentirse víctima.

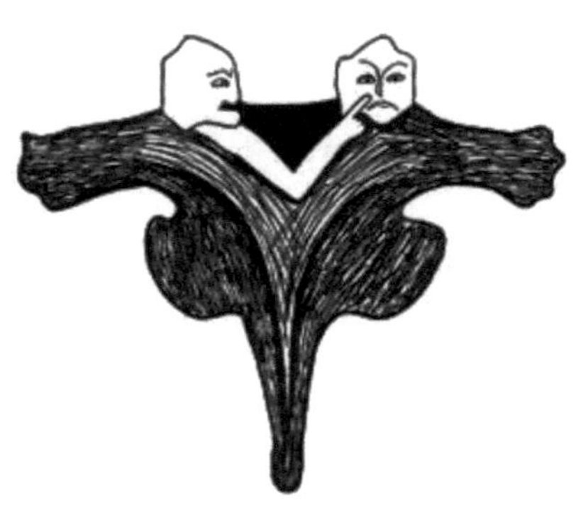

Torácica 10: pérdida del poder

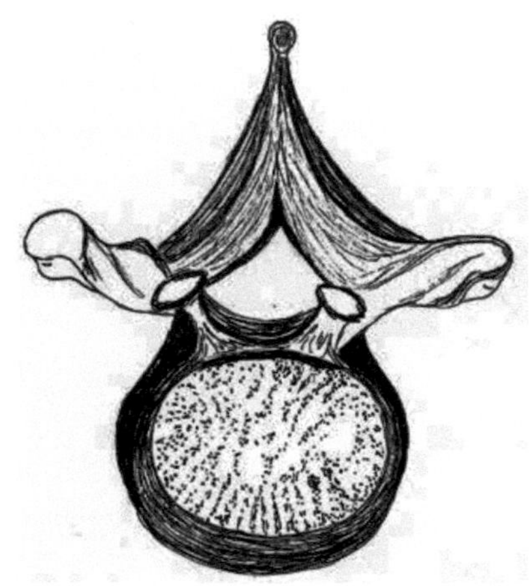

Palabras clave: responsabilidad - victimización -inseguridad

El miedo a perder territorio, lugar en el mundo y en las relaciones, provoca problemas en esta vértebra. Ella nos habla de la inseguridad en la vida, del miedo a perder espacio, generando inflamación y enfermedades en la vejiga. Comúnmente, un niño o niña con problema en esa vértebra presenta enuresis nocturna, como

 Cuando la boca calla, los órganos hablan...

forma de marcar su territorio amenazado. Esta vértebra señala también el pesimismo, haciendo que no creamos en nosotros-as y en la vida, por eso tendemos a registrar solamente lo negativo y siempre estamos con la sensibilidad a flor de piel. Esa "victimización" es el reflejo de la dificultad para vivir los problemas como momentos de transformación y superación de obstáculos.

Torácica 11: tendencia a la dramatización

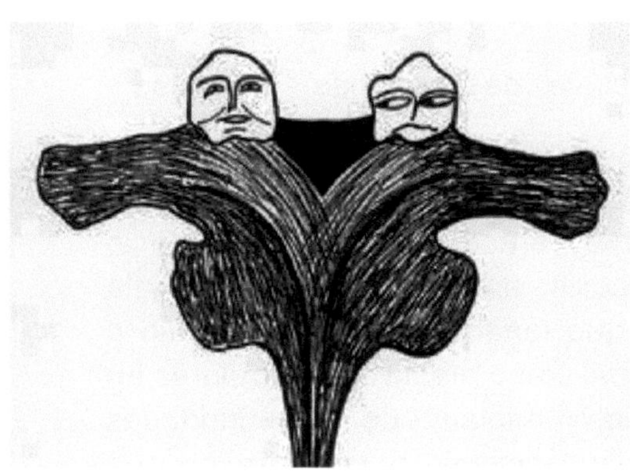

Palabras clave: falta de amor propio - sentimiento de desvalorización

Esta vértebra señala que el sistema nervioso está funcionando mal y que nuestra sensibilidad está fragilizándonos, dejándonos con tendencia a sobredimensionar las cosas vivenciadas. Deformar la visión de las cosas es una forma de protegernos de la dureza de la vida. El miedo a ser rechazado es tan grande que terminamos por considerarnos feos, incapaces, llenos de deshechos, haciendo que nos aislemos de los demás. Nuestra vida está marcada por el sentimiento de incomprensión y de rumiaciones de cosas negativas.

Torácica 12: tomando fantasías por realidad

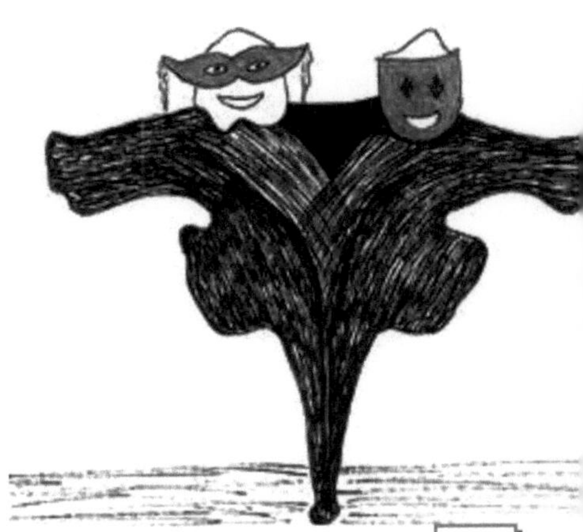

Palabras clave: imperfección - dificultades para hacer elecciones

Los problemas en esta vértebra invitan a salir de la burbuja protectora que nos aprisiona y fragiliza. Excesivamente sensibles, tendemos a hacer de las fantasías la realidad. La persona con problemas en esta vértebra está marcada por miedos, desilusiones, decepciones y uso de máscaras como protección frente al sufrimiento y al sentimiento de imperfección.

Vértebras lumbares: mis inseguridades y recelo de lo nuevo

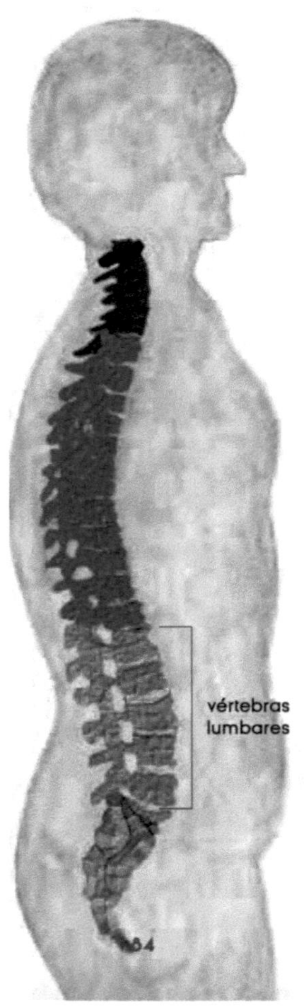

Palabras clave: desconfianza - pérdidas - desamor

La columna lumbar permite que nos mantengamos erectos. Está situada de la cintura al coxis, simboliza la seguridad y la confianza que tenemos en la vida, tanto a nivel material como afectivo. Los dolores en esta región hablan de inseguridades materiales y afectivas, hacen percibir que estamos viviendo incoherencias entre los deseos y las acciones y, generalmente, aparecen frente a situaciones de pérdidas diversas (empleo, jubilación, separación, salida de hijos de casa, entre otros). Señalan nuestra tendencia a la dispersión y a querer cargar el mundo en la espalda, por no creer en otros. Esos dolores hablan de la sensibilidad que poseemos frente a la apreciación de otros y de la tendencia de asumir los problemas ajenos. También señalan la resistencia frente a los cambios, de las novedades y de todo tipo de presión que nos hacen y que hacemos sobre nosotros mismos, por estar presos de los detalles que no funcionan.

Lumbar **1**: tendencia a exagerar

Palabras clave: necesidad de aislamiento - inseguridad

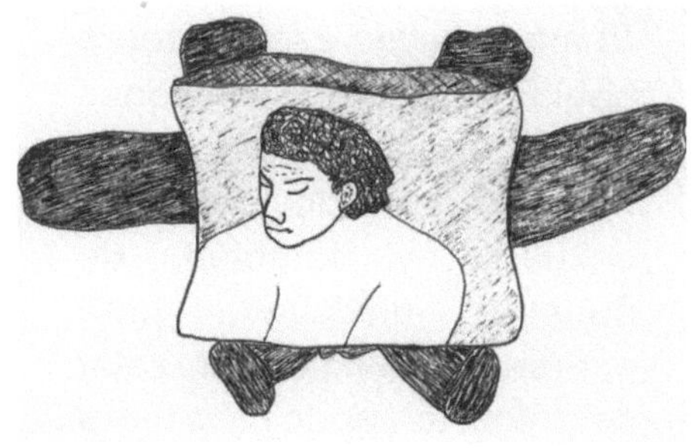

El malestar en esa vértebra posibilita cuestionarnos sobre el sentimiento de impotencia que estemos viviendo frente a alguien o alguna situación que nos está aislando. Debemos repensar nuestra actitud ante las situaciones que no sabemos si estarán bien y/o que no conseguimos cambiar. Por la inseguridad, tendemos a simplificar las cosas y a sobredimensionar los hechos.

Lumbar **2**: prisionero-a del pasado.

Palabras clave: sufrimiento infantil - sentimiento de no valer

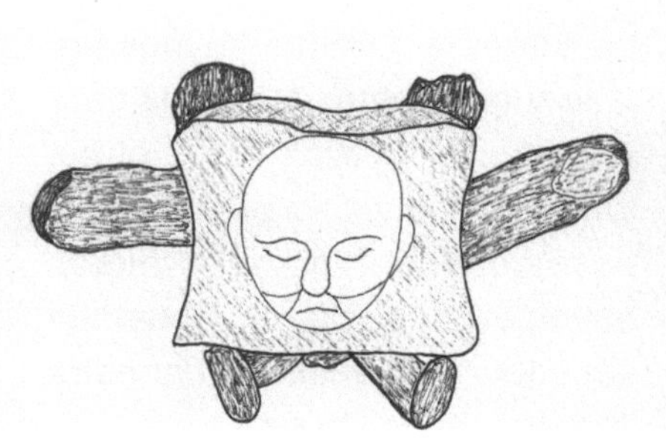

Las afectaciones a esta vértebra dicen que somos prisioneros de nuestros sufrimientos y emociones tristes, vividas en la infancia y con dificultades para expresarlas. Habla, también, de nuestra tendencia a la pasividad y a la falta de iniciativas por sentir que no valemos.

Además, muestra que vivimos dependiendo de otros. Hay una vergüenza porque se vea la suciedad que creemos tener dentro de nosotros, producto de alguna vivencia traumática generadora de vergüenza y humillación. El sufrimiento es tan grande que puede ser suprimido con drogas, trabajo etc. El miedo a ser humillado-a es tan fuerte que la persona puede deprimirse.

Lumbar 3: rehén de los secretos

Palabras clave: abuso - traición - desvalorización - vergüenza.

El malestar en esta vértebra habla de las tensiones familiares que vivimos por rivalidades y/o por conflictos sexuales y, también, de nuestra dificultad para expresar conflictos y revelar secretos, teniendo hijos fuera del matrimonio. Muestra que tenemos tendencia a ser demasiado buenos, terminando por anularnos.

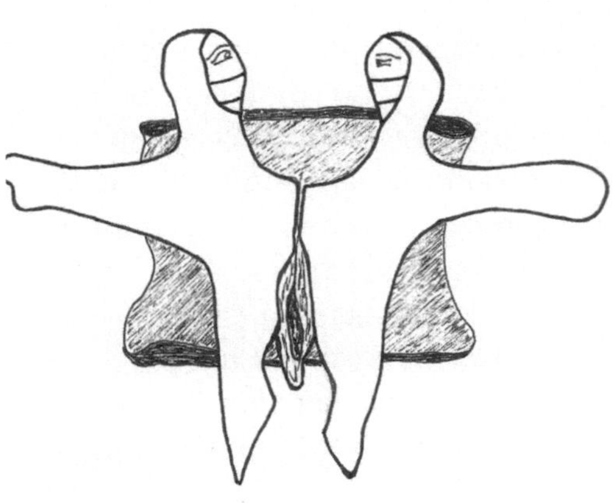

Lumbar 4: paralizado-a por los miedos

Palabras clave: Impotencia - Fracaso social

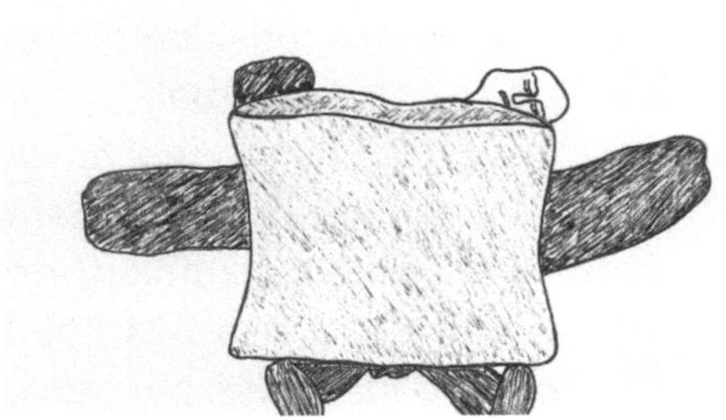

La vértebra Lumbar 4 muestra la tendencia que tenemos para cargar la cruz de otros, tornándonos pasivos y acomodados como meros espectadores de lo que nos sucede. Señala nuestra impotencia por miedo a no realizar nuestros papeles sociales y contentar a los demás. Nosotros nos vemos más como víctimas que como sujetos de los acontecimientos.

Los miedos nos impiden avanzar. Preferimos protegernos en una estructura segura, en una posición definida. No arriesgamos por miedo a perder la aprobación de los otros. Así, destruimos nuestra

 Cuando la boca calla, los órganos hablan...

propia imagen cordial y positiva.

Lumbar 5: ausencia de foco

Palabras clave: dificultad de comunicación - rabia - rechazo al placer

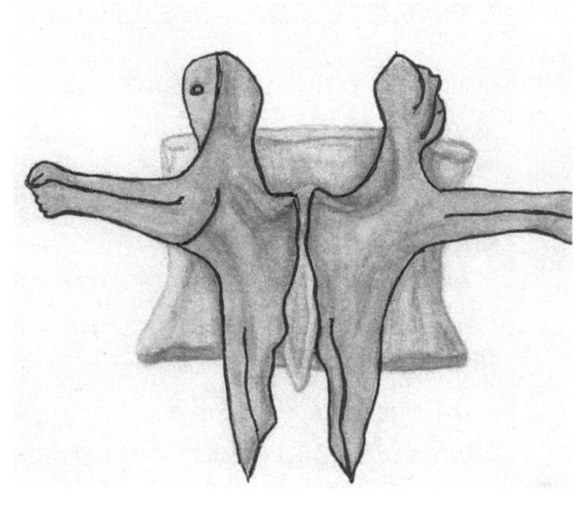

El malestar en esta vértebra habla de un sentimiento de desvalorización por la familia, por los amigos y colegas de trabajo, lo que hace con que nos refugiemos en el silencio, en la dificultad de comunicación. Muestra que estamos viviendo gran inseguridad, descontento y frustración. Habla de la tendencia a perdernos en pequeños detalles, por la poca claridad en nuestros relacionamientos. Señala, también, la auto-negación al placer.

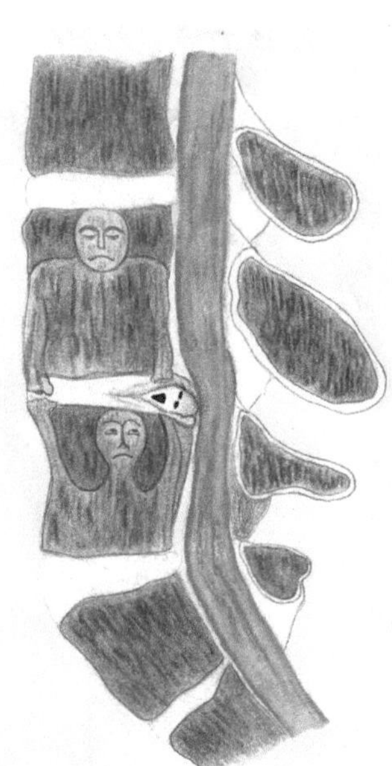

Hernia de disco: pérdida que desestabiliza

La hernia de disco nos habla de tensiones musculares excesivas, desencadenadas por fuertes tensiones emocionales. Generalmente, esos dolores se agravan cuando vivimos una pérdida que nos servía de apoyo; esa pérdida, generalmente, se la vive como una traición o un abandono. Igualmente, puede estar relacionada a una sensación de sentirse prisionero de alguien o de alguna situación y, al mismo tiempo, un fuerte deseo de revelarse contra algunas leyes y reglas que limitan nuestra caminada.

Vértebras sacras y coxígeas: orientación en la vida

Palabras clave: ansiedad - sobrevivencia - vergüenza

Las 5 vértebras sacras y las 4 vértebras coxígeasconstituyenlabasedelaespalda y están relacionadas al movimiento, a la capacidad de orientarnos en la vida. Los dolores en esas regiones hablan de sentimientos de abandono y traición que vivimos bajo el poder y el dominio de algo o de alguien.

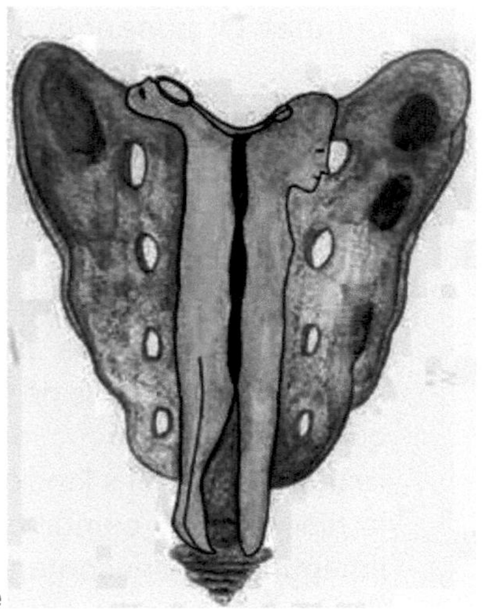

Vértebras sacras: relación con el pode

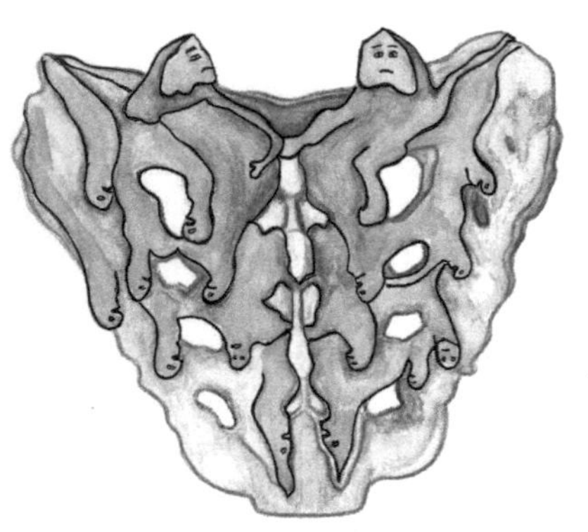

Palabras clave: impotencia - frustración - pérdida de poder

Estas vértebras señalan la forma en que nos relacionamos con el poder y cuánto alimentamos rabias antiguas. Los dolores en esas vértebras reflejan una rabia muy grande contra los padres y, muchas veces, precisamente, de la madre.

Veamos el simbolismo de esas vértebras:

Sacra 1, s2 y s3: conflicto de valores

Palabras clave: resentimiento - rabia - frustraciones

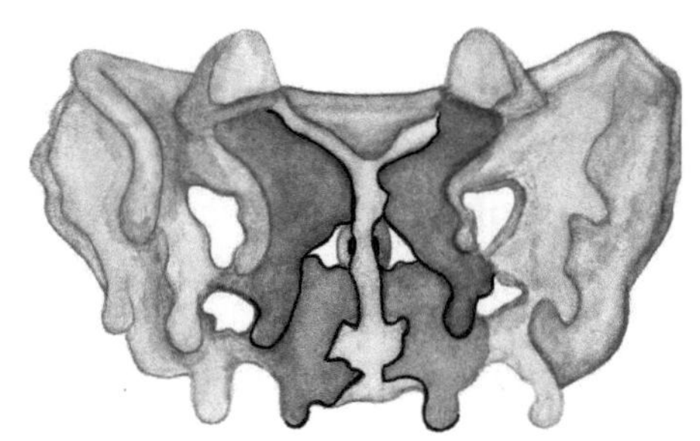

Estas vértebras forman un conjunto compacto que habla de nuestra rigidez, nuestra mezquindad en relación a ciertas personas o situaciones. Llevándonos a cuestionar el poder que estamos perdiendo o estamos con miedo de perder.

Dificultades en esas tres vértebras hablan de los conflictos ligados a nuestros valores, aquello que es sagrado en nuestra vida. Hablan también de la relación padre/hijo con fuertes sentimientos de rabia, queremos avanzar y quedamos presos en vivencias del pasado.

Sacra 4 y s5: sensación de impotencia

Palabras clave: descontrol - culpa

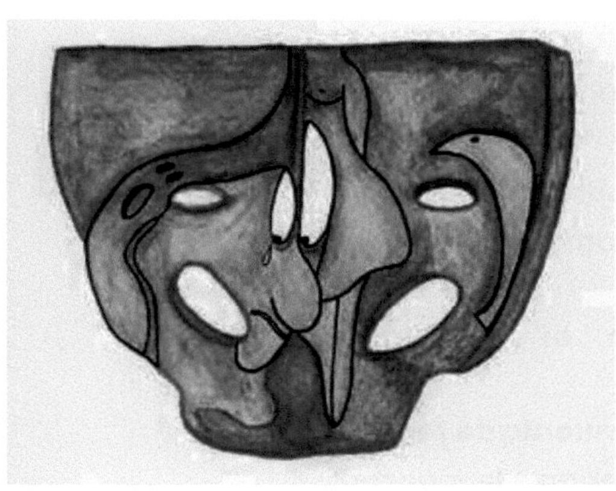

Si estuviéramos bloqueados por algún sentimiento de culpa y no aceptación de acontecimientos pasados, o de nosotros mismos, esas vértebras señalan cómo estamos lidiando con nuestras capacidades y deseos. Toda la región sacra está ligada al segundo centro energético responsable por la sexualidad y creatividad; está situada a nivel de la primera vértebra lumbar.

Vértebras coxígeas: enfrentamiento a las adversidades

Palabras clave: creencias - falta de seguridad

Formado por cuatro vértebras compactas, el coxis está relacionado con el primer centro energético responsable por la capacidad de enfrentar las dificultades de la vida, de sobrevivir. En esta región nuestras necesidades básicas están situadas: alimentación sexualidad, protección, abrigo, acogida.

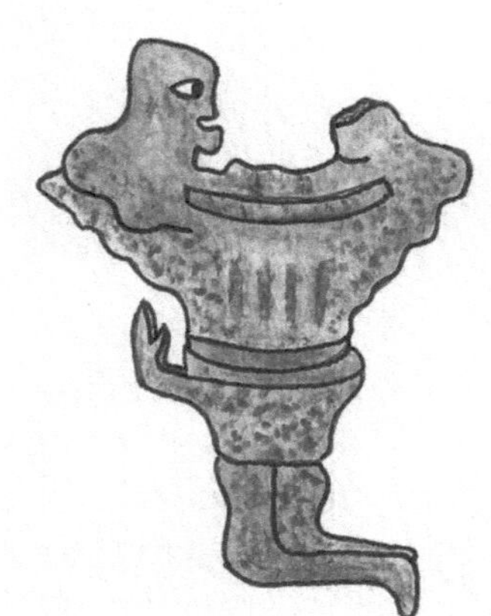

Cuando vivimos fuertes sentimientos de inseguridad, el coxis nos invita a hacer una parada para rever nuestra caminada

Una afección en el coxis lleva a reflexionar si estamos viviendo algún sentimiento de dominación o dependencia de alguien. Nos habla de un sentimiento de impotencia en todos los sentidos. Un desequilibrio en esa región puede desencadenar problemas físicos en la región anal, tales como hemorroides, pruritos, incontinencia urinaria y problemas en la próstata. Los dolores en esa región pueden, también, revelarnos un conflicto entre nuestra herencia animal (horizontal) y nuestra dimensión humana (vertical).

Una vez que detallamos la simbología de las enfermedades en la columna vertebral es prudente que, a quienes sienten incomodidades en esa parte del cuerpo, preguntemos:

1. **¿Por qué estoy apenas sobreviviendo?**
2. **¿Qué está impidiéndome vivir placentera y libremente?**
3. **¿Qué miedos viví en el pasado que están paralizándome hoy?**
4. **¿De dónde viene mi sentimiento de rechazo?**
5. **¿Qué significado estoy dando a la muerte?**
6. **¿Qué llevo conmigo que me impide enfrentar con seguridad lo desconocido?**

  Cuando la boca calla, los órganos hablan...

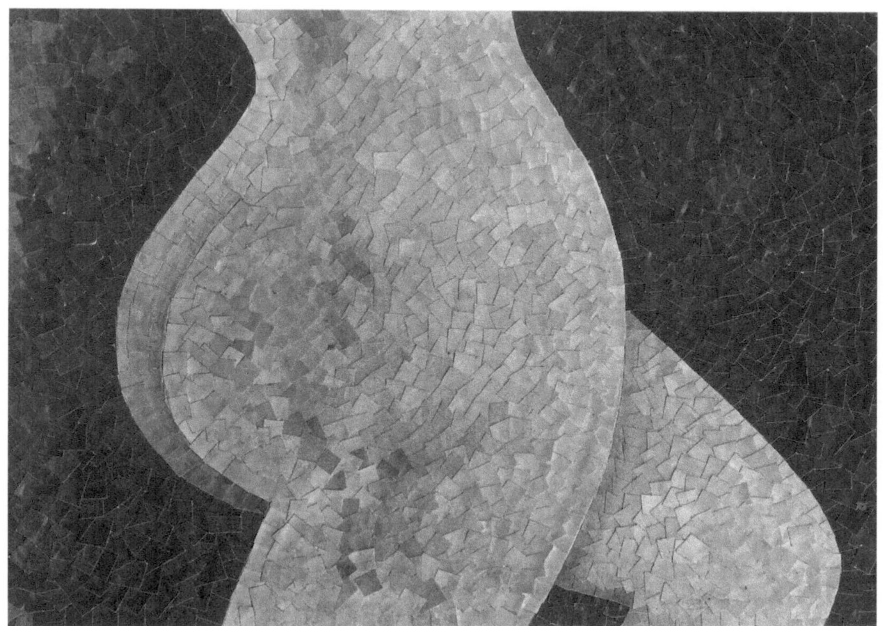

LAS NALGAS: postura en la vida

Palabras clave: poder - empoderamiento - energía sexual - resistencia

Considerando que las nalgas están ligadas a la región sacra y coxígea, las citaremos en la simbología de las dolencias para que tengamos claridad de la unidad que somos.

Los problemas en las nalgas denuncian dificultades para quedarnos sentados, sea por impaciencia y/o necesidad de movernos y por falta de tiempo para descansar. Las nalgas simbolizan la forma en que nos estamos relacionando con el poder y/o la autoridad. Frases como "fulano está en el trono", refuerzan en nosotros la necesidad de sentirnos "poderosos", lo suficientemente fuertes para mantener cierto dominio de nosotros mismos, de otros, de la vida.

Las nalgas hablan además de la estabilidad o inestabilidad en nuestros relacionamientos afectivos y profesionales.

Con esas incomodidades, debemos preguntarnos:

1. **¿Qué me hace pensar que estoy perdiendo el poder de ser auténtico?**

2. **¿Mis relacionamientos afectivos y profesionales satisfacen mis necesidades? ¿Corresponden a mis deseos?**

3. **De todo lo que viví y estoy viviendo, ¿que está quitándome la paciencia?**

Problemas óseos: **principios y leyes que estructuran la vida**

Palabras clave: desvalorización - perturbaciones existenciales profunda
- falta de autoconfianza

Materialmente, los huesos constituyen la estructura sólida, rígida, situada en lo más profundo de nuestro cuerpo. Cualquier sufrimiento que afecte los huesos, simbólicamente, se refiere al sufrimiento en nuestras estructuras interiores de base, hablando de nuestras creencias profundamente enraizadas. Los huesos simbolizan las leyes, principios y los fundamentos que estructuran nuestra vida y a los cuales tenemos que corresponder, pues pensamos estar siendo supervisados,

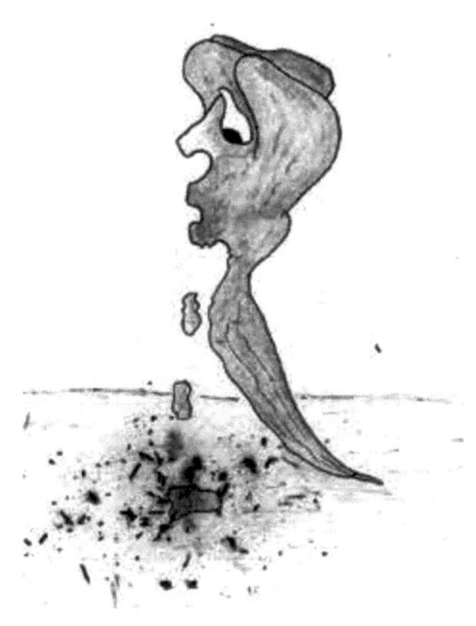

exigidos por las autoridades: padres, policía, superiores, etc. Los problemas óseos hablan de perturbaciones existenciales profundas en relación a la propia vida.

La parte ósea, afectada por un problema, nos ofrece las informaciones más precisas de la problemática existencial que experimentamos. Señala que, probablemente, estamos viviendo situaciones de gran impacto, relativas a la desvalorización personal. Son los huesos y los músculos los que registran nuestras grandes experiencias de desvalorización.

Veamos la simbología de algunas enfermedades óseas:

Cáncer en los huesos: sentimiento de impotencia frente a la identidad

Palabras clave: desvalorización - rebelión

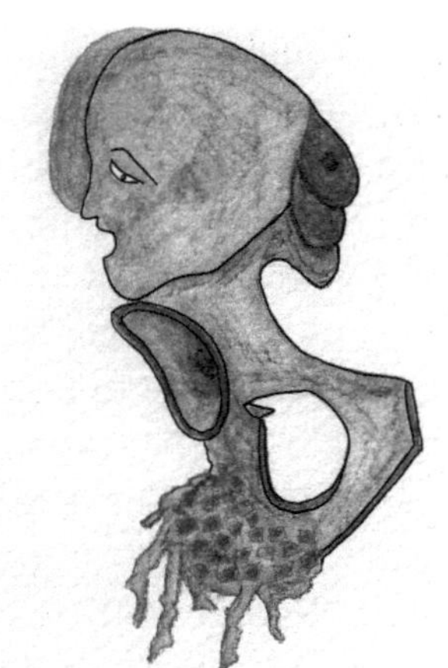

Los huesos están ligados a nuestra existencia y hablan de conflictos profundos que estamos viviendo y que generan un sentimiento de no valer nada. El cáncer óseo señala que nuestros valores estructurantes fueron violentados, por eso nos sentimos rebeldes frente a la vida y/o vivimos una total abnegación a nosotros mismos.

Para entender lo que está aconteciendo, debemos preguntarnos:

1. **¿Existe en mi alma algún dolor profundo ligado a mi existencia?**
2. **¿Qué problema hubo en mi familia cuando nací?**
3. **¿Por qué tengo tendencia a alejarme de los otros?**
4. **¿Qué viví que me hace tener la impresión de no ser apoyado en mi vida?**
5. **¿Qué resentimiento guardo sobre mi vida?**
6. **¿Qué no me gusta de mí, que me hace querer desaparecer de la realidad?**

Cuando la boca calla, los órganos hablan...

Fracturas óseas: **profundo conflicto interior**

Palabras clave: imposiciones - resistencia

Las fracturas ocurren cuando sufrimos un movimiento inverso en nuestra estructura. Ellas acontecen cuando vivimos un torbellino de imposiciones del tipo "o todo o nada", contrario a nuestra voluntad o a nuestras posiciones y valores.

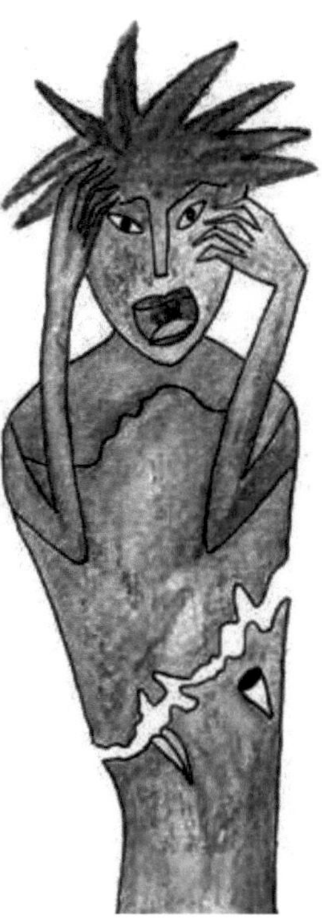

Las fracturas hablan de conflictos internos profundos. Generalmente están ligadas a sentimientos de rebelión o reacción contra la autoridad con la cual queremos romper. Hablan, también, de nuestra necesidad de salir de la prisión, o situación de opresión, en que estamos obligados a soportar exigencias y el peso del autoritarismo. Como los huesos representan nuestra estabilidad y apoyo, fracturas en ellos nos alertan para separarnos de nuestro pasado y ser más flexibles en el presente. Las fracturas nos recuerdan que "del modo que está, no da para caminar" y que tenemos que prever cambios. La parte ósea afectada y su lateralidad indican los aspectos de nuestra existencia que están afectados.

La localización de la fractura indica la naturaleza del conflicto que se vive y lleva a reflexionar sobre lo que está quebrado en nuestra vida y a qué estamos resistiendo para tomar consciencia.

Las fracturas óseas deben llevarnos a reflexionar:

1. **¿En torno a qué estructuré mi vida: del exceso o de la falta?**

2. **¿Por qué estoy siendo tan severo conmigo, a punto de fracturarme?**

3. **¿Qué estoy viviendo que me provoca el sentimiento de haber sido aplastado-a por el peso de las exigencias o responsabilidades acumuladas?**

4. **¿Qué me está haciendo romper la cabeza?**

5. **¿Qué culpabilidad estoy viviendo en relación a la vida?**

6. **¿Qué rupturas necesito hacer para sentirme libre?**

 Cuando la boca calla, los órganos hablan...

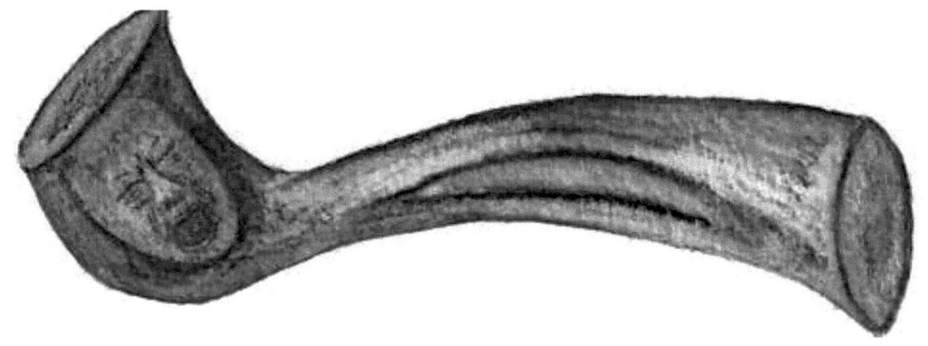

Osteomielitis: desconfianza de sí y de todo lo que está alrededor

Palabras clave: autoridad - desconfianza

En casos de Osteomielitis debemos preguntarnos qué situaciones estamos viviendo que nos están dejando frustrados, con rabia. Esos sufrimientos generalmente están relacionados a la autoridad paterna. La Osteomielitis muestra que tendemos a vivir siempre en estado de alerta, desconfiando de todo y de todos, hasta de nosotros mismos.

Frente a la Osteomielitis, debemos preguntar:

1. **¿Cómo fue o cómo es mi relación con la autoridad materna y la autoridad paterna?**

2. **¿Viví o estoy viviendo algún problema con autoridades (sumisión, rebeldía, transgresión a principios o leyes)?**

3. **¿Estoy viviendo algún conflicto (rebelión, sublevación) con alguien que considero autoridad?**

4. **¿Estoy sometiéndome a alguna presión, violencia, irrespeto de alguna autoridad?**

5. **¿He vivido o estoy viviendo alguna situación en la que tengo sentimientos de desvalorización?**

6. **¿Qué situaciones estoy viviendo para sentirme una persona fracasada, destruida por otros?**

7. **¿He transgredido algunas reglas y estoy sintiéndome culpable, con remordimiento?**

Osteoporosis: **pérdida de interés y desmotivación**

Palabras clave: pérdida del valor - pérdida de la identidad

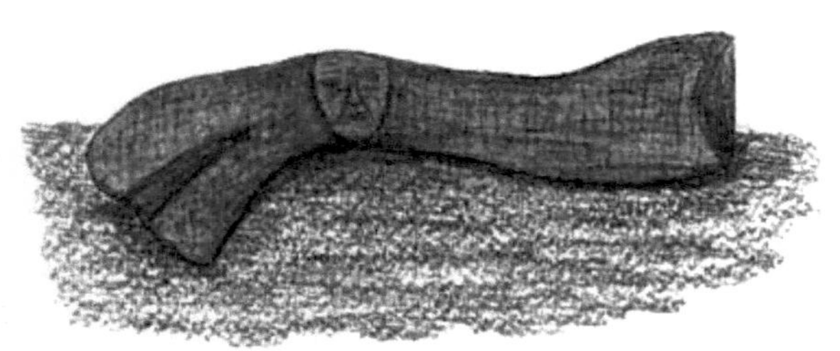

La Osteoporosis habla de la pérdida de interés y de la motivación para vivir el aquí y el ahora y de un sentimiento de soledad y cansancio. También, de la necesidad de enfrentarnos a leyes y autoridades y rever nuestras creencias. La Osteoporosis, en la vejez, señala que estamos saliendo de una fase productiva, perdiendo nuestra identidad, hacia otra realidad no determinada por nosotros. Esta dolencia muestra que debemos salir de ese sentimiento de que la vida está descomponiéndose. Es una invitación a reconstruir nuestros valores de vida. Es una ocasión para reflexionar sobre las rupturas que debemos realizar en nuestras relaciones afectivas y en nuestras ideologías limitantes.

En caso de osteoporosis debemos reflexionar:

1. **¿De dónde viene esa sensación de no avanzar y estar sin vida?**

2. **¿Qué valores de vida necesito rescatar?**

3. **¿Por qué estoy inseguro con la vivencia de los valores que siempre defendí?**

4. **¿Guardo algún sentimiento de desolación e incredulidad en la vida? ¿Por qué?**

Escoliosis: **rechazo a crecer y sentimiento de desesperación**

Palabras clave: miedo a crecer - rectitud - necesidad de auto apoyo

La Escoliosis es una deformación de la columna, se manifiesta en niño-as en fase de crecimiento y va hasta el final de la pubertad. Es considerada como ejemplo de la problemática estructural. La columna vertebral simboliza el crecimiento físico del niño-a para arriba y para el mundo de los adultos, crece entre dos ejes: abajo, la cadera y, en lo alto, los hombros, que soportan la acción de los miembros superiores y es la representación simbólica del padre (Yang), mientras la cadera soporta a los miembros inferiores, que simbolizan las relaciones

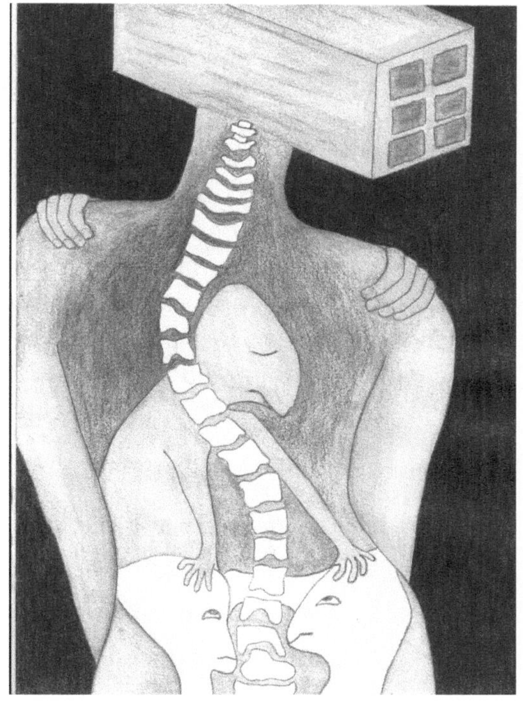

con la madre (Yin). Aquí tenemos dos referencias espaciales estructurantes que el niño-a, en fase de crecimiento, considera inconscientemente.

Cuando un niño-a vive en una familia, o institución, en la cual los padres o los educadores tienen conductas represoras y de abandono, inconscientemente escoge permanecer en la infancia y rechaza ir en dirección al mundo de los adultos (aquí representado por los hombros). Es verdad que la columna continuará creciendo, pero como ella no se mueve, no se disloca, no empuja para arriba, para los hombros, va torciéndose, produciendo la Escoliosis. Ese proceso, después de la pubertad, fase en que el/la joven encontró su espacio en la vida, se percibe amado-a, reconocido-a y tiene sus relacionamientos estructurados, tiende a normalizarse.

La Escoliosis también habla de la dificultad de cargar muchas responsabilidades en las espaldas, por eso nos sentimos impotentes, sin esperanzas, incrédulos de nuestro propio potencial. Tememos asumir responsabilidades y lo que la familia espera de nosotros. La Escoliosis valida nuestro rechazo al crecimiento del propio cuerpo, mostrando que tememos ser juzgados y que vivimos bajo presión. Tenemos la impresión de ser el pilar de la familia y que todos colocan sus expectativas sobre nosotros. Torcerse para los lados es una forma de negarse a ir en la dirección esperada, en la dirección del mundo de los adultos. Ella también señala nuestros deseos de huir de alguien o de alguna cosa.

Frente a la Escoliosis, es bueno que indaguemos:

1. **¿Cómo está mi relacionamiento con mis padres?**
2. **¿Cómo me siento en mi familia?**
3. **¿Mis padres están ausentes de mi vida?**
4. **¿Por qué el mundo de los adultos me amedrenta?**
5. **¿El mundo de los adultos es algo duro y difícil para que me aproxime a él?**
6. **¿Qué me produce temor a crecer?**
7. **¿Qué me pesa para que no quiera crecer?**
8. **¿Qué cambio traumático que viví en la familia, en la ciudad, en la escuela estoy reviviendo en este momento?**
9. **¿Qué me hace pensar que soy el pilar que sustenta mi familia?**

 Cuando la boca calla, los órganos hablan...

LAS ARTICULACIONES: *Flexibilidad o resistencia de mis pensamientos y acciones*

Palabras clave: facilidad - movilidad - adaptabilidad

Dado que presentan afecciones comunes, haremos una lectura del lenguaje inconsciente y simbólico presente en las enfermedades de las articulaciones.

Una articulación es la unión de dos o más huesos y posibilita un movimiento adaptado. Simbólicamente, un problema articular habla de la resistencia, de la retención de ideas preconcebidas, de la inflexibilidad en la forma de pensar, de expresar nuestras emociones y forma de actuar.

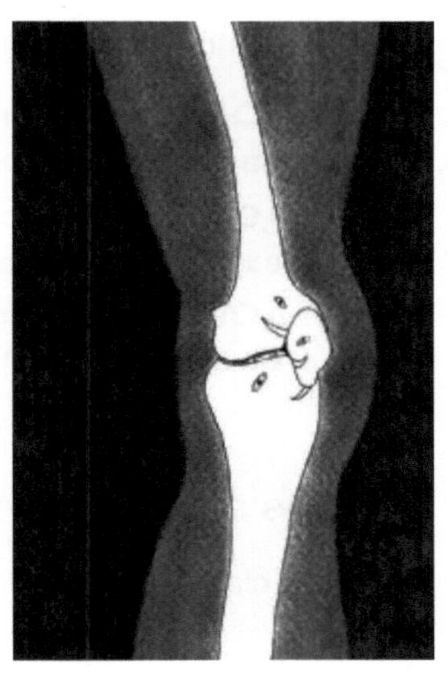

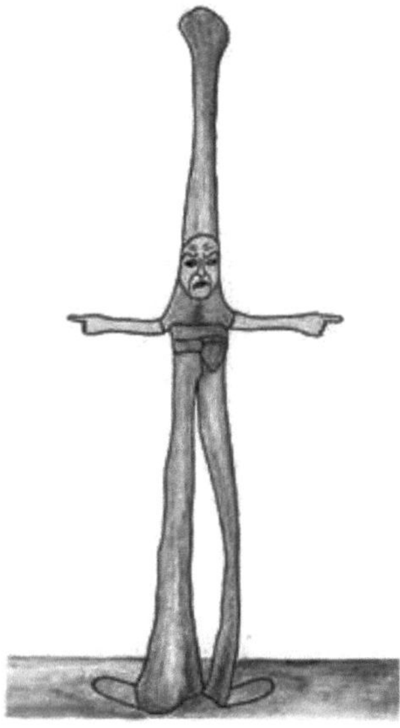

Problemas articulares: *Las inflamaciones (artritis): rabias guardadas*

Palabras clave: **resentimientos - dolor - victimización.**

Las inflamaciones nos invitan a reflexionar sobre el miedo a tomar decisiones, de avanzar en la vida o cambiar de dirección. Denuncian que estamos sintiéndonos rehenes de vivencias traumáticas pasadas que no admitimos rever. Personas con artritis se sienten inseguras y bloqueadas. Su emoción dominante es la rabia. Todas las palabras que terminan en ITIS (inflamación), gastritis, artritis, tendinitis, apendicitis, otitis… nos hablan de rabia guardada. La rabia acumulada, el nerviosismo contenido y la ira constante generan roces internos, fiebre, inflamaciones y artritis.

Ante la artritis, debemos reflexionar:

1. **¿Qué situaciones me mantienen prisionero del pasado y me impiden tomar decisiones?**
2. **¿Con quién estoy conflictuándome al no conseguir externalizar mi rabia?**
3. **¿Qué resentimiento y/o dolor me mantiene víctima de mí mismo/a?**

Dolores articulares: *dificultad de adaptación a lo nuevo*

Palabras clave: resistencia - ideas desfasadas - terquedad

Estos dolores hablan del excedente de emociones cargadas a lo largo de la vida. Los dolores articulares son el grito de las personas solitarias, aisladas, con gran dificultad de adaptación a lo nuevo, a lo diferente. Los dolores en los codos simbolizan resistencia a cambios y movimientos causados por dudas de lo que debe hacerse, o la actitud que debe tomarse.

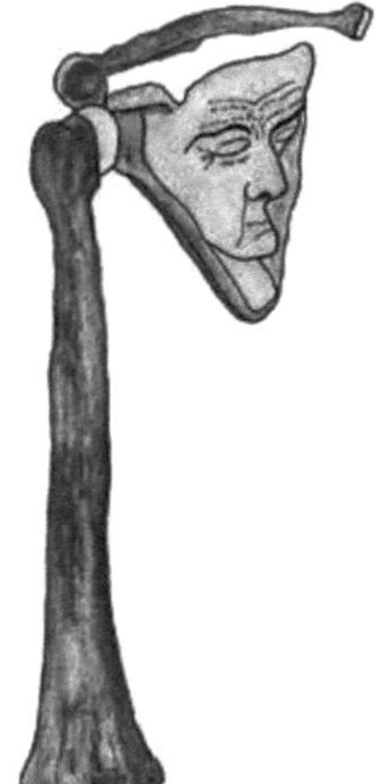

Preguntarnos:

1. **¿Qué necesito entender para decidir?**

Dolores en las rodillas: *flexibilidad o inflexibilidad en las relaciones*

Palabras clave: orgullo - humildad - concesión

Hablandedos aspectosrelacionales: primero, el desequilibrio que estamos viviendo entre el pasado (muslo) y el futuro (piernas). Segundo, nos lleva a reflexionar sobre la dificultad de hacer concesiones en nuestros relacionamientos afectivos.

Entender estos dolores requiere de nosotros responder a las preguntas:

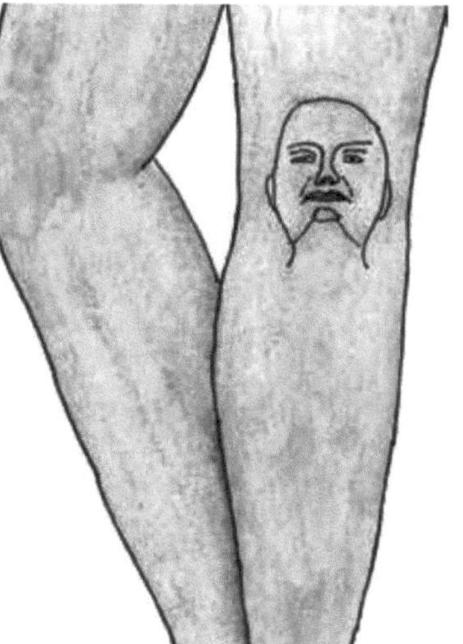

1. **¿Por qué insisto en mantener mis ideas desactualizadas?**
2. **¿Qué cosas de mi historia pasada todavía no consigo aceptar?**
3. **¿Qué acontecimientos de mi pasado impiden mi caminar en el presente?**
4. **¿Estoy valorizándome lo suficiente?**
5. **¿Es difícil para mí hacer concesiones en mis relacionamientos?**
6. **O al contrario, ¿me estoy humillando demasiado en mis relacionamientos?**

Dolores en los hombros: *fardos que cargo*

Palabras clave: sobrecarga - sobreprotección

Estos dolores denuncian que se está cargando responsabilidades más allá de nuestras condiciones.

En ese momento, debemos cuestionarnos:

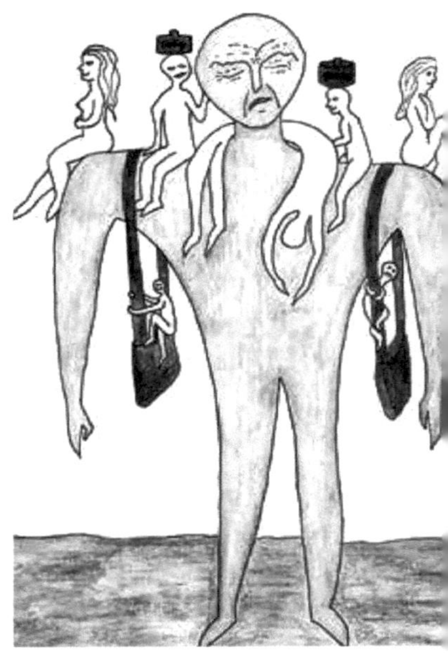

1. **¿Qué me hace aceptar las imposiciones de otros?**
2. **¿Estoy insatisfecho-a en los relacionamientos en los que me faltan reciprocidad y respeto?**

Dolores en las muñecas: *dificultad en actuar*

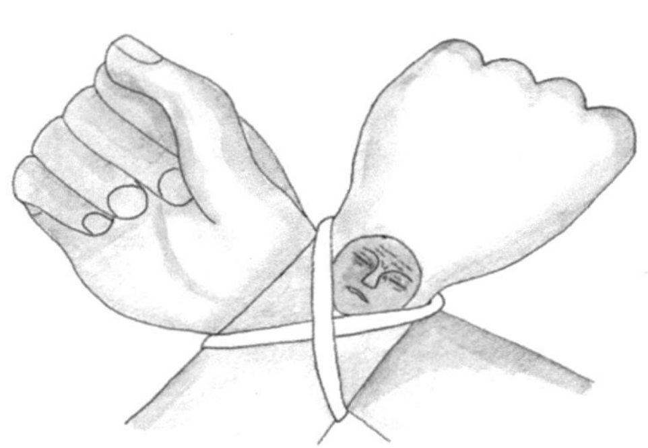

Palabras clave: frustración - bloqueo

Refieren las frustraciones, p[...] no conseguir realizar nuestr[...] deseos y aspiraciones. Hab[...] que preguntarse:

1. **¿Por qué estoy siendo tan exigente conmigo mismo?**
2. **¿Qué energía necesito movilizar para ir al encuentro de mis necesidades?**

Cuando la boca calla, los órganos hablan...

Dolores en los tobillos: *invitación a mantenerme flexible*

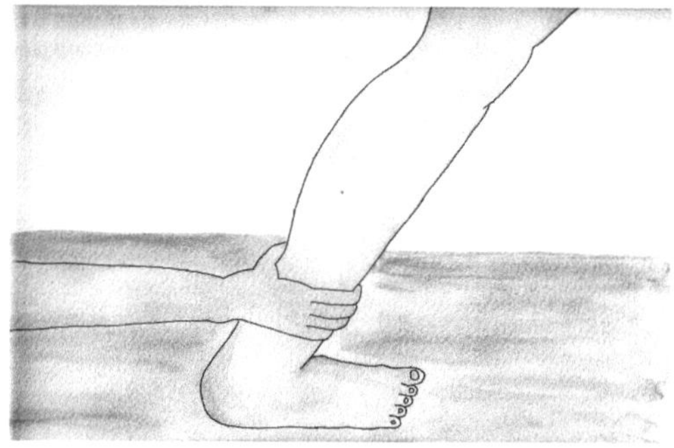

Palabras clave: falta de convicción

Nos alertan tanto para la posible falta de convicción y sentimiento de estar impedido-a de actuar, así como para nuestra falta de equilibrio.

Los dolores en los tobillos invitan a reflexionar:

1. **¿Con quién estoy necesitando hablar abiertamente sobre mis sentimientos reprimidos?**

2. **¿Qué de lo que estoy viviendo me desequilibra?**

Artrosis: *mis frenos, mis límites y miedos*

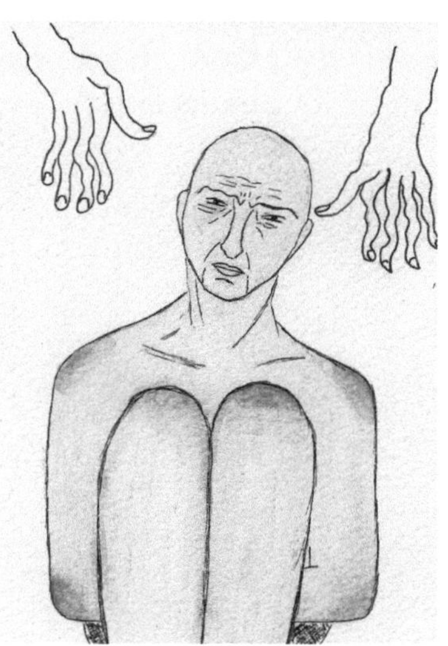

Palabras clave: falta de autocuidado - dificultad en volver la atención para el propio interior

Las Artrosis hablan de nuestra rigidez frente de la vida, marcada por la intolerancia, pesimismo y un gran sentido de sacrificio por los otros.

Donde quiera que la artrosis se manifieste será prudente que indaguemos:

1. **¿Qué me está impidiendo volver la mirada hacia mí?**

Degeneración articular: *rechazo a la existencia y prisionero de la razón*

Palabras clave: desgaste - desistimiento

Cualquier degeneración osteoarticular habla del exilio mental y racional al que nos estamos exponiendo, así como de la muerte de nuestros relacionamientos. Es como si dijéramos que no tenemos más condiciones para llevar la vida que estamos llevando.

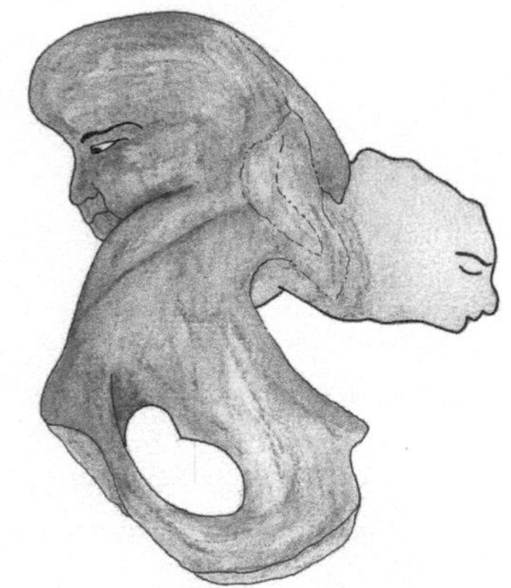

Al detectar una degeneración ósea, debemos reflexionar:

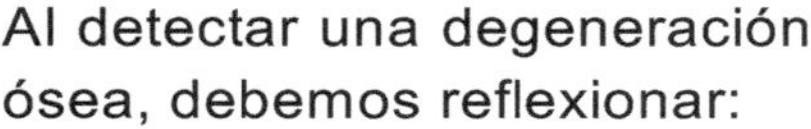

1. **¿De cuáles relaciones estoy desistiendo?**

2. **¿Qué hizo que cargue tantos relacionamientos pesados?**

DIALOGANDO CON LA CABEZA Y EL CEREBRO

Mis percepciones, mis comandos

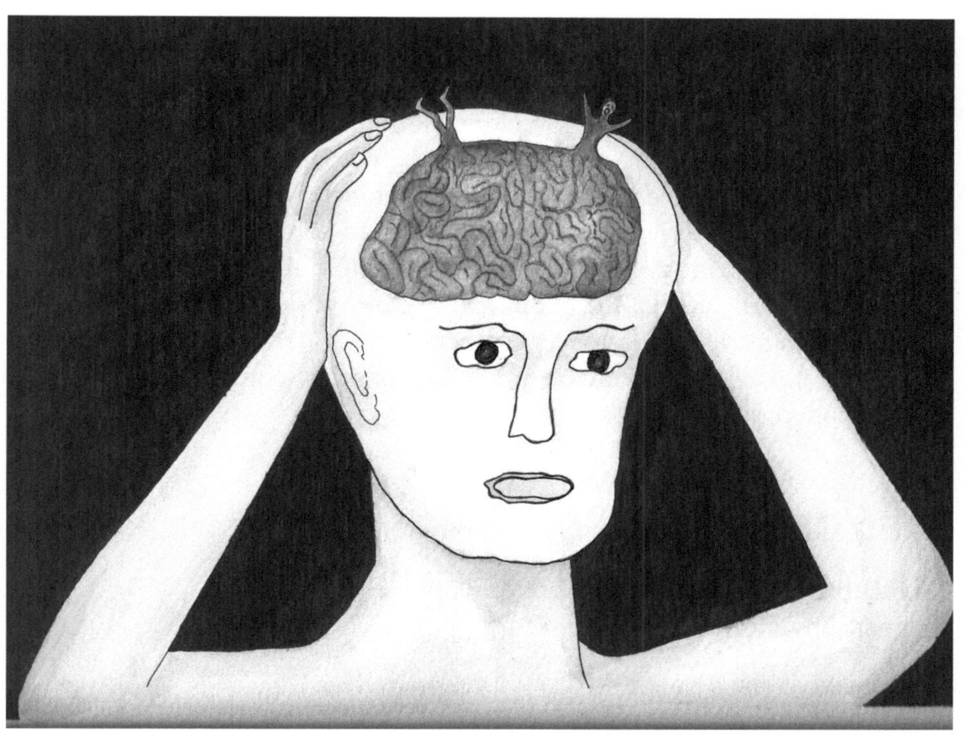

La cabeza es la caja de protección del nuestro cerebro. Etimológicamente, la palabra cabeza viene del latín *caput* que significa "el jefe", aquel que comanda. No es por casualidad que cuatro de los 5 sentidos están presentes en la cabeza. Las expresiones populares evocan esos aspectos: "Mantener la cabeza fría...", "Se le subió la sangre a la cabeza...", "Cuando la cabeza no piensa, el cuerpo padece...", "El pez se pudre por la cabeza..."; es considerada el centro del control y es por la cabeza que pasan nuestras emociones, absorbidas por los cinco sentidos, que alimentan nuestro cerebro con información.

Los dolores de cabeza, las cefaleas, simbolizan contrariedades y llevan a reflexionar sobre nuestras intransigencias, frente a la vida y las personas. Cuando eso ocurra, debemos preguntarnos:
¿por qué estoy siendo tan duro e inflexible conmigo? ¿Por qué no me protejo lo suficiente? ¿Por qué caliento mi cabeza frente a las exigencias? ¿Ando rompiéndome la cabeza porque mi lealtad está siendo cuestionada? ¿Cuál es el sentimiento del pasado que quiero sacar de mí, a cualquier precio? ¿De qué no quiero tomar consciencia? Eliminar los dolores de cabeza requiere paciencia, coraje, flexibilidad, atención y, principalmente, comprensión de la realidad y cuidado.

EL CEREBRO: *sede de mi control*

Palabras clave: síntesis - control -
decisión - individualidad

El cerebro pesa cerca de 1,3 Kg y consume el 20% del oxígeno del cuerpo, tornándose la sede de los pensamientos, pues recibe las informaciones internas y externas que llegan. Su función es regular nuestra vida emocional, relacional,

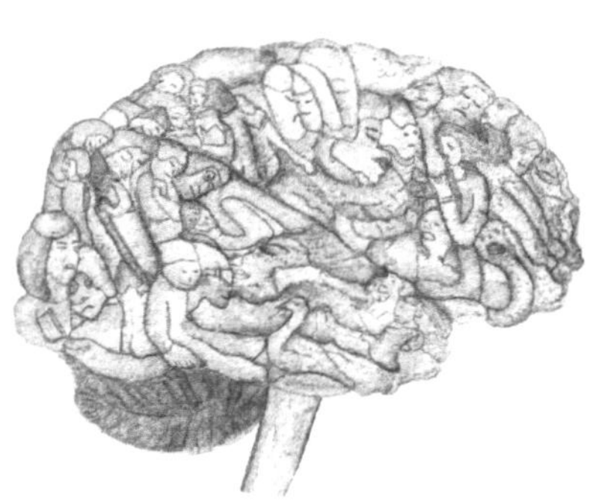

hormonal, metabólica y nerviosa. Regula la digestión, vida sexual, movimientos, ideas y sueños; es el archivo de todo lo que vivimos y experimentamos. Para tener una idea de su capacidad receptiva, el cerebro recibe 10 millones de informaciones por segundo...

Aunque tenga el control de la información, cuando vivimos situaciones de peligro, el cerebro puede dejar escapar algunas de ellas. Si esto ocurre, nuestro instinto (núcleo de la reacción impulsiva sin reflexión, sin consciencia) habla más alto y reacciona sin la autorización de la consciencia y del cerebro; esto es, cuando la emoción es muy fuerte, la capacidad de raciocinio, de pensar, de reflexionar queda comprometida.

"Quién calienta la cabeza es fósforo y muere quemado"

Hoy sabemos que la emoción y el instinto preceden al pensamiento. Sabemos que cargamos memorias ancestrales inconscientes. Frente a grandes peligros, somos confrontados y presentamos reacciones impulsivas, que repercuten grandemente en el cuerpo, íntimamente ligadas a nuestro sistema límbico (células y neuronas de la superficie medial del cerebro, responsables por las emociones), haciendo que nuestros órganos reaccionen por medio de dolores, diarreas, vómitos, palidez, taquicardia...

Hemisferios cerebrales: *complementariedad*

El cerebro se divide en hemisferio derecho y hemisferio izquierdo

1. Hemisferio izquierdo: Yang - masculino

Es el responsable por el pensamiento, la razón, la lógica y el análisis.

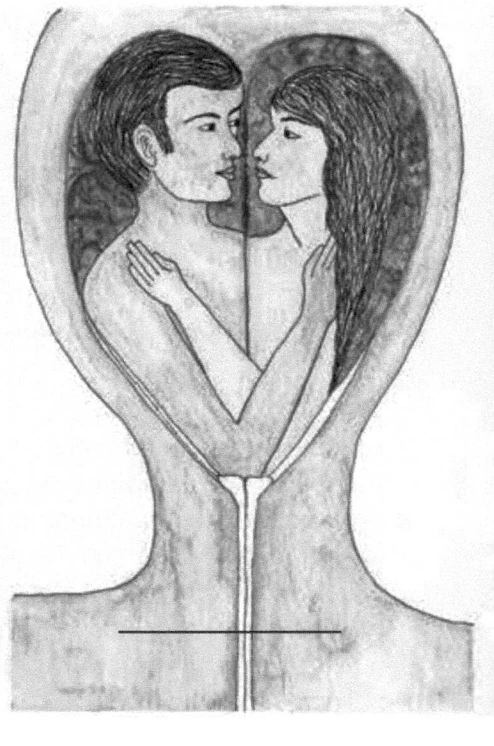

Está ligado a la percepción del mundo exterior, por los conceptos, palabras, números, lenguaje del consciente y de la voluntad. Gerencia y elabora nuestra percepción de los detalles, alimentado por las experiencias adquiridas en la educación y en la cultura.

2. Hemisferio Derecho: Yin - femenino

Es el hemisferio receptor; responsable por la intuición, por el imaginario, por la creatividad, por la noción de espacio, por la afectividad, por la memoria y visión de conjunto. Está ligado a lo irracional, inconsciente e involuntario. Gerencia las experiencias emocionales, el porqué de las cosas, las sensaciones y nuestras percepciones del mundo interior. Es alimentado por las experiencias vividas. El cerebro recibe los mensajes y, después de procesarlos, los envía al cuerpo como mensajes nerviosos, químicos y hormonales, impactando los órganos. Toda emoción fuerte repercute en los órganos. Cada persona tiene un órgano más sensible, por donde fluyen esas tensiones.

  Cuando la boca calla, los órganos hablan...

"Cuando la cabeza no piensa, el cuerpo padece."

El cerebro es una especie de cable-tierra. Después de un estrés, el corazón presenta taquicardia, el páncreas produce y libera insulina, haciéndonos percibir la relación directa entre nuestro estado emocional con las disfunciones orgánicas.

"El cerebro no distingue entre lo que es real y aquello que es virtual, no hace diferencia entre lo que es material y lo que es psíquico".

Por ejemplo, como ya mencionamos anteriormente, después de la ingestión de una comida, la persona puede presentar un malestar digestivo, ocasionado no por el alimento material ingerido, sino por una emoción vivida en la relación con alguien. Cuando quedamos preocupados con las innumerables tareas que necesitamos realizar, con las reuniones que debemos participar y con los contactos que necesitamos efectuar, presentamos síntomas de mala digestión; es decir, lo que tenemos que digerir tiene una respuesta del cerebro, que ordena la producción de ácido clorhídrico para digerir ese malestar.

La digestión material de alimentos se confunde con la digestión afectiva de nuestros relacionamientos, porque cuerpo y mente están íntimamente ligados. En fin, los dolores morales y físicos se confunden y se refuerzan. Un dolor en el plano físico, generalmente es el reflejo de un dolor moral.

"El pez se pudre por la cabeza."

Siempre que percibamos al cerebro en desarmonía, es importante preguntarnos:

1. **¿Por qué estoy perdiendo mi autocontrol?**

2. **¿Qué me impide seguir mis intuiciones?**

3. **¿Qué necesidad tengo de mantenerme en la indecisión, en vez de enfocarme hacia la resolución de mi desequilibrio?**

4. **¿Por qué no quiero recibir informaciones reales sobre mí mismo-a, sobre el otro, sobre la vida?**

5. **¿Qué me impide asumir mi papel de autoridad?**

6. **¿De dónde viene ese deseo de querer controlar todo, sabiendo que es imposible?**

Cuando la boca calla, los órganos hablan...

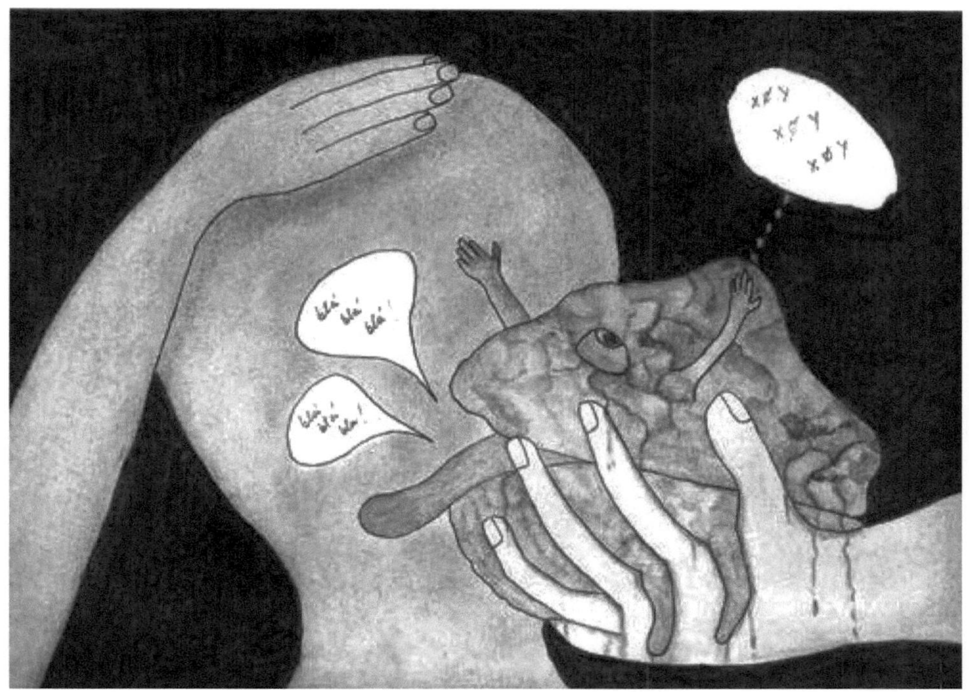

Problemas en la cabeza y en el cerebro

Están constituidos por dolores de cabeza, vértigos, problemas de concentración y memoria, problemas circulatorios y hasta tumores cerebrales. Hoy se habla del cerebro quemado, también conocido como burnout, para referirse al agotamiento por exceso de trabajo. Esos problemas señalan la dictadura del pensar sobre el sentir. Indica que estamos construyendo nuestra vida sobre lo racional, lo lógico, y no conseguimos equilibrar nuestras emociones, que son evitadas, combatidas, para protegernos contra el miedo a la pérdida del control.

Con problemas, el cerebro funciona como si no pudiésemos integrar razón y emoción. El predominio de la razón prevalece en detrimento de la emoción. Es como si razón y emoción no pudiesen estar juntas.

Lo cierto es que una tiene que estar siempre contra la otra. Este problema es frecuente en los intelectuales, que perdieron la conexión con la tierra, con la realidad y están totalmente enfocados para el raciocinio lógico. Los problemas en el cerebro señalan la tendencia a querer resolver todo, comprender por la razón, con el hemisferio izquierdo, dejando de lado el hemisferio derecho, intuitivo, sensible, clarificando el dominio de la razón sobre la emoción. En el mundo hay una gran tendencia para desvalorizar todo lo que proviene del hemisferio derecho, de la intuición.

Dolor de cabeza o cefaleas: *Deseo de controlar todo racionalmente.*

Palabras clave: Contrariedad - control - intransigencia

Los dolores de cabeza, cuando son intensos, nos hablan de contrariedades y nos conducen a pensar en nuestras intransigencias frente a los demás y frente a la vida.

Eliminar los dolores de cabeza requiere de paciencia, coraje, flexibilidad, atención y principalmente comprensión de nuestra realidad.

Quien sufre de dolores de cabeza debe hacerse las siguientes preguntas:

1. **¿Por qué soy tan duro, inflexible conmigo mismo?**
2. **¿Por qué me protejo tan poco? ¿Por qué me dejo agobiar por todas estas obligaciones?**
3. **¿Acaso estoy "rompiéndome la cabeza" porque mi lealtad está en duda?**
4. **¿De qué sentimiento, de qué emoción, en relación con el pasado, debo liberarme? ¿De qué no quiero tomar consciencia?**

Jaqueca: *tendencia a aislarme, en vez de vivir con alegría*

Palabras clave: contrariedades - miedo- inseguridad

En general, la jaqueca surge como un dolor intenso en un lado de la cabeza y, comúnmente, viene acompañada de náuseas, dolores oculares y problemas de digestión. Simbólicamente, las náuseas serían una forma que el organismo encuentra para intentar eliminar la emoción negativa retenida, guardada. Es como si la persona no quisiera ver, ni digerir algún acontecimiento de su vida. Las náuseas hablan de emociones contenidas, tales como rabia y/o miedo.

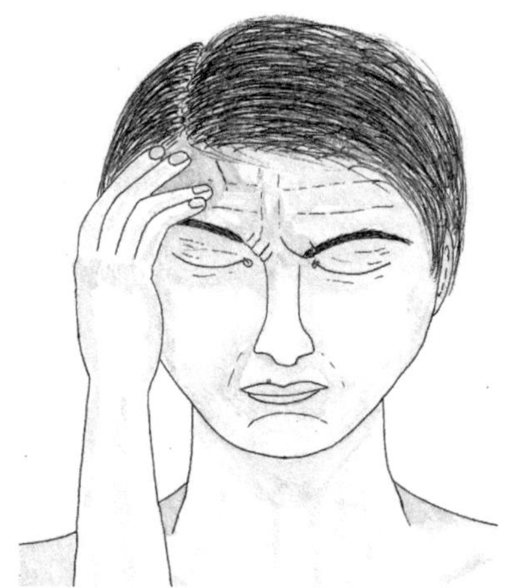

La jaqueca también señala nuestras frustraciones e impotencia para tomar decisiones y, a veces, aparece en contextos de contrariedad, cuando somos exigidos a reflexionar y a adaptarnos a un contexto impuesto. Habla, más aún, de nuestro deseo de ser superhéroe, superresponsable, sobre todo en nuestro trabajo. Se trata de un conflicto entre pensamientos, intelecto sobrecargado y los deseos personales. Cuando decimos: "mi cabeza está quemando" o "mi cabeza está por estallar", estamos detectando las tensiones vividas entre los pensamientos y la sexualidad reprimida desde la infancia.

Philippe Dransart (2000) considera las jaquecas de fin de semana como una dificultad de adaptarnos al ritmo de actividad y reposo que nos imponemos. Muchas veces sobrepasamos nuestros límites, trabajando demasiado, durmiendo menos, sin dejar una pausa para el reposo.

Frente a la jaqueca, debemos preguntarnos:

1. **¿Estoy sintiendo mucha presión en mi familia y en mi trabajo?**

2. **¿Qué situación de fracaso, duda o rabia que vivo, que está llevándome a esa autocrítica tan severa?**

3. **¿Por qué estoy cultivando tantas emociones negativas como inseguridad, ambición excesiva y perfeccionismo?**

4. **¿Tengo dificultad para desvincularme de los asuntos de mi familia y vivir otras situaciones?**

5. **¿Estoy necesitando más atención y afecto del otro y no quiero admitir eso?**

6. **¿Tengo dificultad para expresar o recibir amor y reconocer mis verdaderos sentimientos? ¿Por qué?**

7. **¿Qué me inquieta en relación al futuro?**

8. **¿Estoy viviendo alguna situación estresante, de gran tensión emocional por realizar algo?**

 Cuando la boca calla, los órganos hablan...

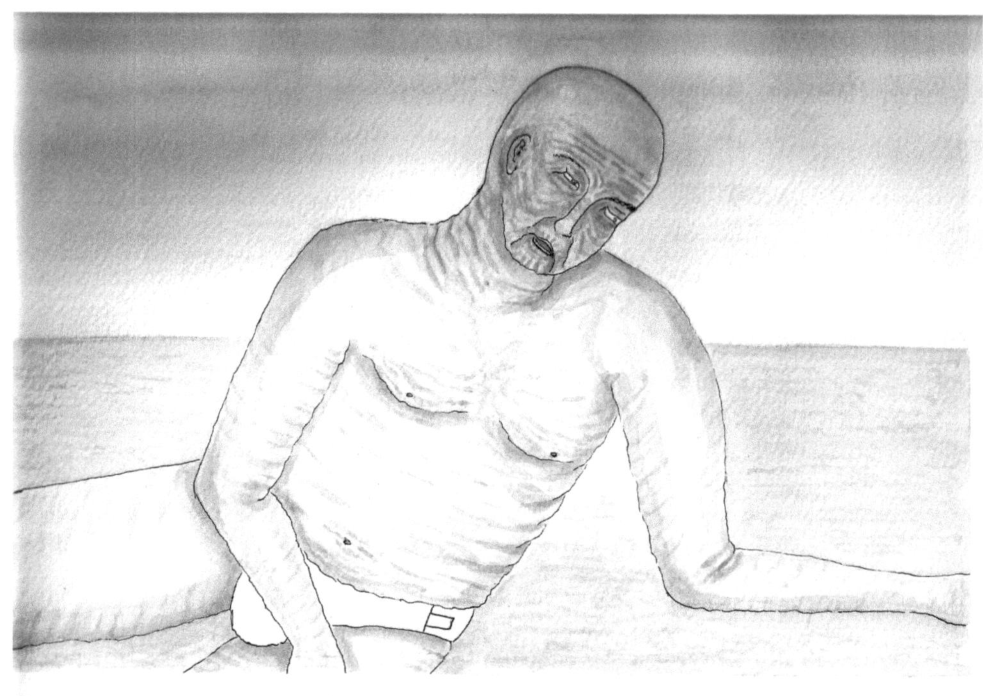

Degeneración de células cerebrales:

Palabras clave: fuga - negación - impotencia

El problema más frecuente de degeneración de células cerebrales es el mal de Alzheimer.

Mal de Alzheimer: *no aceptación de la vida*

Palabras clave: fuga - inconsciencia

Es una degeneración de las células cerebrales que ocasiona pérdida progresiva de las facultades intelectuales, lo cual lleva al individuo a un estado de demencia, con degradación de la memoria. El Mal de

Alzheimer provoca confusión mental, comportamientos violentos e inconsciencia de su medio ambiente. Simbólicamente, traduce un deseo inconsciente de fuga de la realidad, de fuga de este mundo. Habla de una dificultad crónica que hace rechazar y aceptar la vida como ella es. En el Mal de Alzheimer, la vida es vista como un valle de lágrimas, vivida con mucho sufrimiento, con miedo a la insensibilidad del medio ambiente y con miedo a la emergencia de emociones y sentimientos profundos. Es como si poco a poco fuésemos nutriendo un sentimiento de no ser amados o queridos por nuestros familiares. La persona con Mal de Alzheimer vive en la desesperación, en la irritabilidad, construyendo una burbuja donde se refugia y se separa, poco a poco, del mundo, muriendo despacito.

Perder la memoria reciente es una forma de alejarse del mundo, visto como cruel y fuente de sufrimiento. Esa persona se rehusó a escuchar y a quedarse en el ambiente familiar confuso y generador de sufrimiento. Esta dolencia habla de la dificultad de vivir las situaciones que provocan miedo, que irritan y nos hacen sentir olvidados por los otros. Habla de una saturación del sufrimiento: la persona sufrió tanto que no quiere sentir más para no revivir aquel sufrimiento insoportable, se refugia en el pasado, en la infancia. Las viejas carencias y fantasmas reaparecen y tornan a la persona un niño-a que busca protección y amor de los adultos. Esta enfermedad se manifiesta con más fuerza cuando se sale de una condición de alta productividad, independencia y responsabilidad, a una vida de dependencia emocional, física y material y se vive un sentimiento de inutilidad e impotencia.

 Cuando la boca calla, los órganos hablan...

En caso del Mal de Alzheimer, los familiares o cuidadores deben indagar:

1. **¿De qué situaciones del pasado la persona está queriendo librarse?**

2. **¿Qué le dificulta aceptar la vida tal como es?**

3. **¿Qué puedo proporcionar a mis padres, o abuelos, para que tengan la atención que no recibieron en el pasado?**

4. **¿Qué puedo aprender sobre mis emociones, lidiando con esa enfermedad?**

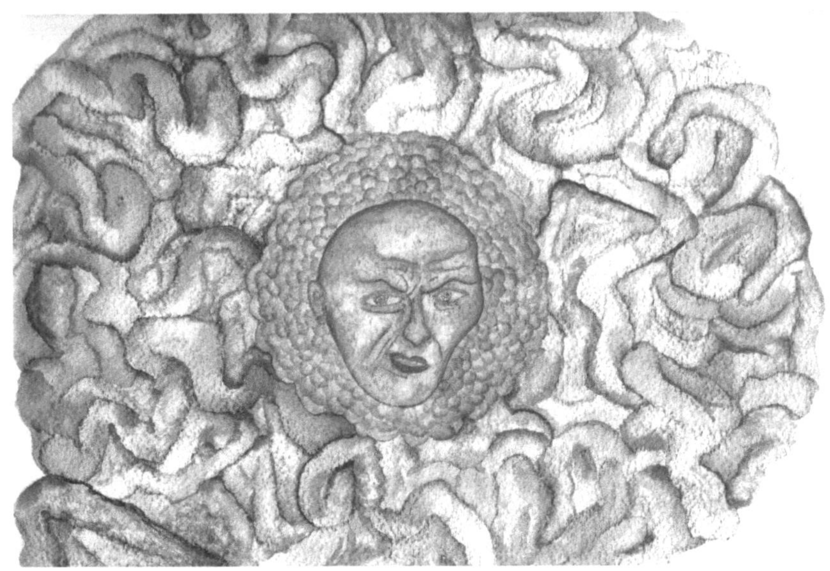

Tumor en el cerebro: *viejos sufrimientos*

Palabras clave: represión - remordimiento - violencia

Un tumor en el cerebro habla de emociones reprimidas, de remordimientos profundos y sufrimientos antiguos. Generalmente, surge a partir de algún choque emocional violento relacionado con alguien que se ama o con una situación antigua a la que se está ligado por rabia, miedo y/o frustración.

Un tumor debe hacernos pensar:

1. **¿Alimento algún remordimiento por actitudes/hechos del pasado?**
2. **¿Por qué insisto en reprimir mis emociones? ¿De qué tengo miedo?**
3. **¿Qué relacionamientos actuales despiertan en mí viejas heridas?**

Abscesos: *exceso de descontento e irritación*

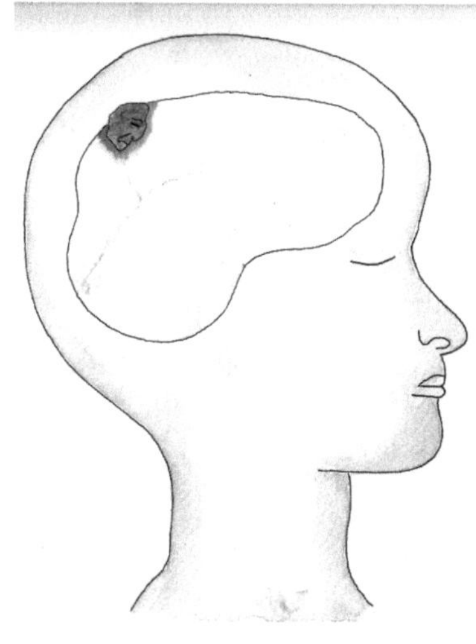

Palabras clave: rabia contenida - autosatisfacción

Los abscesos hablan de rabias que nutrimos por la forma que conducimos nuestra vida y por un gran miedo a perder el control y la autonomía. Los abscesos dicen que estamos reteniendo, interiormente, las emociones negativas vividas, que creímos no poder resolverlas. El frecuente sentimiento de debilidad frente a las dificultades nos lleva a las inflamaciones profundas e infecciones, los abscesos.

Las reflexiones más adecuadas, en estos casos, pueden ser:

1. **¿Por qué no consigo transformar mi terquedad y obstinación en iniciativa determinada?**

2. **¿Qué me hace huir de la realidad?**

3. **¿Por qué estoy tornándome frágil, para justificar mi impotencia de enfrentar la vida?**

4. **¿Por qué tengo dificultad de aceptar que puedo errar y que no siempre tengo razón?**

ACV - Accidente Cerebro Vascular: *liberación de tensión acumulada*

Palabras clave: resistencia - desistencia - ruptura

También conocido como derrame cerebral, este tipo de accidente habla de contextos familiares y de trabajo donde las tensiones están acumuladas y terminan por explotar.

Para entender el mensaje de un ACV, debemos preguntarnos:

1. **¿Por qué necesité explotar para resolver mis angustias?**
2. **¿Qué me hizo pensar que mis limites eran infinitos?**
3. **¿Por qué no me acepto con límites, como un ser humano? ¿Por qué quiero ser superhéroe?**
4. **¿Por qué tengo dificultad de darme derecho al placer y aldescanso?**
5. **¿Mi rigidez psíquica es un muro para separarme de mis emociones, vistas como peligrosas e irracionales?**
6. **¿Estoy dando prioridad a mi lado racional en detrimento de mi intuición?**
7. **¿Estoy guardando viejos resentimientos, rabias y miedos?**
8. **¿Me siento injustamente perseguido-a?**

 Cuando la boca calla, los órganos hablan...

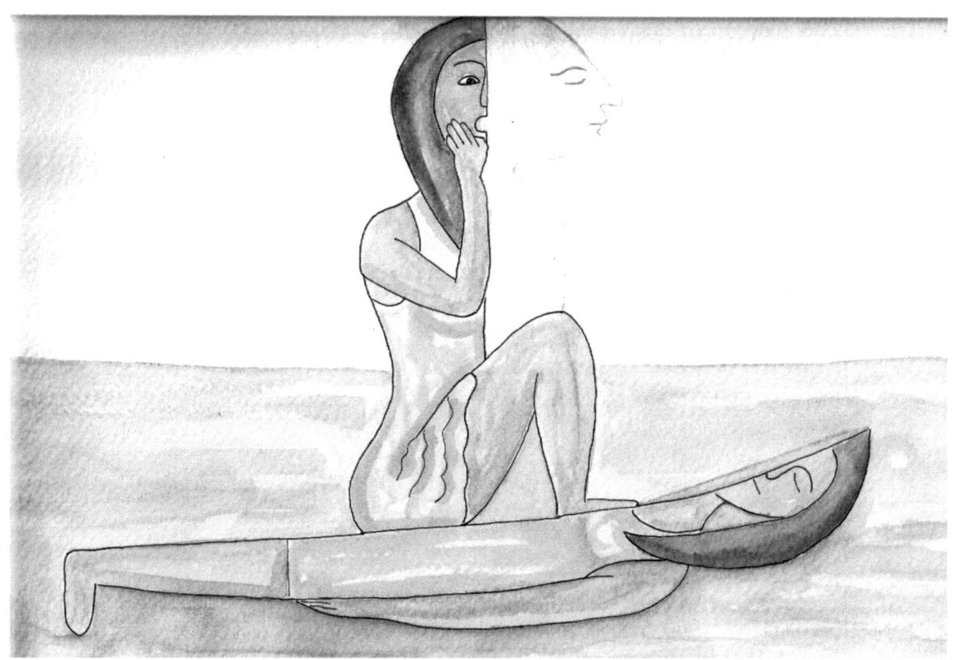

Hemiplejia: *sentimiento de estar dividido*

Palabras clave: desconexión - negación parcial

También conocida como apoplejía. Es una parálisis de la mitad del cuerpo, ocasionada por una lesión en uno de los del cerebro. Aparece generalmente después de choques físicos y/o emocionales traumáticos. Es una verdadera explosión de rabia y/o de otro sentimiento guardado en exceso; se produce en el momento en que el individuo se siente dividido.

La hemiplejia denuncia la conducta de hacerlo todo a medias, inclusive la vivencia de nuestras emociones. Cuando la parálisis es en el lado derecho, debemos indagar por qué nuestro lado masculino tiene necesidad de paralizarnos.

En estos casos, vale la pena preguntarnos:

1. **¿Estoy viviendo algún sentimiento de impotencia?**

2. **¿Estoy sintiéndome dividido-a en dos?**

3. **¿Me siento incómodo-a por hacer la mitad de mis obligaciones?**

4. **¿Por qué temo aceptar mis errores, será que los asumo como señal de debilidad?**

5. **¿Fui víctima de alguna violencia (sexual, doméstica, física...) por parte de alguna persona?**

 Cuando la boca calla, los órganos hablan...

DIALOGANDO CON EL SISTEMA NERVIOSO

Mi equilibrio

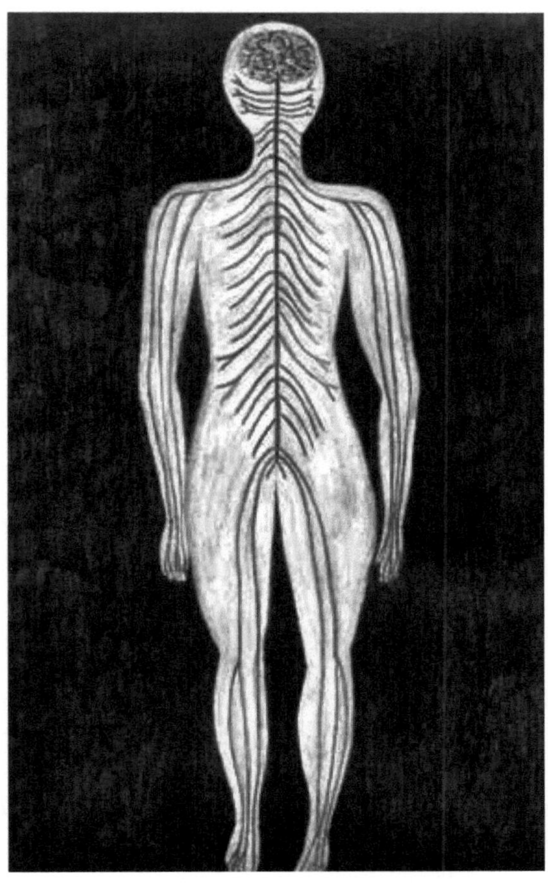

El sistema nervioso es esencial para el equilibrio de la vida. Él tiene el comando de las informaciones y es responsable por hacerlas circular, ayudando al individuo a crecer en su medio ambiente.

Los sistemas nerviosos son dos:

1.   **Sistema Nervioso Central:** está compuesto por el encéfalo, por la médula espinal y por los nervios periféricos. Este sistema es responsable por el pensamiento consciente, decisiones, movimientos conscientes y sensaciones.

2.   **Sistema Nervioso Autónomo:** también conocido como sistema neurovegetativo, es sensible a la calidad de nuestros pensamientos y emociones. El odio y los celos perturban su funcionamiento, sea aumentando o disminuyendo la adrenalina, la tiroxina producida por la tiroides, la insulina por el páncreas; lo cual provoca el aparecimiento de diversos problemas. Este sistema es gerenciado por el hipotálamo y el bulbo raquídeo. Comprende los sistemas: Parasimpático y Simpático.

El Sistema Parasimpático es responsable por las funciones orgánicas, involuntarias inconscientes, como la circulación de la sangre en el cuerpo, la digestión, la respiración.

Al Sistema Simpático le competen nuestras repuestas psicológicas, actividades de excitación, defensa y urgencias emotivas, como vómitos, agresividad, instinto de fuga, rubor facial, etc. Él controla la musculatura lisa. Quién permite la comunicación entre el cerebro y el cuerpo es la médula espinal, formada por un haz de nervios y cables qué unen el cerebro con todas las partes del cuerpo.

Poseemos dos tipos de nervios: los sensitivos y los motores. Los nervios sensitivos son aquellos que transmiten las informaciones del cuerpo para el cerebro o médula espinal. Los nervios motores transmiten las órdenes, las respuestas que salen del cerebro o de la médula espinal para el cuerpo; por eso es que, en general, los problemas en el sistema nervioso aparecen en forma de parálisis, mielitis, meningitis cerebro-espinales.

 Cuando la boca calla, los órganos hablan...

Las perturbaciones del sistema nervioso señalan nuestra dificultad de poner en práctica aquello que pensamos. Alertan sobre la necesidad de establecer contacto con el mundo exterior. Es una forma de desconexión inconsciente, por no darnos el derecho de cometer errores. En la realidad, es el fracaso, la muerte, de lo racional, de lo lógico. Problemas en este sistema señalan dificultades de articular conscientemente e intelectualmente las emociones y la propia vida. Hablan de la rigidez mental, del exceso de trabajo y de un racionalismo que se opone a los sentimientos y a las emociones.

La epilepsia es un ejemplo de esa desconexión del SNC en beneficio del Sistema Autónomo

Los problemas del sistema nervioso Autónomo están marcados por temblores, tics nerviosos, náuseas, cefaleas, hipos, calambres, crisis tetánicas... Esos síntomas traducen nuestra dificultad interior, personal, en responder a las exigencias y solicitudes del mundo exterior, sobre todo a las emocionales. Todo acontece como si llegáramos a nuestro umbral de tolerancia, como si estuviésemos saturados y nuestro sistema nervioso central consciente cede ese lugar para el sistema neurovegetativo. En ese momento, la sensación es que ya no somos quienes decidimos qué hacer, y el cuerpo hace cosas desconectadas de la voluntad, de la consciencia. Vale resaltar que, dependiendo de la parte afectada, el problema permite identificar con precisión nuestra real dificultad.

Por ejemplo: si el problema que se vive afecta a las piernas, impidiéndonos caminar donde queremos, como en el caso de los dolores ciáticos paralizantes, vale cuestionarnos:

1. **¿Qué está aconteciendo en mis relaciones?**

2. **¿Qué temo al establecer nuevas relaciones?**

3. **¿A qué personas no quiero más en mis relaciones familiares y/o afectivas?**

Problemas en el sistema nervioso

Los problemas en el sistema nervioso traducen la imposibilidad de materializar aquello que pensamos o que nos gustaría hacer. Veamos algunos problemas en el sistema nervioso.

Síncope (desmayo): *incapacidad de lidiar con la situación*

Palabras clave: miedo- fuga

Frente a emociones vistas como insoportables, el cerebro emocional se desconecta, sintiendo que desaparece el dolor, la emoción. Esta es una solución momentánea para la situación. Aquel sufrimiento insoportable olvidado por algunos instantes se registró en la memoria de los órganos que sufrieron el golpe. Esta memoria tiene efecto acumulativo: más temprano o más tarde, estallará como malestar o enfermedad. El sistema inmunológico es muy sensible a las situaciones de estrés, y las zonas emocionales denuncian esos hechos presentando: cáncer, colitis, gastritis, crisis de asma.

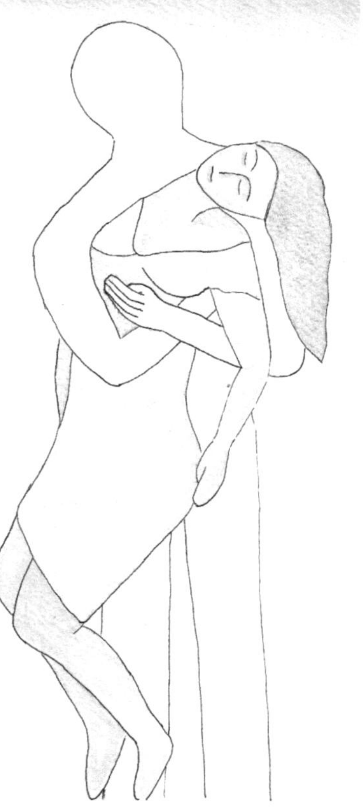

Cuando la boca calla, los órganos hablan...

Epilepsia: *liberación de la rabia contenida durante años*

Palabras clave: sentimiento de rechazo - complejo de persecución - auto violencia

La crisis de epilepsia generalizada es una pérdida del dominio sobre el centro de control, acompañada de pérdida de la consciencia y convulsiones. Muchas de estas crisis de epilepsia son resultados de secuelas de encefalitis, o traumatismo craneal.

Philippe Dransart (2000) alerta que para encontrar sentido es necesario volver la atención a las enfermedades que desencadenaron la epilepsia. En el caso de traumatismo craneal en la infancia, muchas veces se asemeja a un suicidio inconsciente en que el deseo de vivir es cuestionado. La crisis evidencia un combate entre dos emociones contradictorias: una angustia que eclipsa la consciencia y una rabia reprimida, en un contexto de vida estresante, sobrecarga psíquica, falta de sueño y de miedo a perder el control de la situación. Perder la consciencia sería una estrategia de protección.

La epilepsia habla también de personas con necesidad de protegerse y con dificultades en sus relaciones sociales. Las consecuencias indirectas de las crisis de epilepsia, como morderse la lengua y orinarse, son síntomas que traen mensajes sutiles. La mordida de la lengua evoca una palabra tragada, atravesada en la garganta. La orina nos habla de emociones reprimidas, guardadas en un clima de miedo y rebelión contra una autoridad, en el cual el individuo tiene una gran dificultad para encontrar su espacio. Lo más importante para el paciente epiléptico es descubrirse a sí mismo, aceptarse como es y, a pesar de todo, procurar encontrar su espacio en las relaciones. La epilepsia es una sobrecarga de energía en el circuito nervioso. La crisis epiléptica habla de una gran angustia que hace perder el control de los comandos y movimientos. Es como si viviéramos de forma muy racional, priorizando los movimientos, dejando en segundo plano la intuición, los pensamientos.

DIALOGANDO CON EL CABELLO

Mi fuerza interior

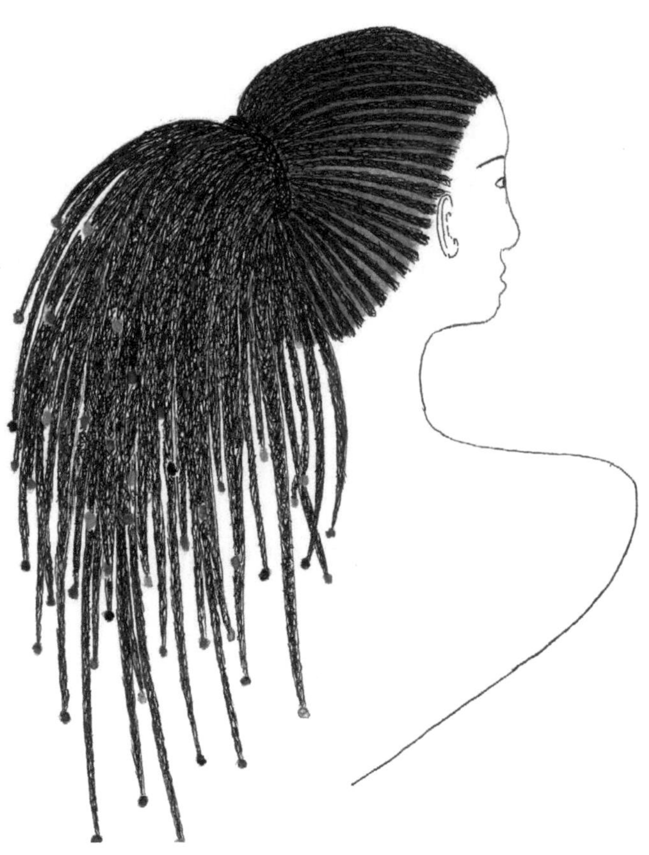

El cabello simboliza la fuerza, la vitalidad, la libertad, la creatividad, la intuición y el poder. En el hombre es una señal de virilidad y fuerza física; en la mujer, poder de seducción y atracción. El cabello habla del poder de conducir nuestra propia vida. Son considerados las antenas que unen al mundo espiritual.

La apariencia del cabello ofrece elementos que permiten comprender el tipo de problemática que vive la persona. Por ejemplo: hombres con cabello grande transmiten una alma sensible, artistas creativos, intuitivos o todavía jóvenes, hombres que tienen conflictos con la autoridad, y que desean romper con esta situación de fuerza, de oposición y buscan apropiarse del poder que emana de su corazón, de su sensibilidad.

Cuando una persona presenta problemas en el cabello, se debe hacer algunas preguntas, para rever su postura frente a la vida:

1. **¿Qué me está quitando fuerzas para enfrentar la vida?**

2. **¿Qué relacionamientos me impiden usar mi creatividad e ir más allá de la realidad?**

3. **¿Por qué estoy limitándome a la condición de ser dirigido, no permitiéndome rehacer mi vida?**

4. **¿Estoy contradiciendo mis intuiciones?**

5. **¿Qué viejas creencias están frenando mi evolución, crecimiento y creatividad?**

6. **¿Qué situaciones me impiden dirigir mi vida?**

7. **¿Quién quiere dirigir mi vida?**

Problemas en el cabello

Los problemas capilares hablan de choques emocionales vividos en situaciones marcadas por miedos, impotencia, desesperación y preocupaciones.

Caspa: *conflicto interior*

Palabras clave: delimitación - contacto

La caspa habla de conflictos interiores entre yo y mi papel social. Refiere un sentimiento de no conseguir afirmarse como persona y del deseo de ser reconocido por otros y tener mayor autonomía. La caspa denuncia el nivel de estrés que, más allá de elevado, tiende a excluir nuestras posibilidades de afirmación.

Foliculitis: *sentimiento de desprotección*

Palabras clave: romper fronteras

Es una inflamación de los folículos que habla de sentimientos de no sentirse protegido y de la necesidad de romper con la sobrecarga de tensiones y exigencias. Por ejemplo: una persona, al ser promovida en la empresa, puede desarrollar Foliculitis por sentirse desprotegida, dado que deja un cargo de colaborador y asume una posición de liderazgo, en que asumirá nuevas atribuciones y responsabilidades.

Cabellos quebrados: *resistencia al cambio*

Palabras clave: impotencia - falta de fuerza

Señala conflictos entre mi deseo y el de los otros. Muestra un sentimiento de pérdida del rumbo, de no saber qué dirección tomar. Es probable que una persona esté resistiéndose a los cambios.

Calvicie: *los miedos a perder*

Palabras clave: falta de vitalidad - pérdida del poder

La pérdida de cabello habla del distanciamiento de lo divino que vive dentro de nosotros. Señala la preocupación con la materialidad de las cosas. También muestra las tensiones que están llevando a perderlos. El acúmulo de experiencias estresantes y traumatizantes acelera la calvicie. Perder los cabellos es una forma de librarnos de aquello que nos aprisiona.

La pérdida total del cabello, en placas redondeadas, generalmente está ligada a algún choque emocional marcado por rabias, pérdida de autoestima, vergüenza y desprotección. Habla también del sentimiento de ser basura, menos inteligente que los otros. Es como si nuestra integridad hubiese sido afectada. ¿Será que para restaurar la autoestima los calvos cantan esta canción?: **"Es de los calvos que ellas gustan más..."**

DIALOGANDO CON LA CARA Y EL ROSTRO

Mi identidad

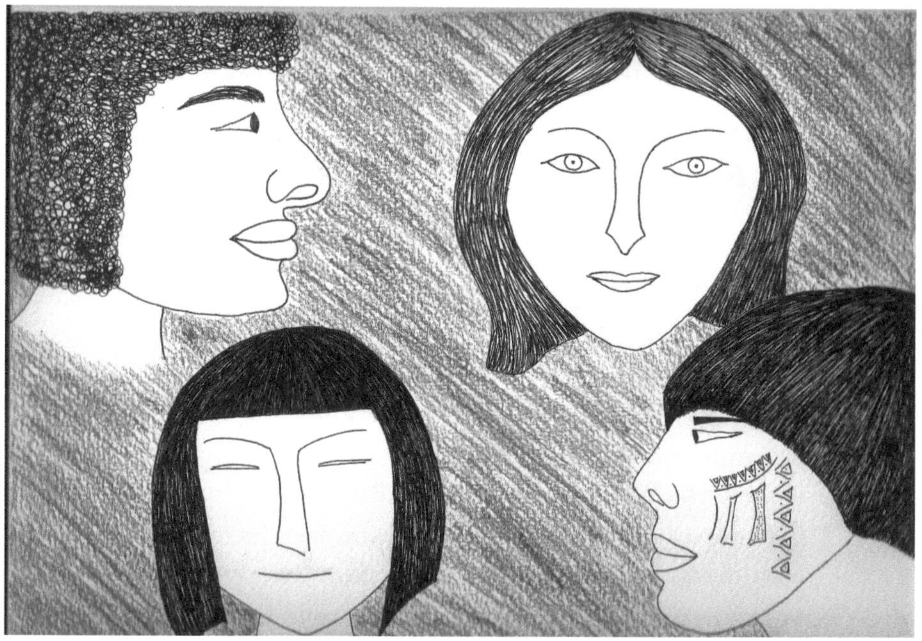

La cara es el espacio donde están localizados cuatro de los 5 sentidos, responsables por nuestras percepciones: visión, audición, olfato y gusto. El rostro es considerado la ventana del alma, el documento de identidad, representa el YO. Se dice que las heridas del alma se manifiestan en el rostro. Por los órganos de los sentidos, localizados en la cara, se tiene la percepción del mundo exterior: sonidos, colores, ruidos, olores. No se puede olvidar que por la cara nos alimentamos, respiramos y absorbemos todas las energías necesarias para la vida. Problemas en la cara, tales como acné, eczemas, enrojecimientos…hablan de las dificultades para aceptar nuestra identidad.

El rostro se torna una máscara que refleja el sentimiento de desvalorización, de impotencia y de malestar. Traumatismos en la cara, como fractura en la nariz, hablan de sentimientos de desvalorización o que estamos viviendo alguna situación insoportable, circunstancias complicadas para que otra persona encare, la vida, el mundo.

Entender lo que el rostro dice requiere que nos preguntemos:

1. **¿Qué no estoy aceptando en mí?**

2. **¿Tengo vergüenza de mi apariencia?**

3. **¿Tengo miedo de entrar en contacto conmigo, con mis emociones y sentimientos?**

4. **¿Por qué muestro apenas mi lado feo, herido y enmascaro mi sensibilidad y belleza interior?**

5. **¿Tengo miedo de mostrar mi lado bello y sensible?**

6. **¿Qué temo que pase, si me sintiera bonito-a y atractivo-a?**

7. **¿Tengo miedo a frustrarme, a decepcionarme, a ser rechazado?**

8. **¿Qué relación que no me conviene estoy viviendo y no he sabido encarar?**

 Cuando la boca calla, los órganos hablan…

DIALOGANDO CON LOS OJOS

La calidad de mi mirar

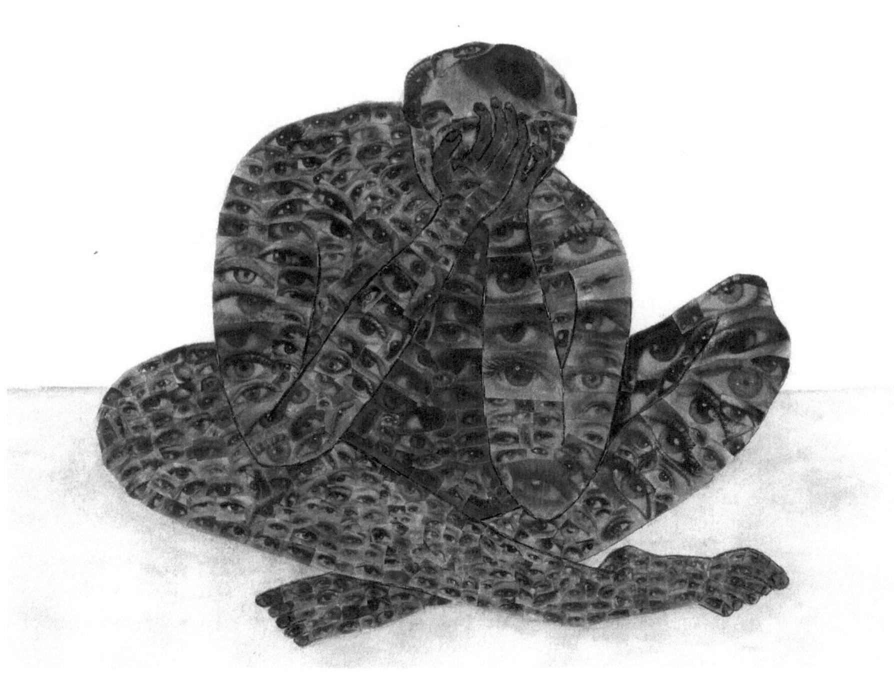

A través de los ojos se descubre la belleza, los colores del mundo circudante. Ellos son los espejos del alma. Representan el mirar con emociones y sentimientos que brotan desde adentro.

Los ojos hablan de cómo se encara la vida. La expresión "yo lo vi con mis propios ojos" revela la apropiación que se hace de las cosas y situaciones que se ven y que se viven. Ellos reaccionan a las cosas que no están claras, cuando somos contestados en nuestros puntos de vista o cuando somos cuestionados como autoridad. Las inflamaciones en los ojos hablan de sentimientos, como rabia y otros, que las personas son obligadas a reprimir por cualesquier causa quesea.

Los problemas en los ojos hablan de cosas que no se quiere o no se tiene condiciones de ver; sobre todo de aquello que hiere los valores, creencias y sentimientos de justicia.

Las expresiones: "Tener los ojos más grandes que la barriga…", "Devorar con los ojos…", "Desnudar con la mirada…", "Lejos de los ojos, cerca del corazón…" traducen el deseo que se tiene sobre las cosas, hechos, personas... Los ojos evocan dos maneras diferentes de ver el mundo: un mirar positivo y un mirar negativo.

Problemas en los ojos deben llevarnos a cuestionar:

1. **¿Qué es lo que no estoy queriendo ver de mi realidad?**
2. **¿Por qué no quiero ver la vida tal como es?**
3. **¿Será que no me siento capaz para encarar la realidad y ser el que soy?**
4. **¿Qué relaciones internas y/o externas me causan miedo para mirar la vida de frente y con claridad?**
5. **¿Tengo temor de algún juzgamiento?**
6. **¿Algunos de mis antepasados sufrieron una vergüenza pública?**

 Cuando la boca calla, los órganos hablan…

Problemas en los ojos:

Inflamaciones: *queratitis - conjuntivitis*

Palabras clave: rabia - injusticia - frustración

La queratitis, inflamación de la cornea que se presenta como una mancha blanca, habla de rabia, sentimiento de injusticia, conflicto en los que no conseguimos perdonar, ni aceptar el punto de vista del otro.

La conjuntivitis, inflamación que generalmente se presenta en forma de secreción purulenta, demuestra nuestro sentimiento de rabia y frustración frente a los hechos de la vida.

Ceguera: *aquello que no quiero ver*

Palabras clave: falta de discernimiento - ceguera de la consciencia

La ceguera señala que necesitamos reflexionar sobre los bloqueos frente a lo que se ve. Es una manera de ignorar lo que está ocurriendo alrededor y/o deformar lo que se percibe, para no sufrir. Muchas veces esta negación está ligada a un secreto familiar que envuelve a la madre o al padre, dependiendo del ojo afectado (derecho - madre, izquierdo - padre). La ceguera también habla de acontecimientos que no queremos ver más.

Daltonismo, discromatopsia: *choque de valores*

Palabras clave: discriminación - diferenciación

El daltonismo es una perturbación visual caracterizada por la incapacidad de diferenciar lo que se ve y lo que se siente. Las personas con daltonismo presentan dificultades para diferenciar sentimientos y emociones con relación a sí y a otros.

Ojos rojos: *el cansancio interior*

Palabras clave: estrés - represión emocional

El enrojecimiento en los ojos habla de un cansancio interior por intentar reprimir las emociones.

Astigmatismo: *exceso de curiosidad*

Palabras clave: dificultad de discernimiento - visión distorsionada

El astigmatismo habla del miedo a mirar cara a cara. Es como si la mirada sobre el mundo estuviese en desacuerdo con la realidad. Aquello que se está viendo, dentro y fuera de nosotros, provoca una irritación inexplicable. El astigmatismo demuestra la tendencia a colocar etiqueta en las personas y en las cosas, distanciándonos de ellas y haciéndonos sentir aislados.

Miopía: *miedo al futuro*

Palabras clave: falta de visión de conjunto - falta de perspicacia

La miopía señala el gran esfuerzo para encontrar soluciones, respuestas, para las inquietudes internas y externas. Permite reflexionar sobre el miedo a encarar el futuro. Es como si no se estuviese preparado para enfrentarlo. Aunque sean personas saludables y hasta consigan vivir el día a día con alguna seguridad, la miopía es una forma de pensar sobre el sentimiento de incomodidad por estar en el mundo, resultado de experiencias traumáticas de la infancia, momento en que la persona fue hostilizada con miradas reprobadoras de autoridades (padres, abuelos, hermanos mayores, profesores...). En general, el miedo a encarar al agresor lleva a acortar la visión, para excluirlo del campo visual. Se vive con la sensación de no darse cuenta del futuro, que falta claridad sobre el mañana, surgiendo miedos, ansiedad y angustia.

 Cuando la boca calla, los órganos hablan...

Hipermetropía: *miedo al presente*

Palabras clave: deformación del punto de vista - distanciamiento del fo‹

La hipermetropía refiere que una persona se está distanciando de la realidad. Es un problema inverso a la miopía; se tiene miedo del presente, por eso se huye al futuro. Tenemos la sensación de que nuestro punto de vista fue perturbado, dejándonos confusos, sin saber que está cerca y que está lejos. Solo se tiene ojos para lo que está lejos y no para lo que está próximo. Se tiene miedo de las relaciones muy próximas y se presenta desconfianza por percibirlas como peligro eminente.

Catarata: *lo que no quiero ver en mí*

Palabras clave: falta de claridad - negación de la realidad

La catarata denuncia la dificultad para ver lo que está aconteciendo por falta de claridad. Generalmente, aparece en una fase de la vida en que no se está muy dispuesto a mirar lo que está aconteciendo en nuestro alrededor. Habla del egocentrismo, de amargura vivida en el pasado, de viejas rabias.

Glaucoma: *estoy en mi límite*

Palabras clave: mirar encubierto - mirar rígido

El glaucoma muestra que la visión es contraria a la realidad. Es como si alguien se desviara de lo esencial y se perdiera en las apariencias. El glaucoma, generalmente, acontece en personas que vivieron mucho y vieron demasiadas cosas; por eso no quieren mirar más la vida de frente y tienen un sentimiento de pasarse al lado de las cosas, de haber perdido lo más apreciado, de ahí su tristeza y melancolía. Muestra que la persona está sufriendo gran presión emocional.

Exoftalmos u ojos desorbitados: *alerta total*

Palabras clave: visión distorsionada - desconfianza

Las personas con ojos exoftálmicos muestran las distorsiones entre lo que ven y la propia realidad, hecho que les causa gran estrés y fatiga. Esas personas están siempre desconfiando de los otros, presentan conductas medio paranoicas, por eso sus ojos se salen de la órbita, buscando mirar mejor.

Desprendimiento de retina: *de qué me quiero distanciar*

Palabras clave: conversión - distanciamiento

Simbólicamente, el desprendimiento de la retina refiere algún estrés vivido en la infancia y que, ahora, en la vida adulta, se tornó estresante, desprendiendo la retina para no revivirlo. Puede ser también un gran estrés provocado por algo que se testimonia sin querer.

Estrabismo: *inseguridades relacionales*

Palabras clave: imagen divergente - desorientación

El estrabismo señala contradicciones en el contexto familiar. Refiere, al mismo tiempo, al deseo de ser admirados, de ser independientes y del miedo a la soledad. Habla de la dificultad para concentrarse en una cosa a la vez. Estamos siempre divididos, y al mismo tiempo, focalizando situaciones diferentes.

 Cuando la boca calla, los órganos hablan...

Caída de los párpados: *grandes decepciones*

Palabras clave: mirada cansada - alerta permanente

La ptosis o caída de los párpados es muy frecuente en mujeres. Acontece, generalmente, en el ojo izquierdo (masculino) y, muchas veces, habla de un impasse conyugal; por ejemplo, cuando la mujer vive con un compañero que la decepciona y la entristece. La ptosis muestra que esa mujer, aunque esté en permanente observación y alerta, está cansada de la situación.

Frente a los problemas oculares, será importante preguntarnos:

1. **¿Viví o vivo algún trauma que está dejándome ciego/a?**

2. **¿Por qué no quiero ver lo que está aconteciendo conmigo y/o en mi familia?**

3. **¿Qué mentiras o comentarios negativos provocan confusión o me nublan la vista?**

DIALOGANDO CON LA NARIZ

Mi intuición, mi alerta

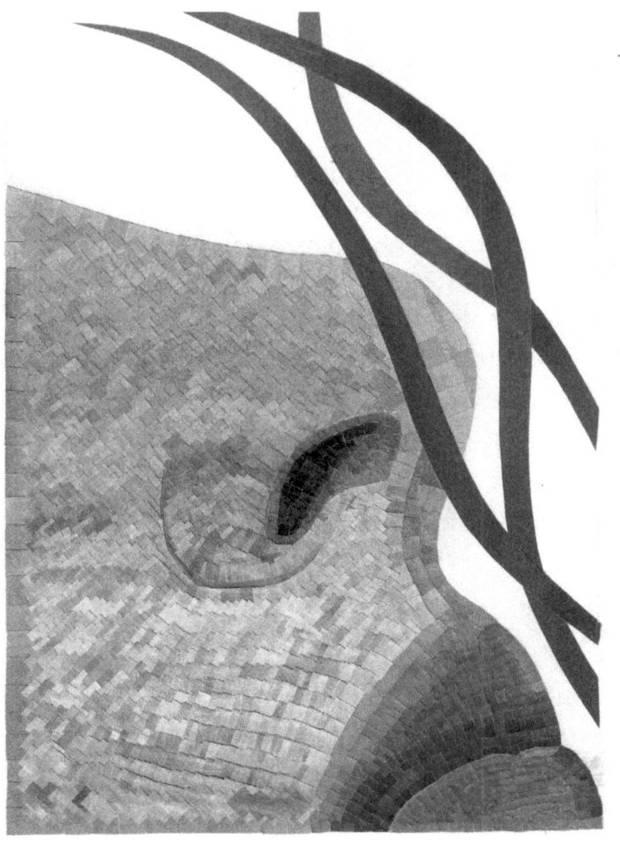

Las expresiones populares: "Fulano tiene buen olfato…", "es bueno tener nariz afilada…", "huele bien…", "huele mal…", "no puedo ni sentir el olor….", "meter la nariz en los negocios…" muestran que usar la capacidad de sentir el olor nos empodera frente a la vida, a las personas y a las cosas.

La nariz habla de mentiras y verdades. Se dice que la nariz larga de Pinocho señala las mentiras. La nariz permite sentir, entrar en contacto con olores externos e internos, detectando el carácter agradable y/u hostil del medio ambiente.

"Ser dueño de mi nariz es ser maestro de mi vida y de mi destino."

Por la nariz entra el oxígeno a los pulmones, que trae vida, y, a través de él expelemos el anhídrido carbónico que amenaza con la muerte. Asimismo, por la nariz los animales sienten los peligros. Gracias a los olores captados por la nariz, nos protegemos y situamos con o sin placer en los ambientes y, también, junto a las personas y cosas que circundan. Vemos una relación entre los problemas en la nariz con peligros ligados a la sobrevivencia, al placer de vivir y querer vivir. Es muy común decir:

"Mi olfato me dice que no debo hacer ese negocio…"

Problemas en la nariz

Simbólicamente, las dificultades para respirar significan las dificultades relacionales. Problemas en alguna de las narinas es una invitación para reflexionar sobre lo que no queremos oler, lo que deseamos aislar y que está afectándonos.

Taponamiento: *dificultades emocionales y racionales*

El taponamiento en la narina izquierda señala las dificultades emocionales o afectivas. Esa narina es sensible a los peligros y resentimientos. Los problemas en la narina derecha refieren las dificultades racionales, toda vez que por esa narina se respira la comprensión, el análisis. La narina derecha es sensible a los peligros ligados a la comprensión. Si se la bloquea, taponamos la comprensión. Las memorias dolorosas del pasado, cuando son reactivadas, provocan problemas en la nariz, tapando e impidiéndonos sentir el sabor de los alimentos. La nariz tapada puede ser una forma inconsciente de olvidar algún acontecimiento doloroso del pasado.

Incomodidades en la nariz deben llevarnos a las preguntas:

1. **¿Por qué no quiero sentir el olor de la vida?**
2. **¿Qué me impide entrar en contacto con los peligros de la vida?**
3. **¿De qué placeres reales estoy negándome a disfrutar, y por qué?**
4. **¿Qué huele mal en las relaciones conmigo mismo, con las personas y con las cosas que me circundan?**

Anosmia: *lo que no acepto en mí o en otros*

Palabras clave: autocastigo - indiferencia

Perder la capacidad olfativa es provocar una ruptura entre lo que se siente y el contexto familiar. La anosmia, pérdida de la capacidad de sentir olor, es un autocastigo. Es una forma que utiliza el cuerpo para rebelarse ante la realidad.

Frente a problemas nasales, debemos reflexionar:

1. **¿Qué no consigo oler más?**
2. **¿De quién deseo alejarme?**
3. **¿Será que estoy queriendo alejarme de mí mismo/a?**
4. **¿Por qué no sigo mi olfato o intuición?**
5. **¿Estoy alimentando prejuicios, en vez de buscar nuevos aires?**

Pólipo nasal: *conflicto entre ser efectivo y ser afectivo*

Palabras clave: confusión - congestionamiento

Frente a un pólipo nasal debemos reflexionar sobre la situación que vivimos y que nos provoca espanto, confusión. Un pólipo en la nariz nos deja como "tonto" (persona con la boca abierta) frente a la realidad, porque estamos presos, sin saber cómo salir de la situación. El pólipo denuncia los miedos de autoafirmarnos, de disgustar a alguien y generar un conflicto. Habla de la falta de libertad y sobre la dificultad para respirar.

Epistaxis o hemorragia Nasal: *pérdida de la alegría de vivir*

Palabras clave: peligro a la vista - pérdida de poder

El sangrado nasal señala la pérdida de la alegría y de la vitalidad. Generalmente, el sangrado acontece cuando se nutre el sentimiento de no ser aceptado o de no ocupar nuestro espacio. El sangrado nasal es frecuente en niño-as víctimas de violencia o de frecuentes críticas infundadas.

DIALOGANDO CON LOS OÍDOS Y LAS OREJAS

Mi apertura y escucha interior

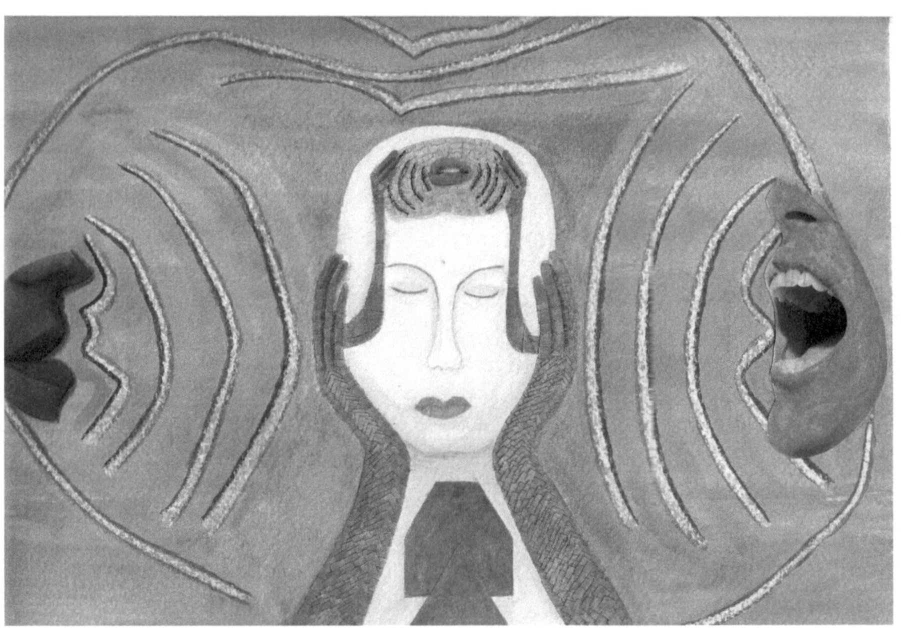

Los oídos y las orejas permiten captar sonidos que nos sitúan en el medio ambiente; son responsables por el equilibrio entre el cuerpo y el espíritu. Los oídos y las orejas simbolizan nuestra escucha interior; hablan de la apertura al medio y a las emociones más profundas.

Problemas en oídos y orejas sugieren las siguientes preguntas:

1. **¿Qué es lo que no quiero oír de mi interior?**
2. **¿Por qué estoy queriendo romper el contacto conmigo mismo, con el otro, con el mundo?**
3. **¿Será que lo que oigo no corresponde a lo que yo quería oír?**
4. **¿Qué estoy oyendo que me incomoda tanto, y por qué?**

Problemas en los oídos y orejas

Orejas: *apertura y escucha interior*

Palabras clave: pasividad - obediencia

Cualquier malestar en las orejas señala la dificultad para oír críticas y todo lo que trae angustia y sufrimiento; indica que nos sentimos prisioneros de un pasado donde los "ruidos en la comunicación" trajeron sufrimiento. Las infecciones en las orejas hablan de palabras irritantes, de una confusión emocional; sobre todo, cuando vemos a personas que amamos o consideramos, viviendo en desarmonía. Los problemas en las orejas también pueden ser una invitación a escuchar nuestra sabiduría interior y salir de la pasividad.

Oídos: *selectividad en la escucha*

Palabras clave: acecho - vibración

Los problemas en los oídos son señales de no querer oír cosas irritantes; muestran la necesidad de estar siempre al acecho, para absorber solamente asuntos que proporcionen una vida vibrante.

Hipoacusia o sordera: *una manera de protegerme*

Palabras clave: sentimiento deno ser escuchado - mal humor - aislamiento

La sordera es una forma de romper el contacto con otros y con el mundo. Puede significar que se alimenta sentimientos de no ser escuchado, aunque se tenga mucho que decir o, más aún, lo que no oímos y que nos gustaría oír (elogios, reconocimientos, agradecimientos…). La sordera también es una forma intolerante (cascarrabias) del cuerpo para rebelarse contra la realidad vivida.

La expresión "más vale ser sordo que oír lo que estoy oyendo..." es una forma de aislarse de los otros, para evitar sufrimientos y, también señala la dificultad para aceptar críticas, sensibilidad a lo que "dije o no dije" y a la tendencia a querer resolver todo, sin pedir ayuda.

Otitis: *incomodidad con lo que oigo*

Palabras clave: impotencia - rabia

La otitis es la manifestación de rabias e impotencia frente a aquello que oímos a lo largo de la vida. Oír, sin poder intervenir, aumenta ese sentimiento de impotencia, sobre todo en los niño-as. Es muy común en los niños/as presentar problemas en las orejas y oídos, cuando conviven en contextos de desarmonía familiar y/o escolar.

Cera en los oídos: *protección frente a palabras que hieren*

Palabras clave: negación a las agresiones

Los oídos tapados con cera señalan que no queremos escuchar agresiones verbales, ni vivenciar disputas.

Zumbido en el oído: *rechazo a la escucha de mi voz interior*

Palabras clave: terquedad - resistencia - protección

El zumbido en el oído se refiere a la dificultad para aceptar la retórica del otro y la propia sabiduría interior. Nuestra terquedad prefiere reprocesar conversaciones que nos golpearon emocionalmente, manteniéndolas vivas, en forma de resentimientos que se repiten en nuestros oídos como tintineos, gorjeos, silbidos...

 Cuando la boca calla, los órganos hablan...

DIALOGANDO CON LA BOCA, LOS LABIOS Y LA LENGUA

Mis apetitos y sabores afectivos

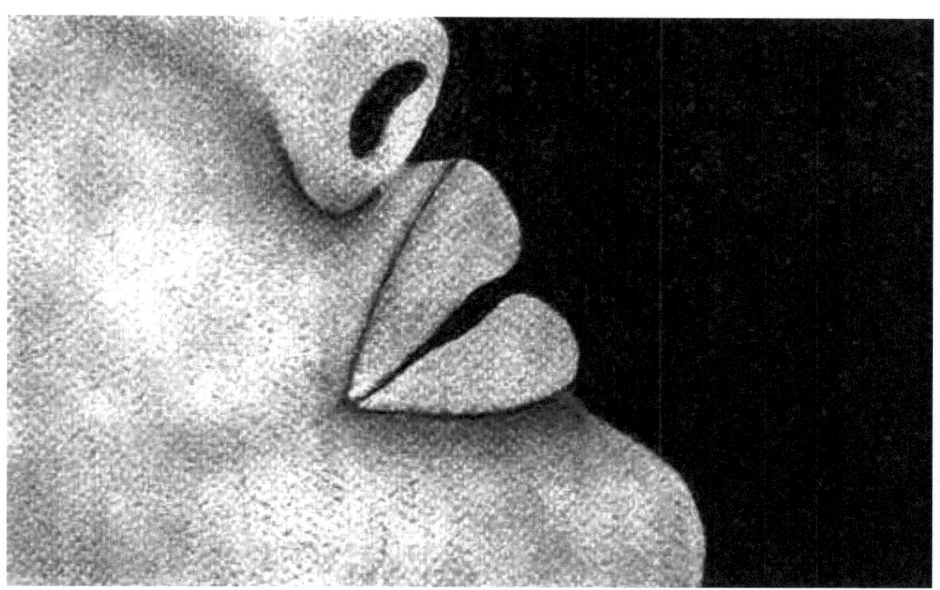

La boca representa la personalidad, apetitos, gustos, deseos, expectativas. Como masticamos los alimentos refleja nuestra personalidad. Quien come rápido, masticando poco los alimentos, revela su impulsividad en el hablar y en el actuar; eso muestra la tendencia a dejar de lado los detalles; mientras que una masticación lenta refleja la tendencia al perfeccionismo y apego a los detalles.

Problemas frecuentes en la boca y en los labios deben llevarnos a las indagaciones:

1. **¿Qué me impide aceptar nuevos sabores, nuevas experiencias, nuevas ideas, nuevos desafíos en la vida?**
2. **¿Estoy insatisfecho con el alimento afectivo que la vida me ofrece? ¿Por qué?**
3. **¿Qué falta en mi alimentación afectiva en casa, en mi trabajo, en el medio en que transito?**
4. **¿Por qué me niego a saborear la vida?**

Lengua: *el sutil gusto de la vida*

Palabras clave: frustración - vergüenza - auto negación al placer

Philippe Dransart (2000) señala que la lengua tiene dos funciones primordiales: cómo decir, cómo hablar y el gusto sutil de la vida. La lengua permite modular la voz y adaptar las palabras a las circunstancias. Ella también permite sentir el gusto y el sabor de lo que se traga. El gusto de la vida está asociado al alimento físico y el alimento está ligado al amor. Dar de mamar el seno al hijo es compartir la comida material y afectiva. Los problemas en la lengua hablan de asuntos no dichos y de contrariedades no expresadas. Las fisuras en la lengua señalan un sentimiento de estar dividido entre la voluntad y el miedo de decir lo que se piensa.

 Cuando la boca calla, los órganos hablan...

Problemas en la lengua deben llevarnos a indagar cómo sentimos el sabor de la vida:

1. **¿Qué me impide degustar la vida con su miel y su hiel?**

2. **¿Será que me considero persona con derecho al placer y al gozo de la vida?**

3. **¿Por qué no me permito hablar lo que pienso, lo que siento?**

4. **¿Tengo miedo decir lo que pienso por creer que las personas podrían alejarse de mí?**

Problemas en la boca

Los problemas en la boca hablan de nuestra dificultad para aceptar pensamientos, ideas, sentimientos y emociones nuevas. La boca es la gran responsable por la ingestión de alimentos materiales y psicológicos, provenientes de nuestras experiencias relacionales. Por la boca, a través del vómito, se elimina los alimentos insanos que tragamos. Por la boca decimos lo que pensamos y sentimos. Los alimentos materiales y psicológicos que ingerimos representan el amor, la vida y las emociones.

Los problemas bucales más comunes son:

Boca seca: *lo que no quiero tragar*

Palabras clave: angustia - defensa

La boca seca habla de las angustias y de la dificultad para enfrentar la realidad. Es una forma de separar las emociones del cuerpo. Con la boca seca no se puede tragar lo que no se quiere. Falta placer en la vida.

Mordidas en las mejillas y en la lengua: *insatisfacción con el alimento afectivo*

Palabras clave: defensa - tentativa de liberación

Las frecuentes mordidas en las mejillas y lengua muestran las tentativas para liberarse de algún sentimiento de vergüenza, miedo y/o insatisfacción con la realidad. Es una forma de rechazar lo que es ofrecido como alimento afectivo, que no satisface por ser impuesto por el proceso educativo.

Cuando la boca calla, los órganos hablan...

Afta: *malestar en las relaciones afectivas*

Palabras clave: conflicto - hipersensibilidad

Las aftas señalan la hipersensibilidad al medio en que se vive, cuando se sufre silenciosamente. Muestran las dificultades para expresarse, por temor a no ser entendido-a. Señala una contrariedad vivenciada, la dificultad para digerir, lo cual provoca alteración del PH estomacal y, consecuentemente, el aparecimiento de aftas.

Mudez: *miedo de expresar emociones*

Palabras clave: negación - distanciamiento

Las personas enmudecen por miedo a contactar con sus emociones profundas y por negarse a comunicar la verdad. La mudez señala la dificultad para oír al otro, por eso se elige enmudecer:

"Quién dice lo que quiere, oye lo que no quiere..."

Mal aliento o halitosis: *situaciones mal digeridas*

Palabras clave: deseo de venganza - rabia

La halitosis alerta sobre la necesidad de aprender a lidiar con los disgustos, quejas, rabias y el deseo de venganza que se nutre contra sí mismo, contra situaciones diversas y que provocan vergüenza. El mal aliento exhalado es el fruto de las emociones negativas que fermentaron interiormente; habla de situaciones mal digeridas que se tragaron a la fuerza y de cosas que están en la punta de la lengua, listas a salir. Es la expresión silenciosa de algún disgusto.

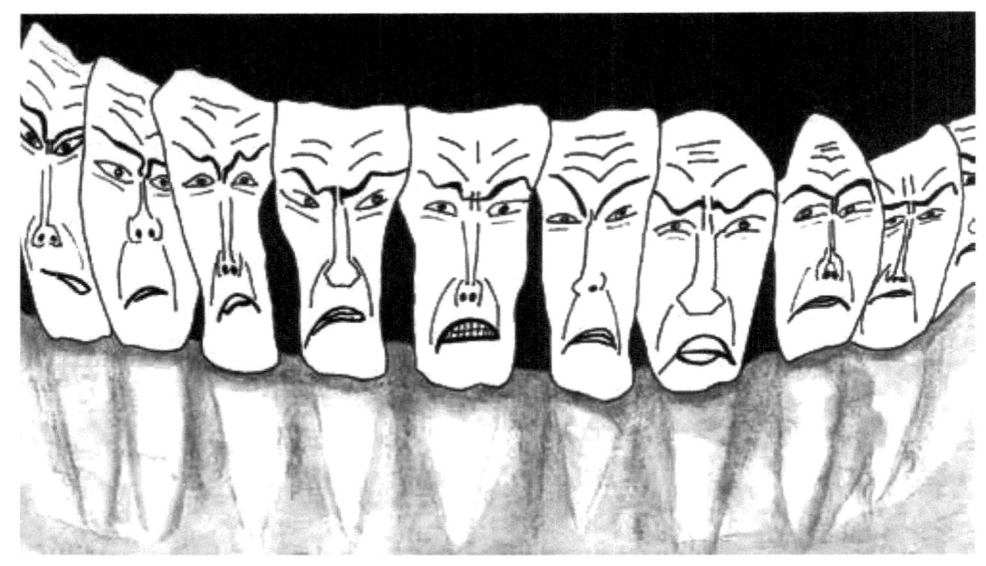

Dientes: *mis decisiones*

Palabras clave: afirmación de sí - agresividad - situaciones no resueltas

Los dientes representan la energía vital del ser, así como la capacidad de acoger ideas nuevas y el amor que viene de otros. *Los dientes son considerados el espejo del alma.*

Los problemas en los dientes, como las caries, invitan a pensar sobre cómo anda nuestra autoafirmación y el miedo a perder espacio en las relaciones. Cuando se tiene dificultad para tomar decisiones importantes en la vida; o emociones mal digeridas, que se "empujan con la barriga" o que se dejan para que el tiempo las resuelva, los dientes y encías van a padecer.

Las caries dentarias hablan de grandes sufrimientos como rabias, dolores, remordimientos generalmente ligados al relacionamiento con autoridades.

 Cuando la boca calla, los órganos hablan...

El bruxismo (rechinar los dientes) habla de una gran tensión interior por algún conflicto entre lo racional y lo emocional, entre la razón y la emoción.

Los **abscesos** hablan de contrariedades, rabias guardadas por decisiones no tomadas, por la falta de algún alimento afectivo. Habla, también, de rupturas afectivas con familiares, de quienes se guarda rencor o culpabilidad.

Podemos aprender mucho de esos problemas. Por eso, debemos indagarnos:

1. **¿Cómo está mi alimentación afectiva-relacional?**
2. **¿Tengo dificultad para masticar, ingerir y digerir lo que me ofrecen como alimento afectivo?**
3. **¿Estoy insatisfecho-a con el alimento afectivo que me ofrecen?**
4. **¿Por qué la educación que recibo no corresponde a mis gustos, a mi apetito?**
5. **¿Estaré tragándome lo que no quiero y por eso estoy medio "amargo-a"?**
6. **¿Por qué tengo dificultad de aceptar nuevos sabores, experiencias, ideas y desafíos?**
7. **¿Estoy harto de tragar alimentos "enlatados", "recalentados" que no quiero comer?**
8. **¿Por qué tengo miedo de entrar en contacto con mis emociones profundas?**
9. **¿Estoy actuado contra mis convicciones?**
10. **¿Qué está "pudriéndose" dentro de mí y temo sacarlo?**

DIALOGANDO CON LA GARGANTA

Mi creatividad y expresión

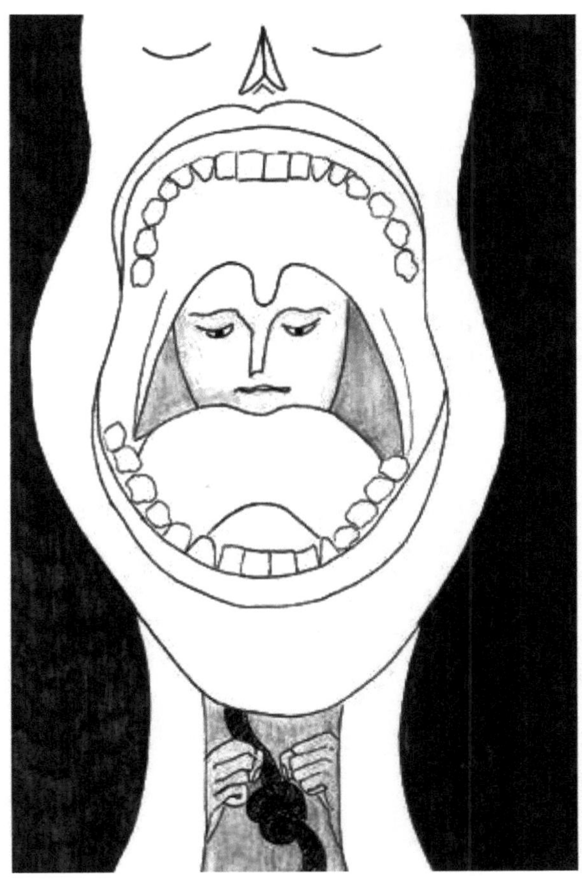

La garganta está conformada por la faringe, laringe y las cuerdas vocales. Es la parte del cuerpo considerada como el centro de la creatividad, de los pensamientos, de las ideas, de la verdad y de la autoafirmación. Desde lo simbólico, por la garganta tragamos los alimentos materiales y nuestras experiencias afectivas y emocionales.

Los problemas en la garganta invitan a reflexionar sobre la dificultad de afirmarnos, como persona y como profesional; Invitan a reflexionar sobre lo que no conseguimos aceptar en nosotros. Es como si rechazáramos ser quienes somos, nuestras limitaciones e imperfecciones. Reflejan, también, el miedo a no ser aceptados por otros, hecho que lleva a callar los sentimientos y a no decir lo que se siente y se piensa.

Problemas en la garganta:

Tartamudez: *secreto familiar*

La tartamudez habla de bloqueos afectivos o sexuales que una persona ha sufrido desde la infancia; Habla de inseguridad profunda, ligada al miedo a uno de los padres dominadores, o personas investidas de autoridad; también de contextos represores, donde el niño-a es sometido-a presiones y tiene dificultad de expresar sus miedos, emociones o, más aún, vive bajo un régimen de secretos transgeneracionales o guardados bajo siete llaves.

 Cuando la boca calla, los órganos hablan...

Vale la pena reflexionar:

1. **¿Me siento juzgado, controlado o ridiculizado por mis familiares?**
2. **¿Si digo lo que pienso, será que mis padres me aceptarán?**
3. **¿Temo revelar algún secreto y herir a personas que amo?**
4. **¿Qué no puedo hablar?**
5. **¿Qué secretos familiares están aprisionando mis miembros más sensibles?**
6. **¿Por qué mendigo la aprobación de otros?**

Disfagia: *dificultad para tragar*

Palabras clave: rechazo a la acogida - oclusión

La disfagia marca la hora de preguntarse: "¿Qué personas o situaciones no consigo tragar y están atragantándome?" en el atorarse, atragantarse o con "un nudo en la garganta", una vez que la epiglotis no se cierra como debería, es el momento de reflexionar sobre nuestras prioridades. Es hora de pensar si estamos equivocados o no con nuestros pensamientos y palabras.

Vale la pena, en esa hora, reflexionar sobre:

1. **¿Qué no consigo tragar en mi vida?**
2. **¿Qué esta difícil aceptar en mis relacionamientos?**
3. **¿Qué me provoca andar pasivo y lento?**
4. **¿Qué rabia o limitación estoy tragándome?**
5. **¿Qué alimentos indigestos me están ofreciendo?**

DIALOGANDO CON LA LARINGE

Mi afirmación

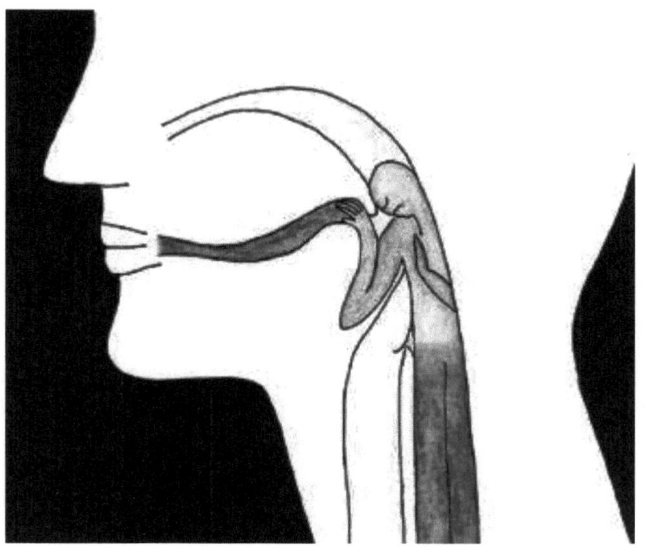

Situada entre la tráquea y la faringe, la laringe simboliza la afirmación, mediante la expresión verbal de los pensamientos y emociones.

Problemas en la laringe:

Laringitis:

Palabras clave: falta de autoconfianza - comunicación poco clara

Esta inflamación de la garganta debe llevarnos a reflexionar sobre la dificultad para expresar los sentimientos, por miedo a ser rechazados oridiculizados.

Ronquera y afonía o pérdida de voz:

Palabras clave: comunicación parcial - miedo de comunicar - "no dichos"

La ronquera y la afonía invitan a reflexionar sobre lo que no se quiere comunicar y no se consigue hacerlo clara y totalmente. Generalmente, reflejan rebeliones reprimidas que sofocan a la persona.

 Cuando la boca calla, los órganos hablan...

DIALOGANDO CON LA FARINGE

Mis decisiones

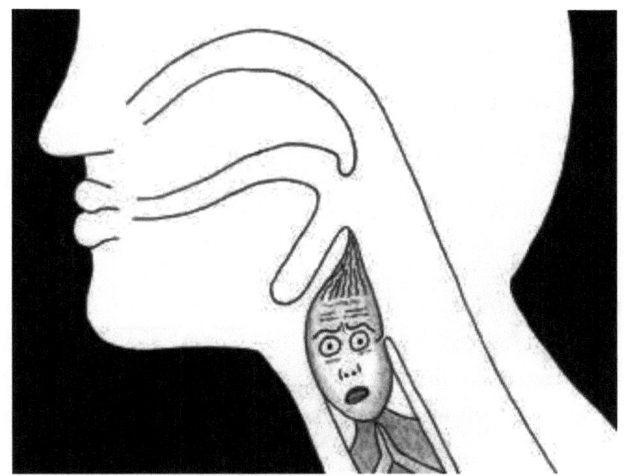

La faringe es un tubo que une la boca a la entrada del esófago. Los problemas en la faringe hablan de las equivocaciones en las decisiones e invitan a reflexionar si estamos en transición de algún asunto o situación, tales como: cambio de empleo, separación que todavía no aceptamos, o que está "difícil tragar".

Problema en la faringe:

Faringitis:*nuestras batallas*

Palabras clave: negarse a la ingestión - combatividad

La faringitis señala el combate entre lo que no se acepta dentro y fuera de nosotros. Muestra que se necesita transformar las cosas desagradables en fuerza para luchar y que no se debe tragar lo que nos hace mal. Habla de las quejas, lamentaciones, y elecciones que debimos hacer.

De igual manera, invita a reflexionar sobre situaciones transitorias como la adolescencia, cambio de empleo, separaciones...y situaciones del pasado no tragadas. La faringitis muestra la pérdida de la noción de lo prioritario y necesario y/o lo superfluo y secundario.

DIALOGANDO CON EL CUELLO

Armonía entre razón y emoción

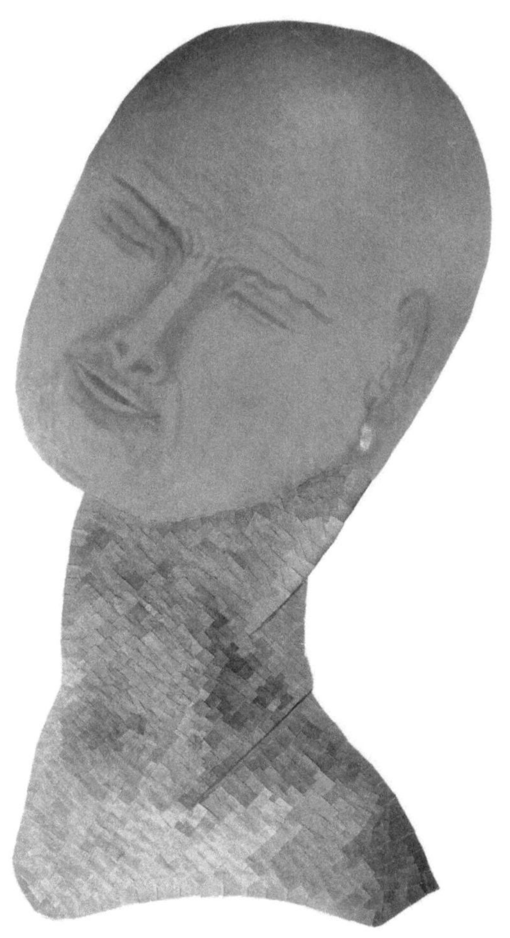

Por el cuello pasa el aire que se respira, los alimentos y líquidos que se ingieren, la sangre que irriga el cerebro y alimenta sus células. También, por el cuello pasan las fibras nerviosas y es donde nacen las expresiones verbales, la voz, la capacidad de comunicación.

El cuello une la cabeza (lo racional) al corazón (centro de las emociones). Él separa lo abstracto de lo concreto, lo material de lo emocional. Permite la flexibilidad de la cabeza para observar las situaciones bajo varios ángulos, señala la pertinencia y la dirección de nuestro mirar. Permite tener un punto de vista amplio sobre todas las situaciones que observamos o vivimos y, por consecuencia, ayuda a tomar mejores decisiones sobre lo que nos circunda.

Los dolores en el cuello alertan sobre la flexibilidad y/o inflexibilidad para no apreciar las situaciones. Muchas veces, esos dolores denuncian las dificultades para cambiar de opinión, para ser más flexibles con las situaciones, el medio ambiente y los valores. Esa dificultad de tener una mirada más amplia genera tensión en el cuello y puede mostrar dificultades para tragar emociones y falta de autoconfianza; por ejemplo: una mujer casada que siente amar a otro hombre y tiene dificultades para decidir si se queda con él (emoción) o con el marido (razón) puede presentar tensión o dolor en el cuello.

 Cuando la boca calla, los órganos hablan...

Como el cuello liga lo racional a lo emocional, sus dolencias deben llevarnos a reflexionar:

1. **¿Estoy viviendo algún impase entre la razón y la emoción?**

2. **¿Qué temores alimento al juntar la razón con la emoción?**

3. **¿Por qué me siento incapaz de realizar mis sueños?**

4. **¿Será que en este momento no debo mirar con compasión, flexibilidad y apertura las diferentes opiniones que llegan a mí?**

5. **¿Qué me impide mirar más allá de lo que ven mis ojos?**

6. **¿Por qué para mí es tan doloroso salir de lo mismo y vivir lo nuevo, lo diferente?**

7. **¿Qué me hace ser tan rígido y receloso de salir de la zona de confort?**

Problemas en el cuello

Torticolis: *dificultad para posicionarme*

Palabras clave: inseguridad - posicionamiento frágil

La torticolis aparece cuando hay una contracción de los músculos, lo que limita los movimientos de rotación del cuello. Dice que la persona está viviendo momentos de inseguridad y presenta resistencias, dificultad para mirar una situación con mayor apertura y flexibilidad. En todas las culturas, el movimiento de virar la cabeza para la derecha y para la izquierda, para arriba y para abajo es una forma de decir no y sí. Es la señal del desacuerdo, de rechazar lo que está aconteciendo, o lo que el otro nos dice o hace. Retrata la incapacidad de decir no a alguien o a alguna situación. Habla también de las resistencias a ver todos los lados de una situación que se vive.

Esta inflexibilidad impide aceptar las diversas ayudas que se ofrecen. También revela una situación ambigua: al mismo tiempo que se intenta avanzar en una situación, tememos ir adelante por obstáculos que parecen infranqueables. Manifiesta también que se vive una gran contrariedad.

En situaciones de torticolis, hay que preguntarse:

1. **¿Tengo dificultades para posicionarme en las situaciones que vivo?**

2. **¿Qué me incomoda y por qué no consigo decir lo que pienso y lo que siento?**

3. **¿Por qué estoy dejando de lado mis valores y objetivos?**

4. **¿Temo asumir mis responsabilidades?**

5. **¿Por qué me apoyo más en los otros que en mí mismo-a?**

6. **¿Con quién tengo dificultades para decir no o sí?**

7. **¿Qué me está generando impotencia para tomar decisiones en mi vida?**

8. **¿De quién o de qué estoy huyendo?**

9. **¿Tengo vergüenza o estoy sintiéndome tímido/a para encarar mi realidad?**

10. **¿Qué verdad no quiero ver, ni vivir?**

DIALOGANDO CON LA NUCA

Mis sueños, mis realizaciones

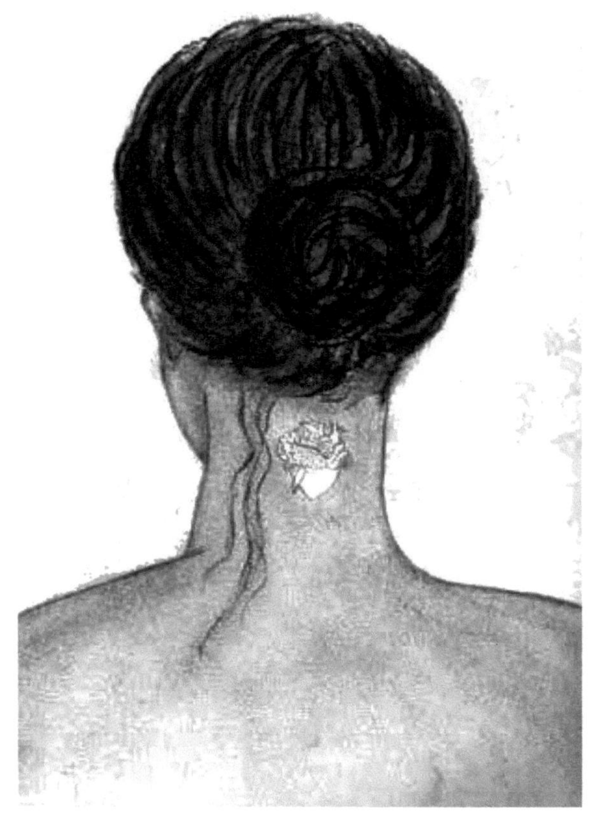

Los dolores y tensiones en la nuca hablan de la dificultad o incapacidad de concretar, en la realidad, lo que se piensa, desea y/o se concibe en la cabeza. La nuca liga lo racional con lo emocional. La nuca es sensible a lo que viene de la cabeza y del corazón; la nuca refleja lo que viene de la razón y de la emoción.

Frente a la incomodidad en la nuca, es hora de preguntarse:

1. **¿Cuál es la contrariedad que estoy viviendo conmigo mismo/a?**

2. **¿Tengo dificultad para lograr que suceda alguna cosa importante?**

3. **¿Qué me hace pensar que no puedo creer en nada, ni en nadie?**

4. **¿Me falta el apoyo necesario para realizar mis sueños?**

5. **¿Qué está bloqueando mi accionar?**

6. **¿Qué me impide ver un problema en sus diversos ángulos?**

 Cuando la boca calla, los órganos hablan...

DIALOGANDO CON LOS HOMBROS

Mis responsabilidades

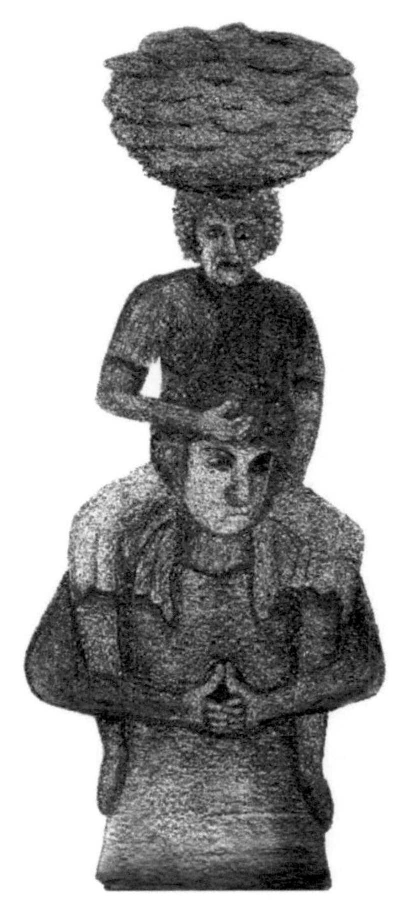

Los hombros refieren la capacidad para soportar y servir de apoyo. Las expresiones: "tener los hombros anchos...", "fulano tiene la cabeza asentada en los hombros...", "estoy cargando el mundo en mi espalda..." son formas de hablar sobre el peso que se atribuye a las experiencias de la vida. Esas expresiones condensan la voluntad y capacidad de acción. Queremos actuar pero somos impedidos, bloqueados en la materialización de nuestros deseos. En los hombros se lleva las responsabilidades, sufrimientos, inseguridades y alegrías. En ellos reside la trama inconsciente del deseo de dominar el mundo. Todo lo relacionado con los deseos profundos de accionar sobre algún asunto o alguien, tiene relación somática con los hombros. A este nivel la voluntad y el deseo de actuar emergen para intervenir en lo real. Por los hombros pasan los deseos silenciosos de expresar, crear y ejecutar algo. Cuando somos impedidos de pasar a la acción, la energía emocional queda bloqueada en los hombros y tendemos a encogernos en un rincón.

Hombro izquierdo: la incomodidad en este hombro habla de sobre inseguridad material. Refiere las relaciones con lo masculino e invita a reflexionar sobre posibles conflictos con figuras masculinas de nuestra convivencia: padre, enamorado, marido, yerno, suegro, jefe...

Hombro derecho: los malestares en el hombro derecho alertan sobre las inseguridades respecto a lo femenino; esto es, con el lado creativo y receptivo, las dificultades de expresar emociones.

Los síntomas de enfermedad en los hombros deben cuestionarnos sobre:

1. **¿Qué me provoca deseos de cargar el mundo solo-a?**
2. **¿Por qué tiendo a responsabilizarme por la felicidad de los otros?**
3. **¿Qué me lleva a aceptar situaciones que otros me imponen, aunque no las quiera?**

 Cuando la boca calla, los órganos hablan...

Dolores en los hombros

Estos dolores señalan la dificultad para actuar y colocar frenos en el deseo de intervenir. Este sentimiento de bloqueo, impedido por falta de capacidad y no de apoyo, asistencia o por oposiciones externas, impide que nuestras energías pasen hacia el brazo, impidiendo que seamos activos. Las personas cerebrales, racionales siempre presentan dolores en los hombros.

Cuando nos sentimos responsables por los otros, nuestros hombros lo manifiestan porque ahí se guarda el fardo pesado de las responsabilidades. Los hombros son la base de la acción alterada cuando nos sentimos obligados a desaparecer una carga, una responsabilidad que no queremos. El dolor en los hombros, cuando levantamos los brazos, señala la dificultad para ser autónomos, para tener iniciativas. Los dolores en el hombro izquierdo señalan que se vive grandes inseguridades materiales, mientras que en el hombro derecho señalan la presencia de inseguridades afectivas. Los dos hombros duelen cuando nos sentimos oprimidos, sobrecargados por el peso de responsabilidades afectivas y materiales, que asumimos impensada u obligatoriamente. El miedo al mañana es tan grande que no se consigue vivir el presente. Estamos siempre presionados por la perfección y el exceso de responsabilidad.

Cuando la parte afectada de los hombros fueran los huesos (fracturas), debemos entender que los dolores están hablándonos de responsabilidades fundamentales y de conflictos que afectan profundamente aquello que somos. Talvez, sea el momento de preguntarnos si no intentamos controlarlo todo, o si la carga de responsabilidad no está pesada.

La mal formación de los hombros, comúnmente llamada joroba, es una desviación de la columna vertebral que habla del exceso de peso que cargamos en la vida; habla, aun más de un sentimiento de injusticia y soledad, que se carga el peso de la vida de otros. Esos dolores también pueden indicar que nosotros

mismos nos imponemos el deber, la obligación de humillarnos...
Asimismo, habla de rabias guardadas y acumuladas que impiden
vivir el presente. Tal vez, sea hora de botar el fardo, la basura de los
otros que por exceso de generosidad o culpa cargamos. Si la parte
afectada fuera la musculatura, esos dolores hablan más de las
emociones ypensamientos.

Cuando el dolor está ligado al levantar los brazos, habla de la dificultad
para ser autónomos o para pedir ayuda. A través de los hombros se
materializan los deseos más profundos.

Los hombros fríos hablan de relaciones frías que estamos
alimentando. Veamos lo que llamo como "el Síndrome de San
Cristóbal". Cuenta la leyenda que San Cristóbal tenía como tarea
llevar en sus hombros o espalda, a las personas que necesitaban
atravesar el río. Cierta vez, un niño preguntó si él podía llevarlo a la otra
orilla del río y si tendría fuerza suficiente para cargarlo en las espaldas.
Cristóbal rió y dijo: –sube en mis hombros y deja de conversar, pues
llevo gente muy pesada y nunca desistí. A medida que Cristóbal
atravesaba el río, sintió que el peso aumentaba; entonces, miró al
niño y encontró al niño Jesús con el mundo en sus manos. Moraleja:
cuando la gente quiere llevar el mundo en sus espaldas, termina por
ahogarse. Sin embargo, cuando se lleva solamente el propio peso,
todo es más fácil.

Si tiene dolores en los hombros, reflexione:

1. **¿Tengo alguna dificultad para materializar alguna idea o sueño?**
2. **¿Tengo tendencia a cargar a otros en la espalda?**
3. **¿Tengo tendencia a responsabilizarme por la felicidad de otros?**
4. **¿Estoy viviendo situaciones que me dan la impresión de que se me impone cosas que no quiero, pero que me siento obligado-a a cargar?**
5. **¿Mi vista está nublada y me impide ver con claridad mis cualidades y potencialidades?**
6. **¿Estoy viviendo alguna situación de la que guardo remordimientos?**
7. **¿Tengo tanto miedo al mañana que no consigo vivir el presente?**
8. **¿Por qué estoy reclamándome por no poder controlar o dominar una situación?**
9. **¿Estaré sobreprotegiendo, o siendo explotado-a, por algún ser querido?**
10. **¿Quiero cambiar, pero estoy bloqueado-a?**
11. **¿Estoy frío e indiferente a lo que estoy haciendo?**
12. **¿Estoy incrédulo de mi capacidad de actuar y crear?**

DIALOGANDO CON LA CLAVÍCULA

Mi habla, mi actuar

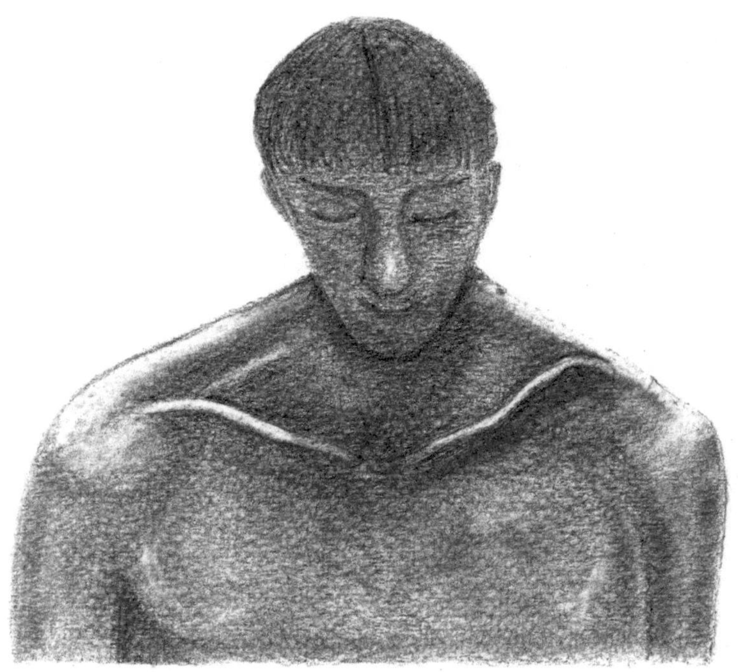

Clavícula, palabra oriunda del latín, significa pequeña clave; hueso que une los hombros al centro laríngeo, centro de la expresión del yo, o sea, produce la unión entre el gesto y la palabra. Los problemas en la clavícula hablan de situaciones en que la persona se siente impedida de actuar como le gustaría. Se siente doblemente penalizado, sin poder expresarse, ni actuar. Las fracturas en la clavícula, muchas veces, están ligadas a rebelión silenciosa y a lo no dicho.

Frente a los problemas en la clavícula, será prudente cuestionarse sobre:

1. **¿Por qué no creo en mi capacidad de crear y actuar?**
2. **¿Qué me bloquea e impide que haga los cambios necesarios que deseo hacer?**
3. **¿Qué nubla mi visión, impidiendo que vea las cosas claras?**
4. **¿Será que guardo y doy vueltas remordimientos del pasado?**

 Cuando la boca calla, los órganos hablan...

DIALOGANDO CON EL OMÓPLATO

El fardo de la vida

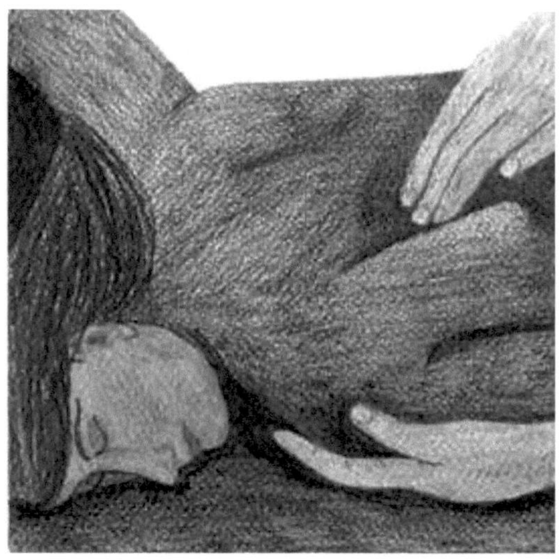

LOS OMÓPLATOS. Son dos huesos largos que forman la parte posterior de los hombros. Las incomodidades en el omóplato señalan el tamaño del peso que le atribuimos a la vida.

Frente a lo cual habrá que preguntarse:

1. **¿Por qué hago de la vida una carga demasiado pesada?**

2. **¿Qué está provocando que cargue en mi espalda la vida de todos/as ?**

3. **¿Será que cargo ese peso porque siento culpabilidad al no haber hecho lo suficiente por las personas?**

4. **¿Qué situaciones vivencié para creer que puedo cargar el mundo en mi espalda?**

 Cuando la boca calla, los órganos hablan...

DIALOGANDO CON LOS MIEMBROS

Autor de mi vida e historia

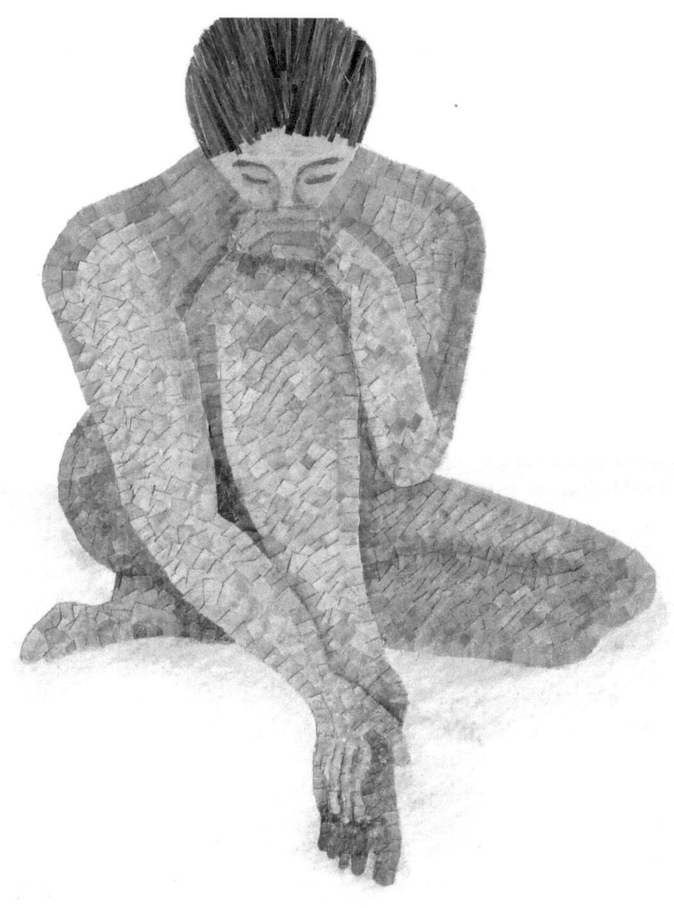

GRACIAS A LOS MIEMBROS, las personas somos sujetos de nuestra vida y nuestra historia

Miembros superiores: *mi dificultad de expresar amor*

Con los brazos acojo, protejo, controlo y me defiendo. Las siguientes expresiones son elocuentes: "cruzar los brazos", para protegerme y cerrarme al intercambio de afecto; "bajar los brazos", para expresar mi impotencia o desistencia de actuar; "de brazos abiertos", para expresar mi deseo de acoger y recibir cariño; "arremangar la camisa", para simbolizar mi deseo de acción; "abrazar una causa" , para expresar mi compromiso.

Miembros inferiores: *mi seguridad interior*

Las piernas me unen a lo femenino, que es la madre tierra, aquella que me nutre, me acoge y me apoya. La expresión: "piernas, para qué te quiero" habla de mi capacidad de moverme, sea avanzando o retrocediendo, en la caminada de la vida o huyendo de situaciones estresantes. La frase: "perdí piso" expresa el sentimiento de la falta de apoyo y acogida, frente a ciertos acontecimientos desestabilizantes. "Quedé paralizado" o "estoy conmispiernasrotas" habla de la pérdida de equilibrio, de la impotencia e incapacidad de permanecer de pie, frente a la deslealtad de personas queridas, muy común en cuando de compartir las herencias se trata.

Miembros superiores: *capacidad de acoger y actuar*

Palabras clave: acción - poder - protección - posesión

Estos miembros permiten sostener, acoger; también rechazar o aprisionar. Son los vectores de la acción, del poder, del dominio; son los miembros de la acción sobre otros, sobre las cosas

 Cuando la boca calla, los órganos hablan...

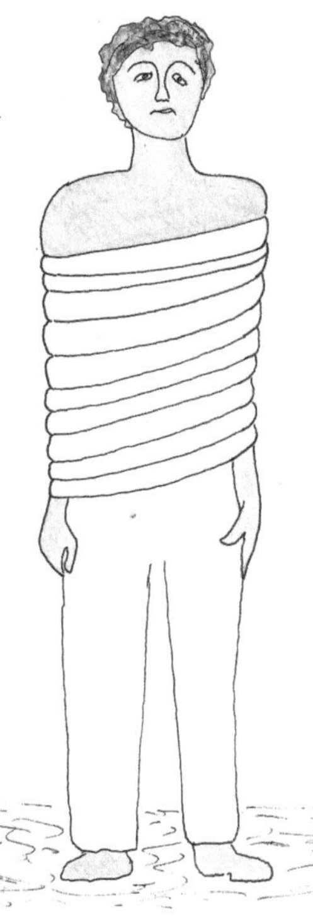

(aplicando la capacidad de juzgar). Gracias a ellos, nos protegemos, defendemos y acogemos al otro. Donde hay dolores, existe tensión que influye en la voluntad de actuar sobre el mundo interior y exterior. Hay un deseo de actuar, de controlar lo que no se puede realizar. El dolor en los hombros puede significar dificultades para pasar a lo real, ideas proyectos que son muy difíciles...

Los miembros superiores hablan de la dificultad para lidiar, controlar una situación o de dificultades para materializar un proyecto, realizar elecciones o dificultad para librarnos de alguna cosa o relación. Los brazos, miembros superiores, también hablan de la relación con el poder, el deseo de controlar o de dejar acontecer.

Los brazos: *capacidad de abrazar la vida, de dar y recibir*

Palabras clave: acción - autoridad - control - acogida

Las expresiones populares: "dirigir con brazo de hierro...", "bajar los brazos...", "fulano es su brazo derecho...", "acoger de brazos abiertos...", "cruzar los brazos..." retratan la gran función de los brazos: hacer, substituir, controlar, realizar.

Los brazos simbolizan la capacidad de abrazar la vida, de dar y recibir, de acoger las experiencias que la vida ofrece. Con ellos, acogemos, apretamos, construimos y demostramos amor a los otros. Los brazos están cerca del corazón, por eso son considerados como extensión de este. Permiten que nos defendamos del otro. La expresión: "fulano se cruzó de brazos..." muestra que la persona se negó a acoger y/o a actuar en pro de alguien, o de algún asunto.

Problemas en los brazos

Los problemas en los brazos hablan de las dificultades de actuar, de expresar amor, la capacidad de acoger. Significa que la energía está bloqueada y no permite la acción programada. Cuando el problema es una fractura, habla de la impotencia para realizar con destreza aquello que se venía realizando hasta el presente. Esta es una buena hora para preguntarse por qué no se consigue sostener en los brazos a la persona amada. Señala, también, la dificultad para aceptar una situación que nos perjudica. Generalmente, cuando se rechaza aplicar cambios en nuestro actuar, aparecen fracturas óseas. El dicho: "quién mucho abarca poco aprieta..." muestra que abarcamos demasiado, trabajando demasiado y satisfaciéndonos poco. Esos dolores también hablan del sufrimiento de dar mucho y recibir poco.

Las irritaciones cutáneas en los brazos invitan a reflexionar sobre frustraciones o irritabilidad en aquello que hacemos, o que no estamos haciendo. También hay que reflexionar sobre cómo nos expresamos o en lo que podría pasar si permitimos que otros intervengan.

Brazo derecho:

Los problemas en este brazo hablan de las dificultades con el lado femenino; o sea, dificultades para expresar amor o gentileza.

Brazo izquierdo:

Los problemas en el brazo izquierdo hablan de la dificultad con alguna autoridad, padre, jefe. Los brazos masculinos muy musculosos generalmente hablan de la dificultad que se tiene para expresar emociones o la amorosidad que viene del corazón.

Antebrazo: *capacidad de pasar a la acción*

Palabras clave: apalancamiento - mediación

Es la parte que une el codo a la muñeca. Los problemas en esta parte hablan de las dificultades para exteriorizar lo que se siente, tienen que ver con el hacer y hablan de agitaciones, antes de comenzar a realizar un proyecto. Iniciar una acción presupone, muchas veces, tener mayor flexibilidad, cambio en la manera de hacer y ser. Cuando quedamos bloqueados, retenemos mucha energía en los brazos y se corre el riesgo de tener brazos fracturados. Los problemas en el antebrazo también hablan sobre la dificultad para escoger los medios y realizar nuestros deseos, dificultad para seleccionar las mejores condiciones para realizar una acción.

En este momento, vale la pena preguntarse:

1. **¿Tengo miedo por las consecuencias de lo que estoy haciendo o pretendo hacer?**

2. **¿Hasta qué punto acepto la realidad y actúo sobre ella, sin tener que abandonar mis valores?**

3. **¿Tengo miedo de aproximarme a las personas o tengo miedo que ellas se aproximen a mí?**

4. **¿Qué necesito revisar en mi manera de dar y recibir?**

5. **¿Estoy perdiendo a alguien a quien me siento en la obligación de proteger?**

6. **¿Me siento traicionado por alguien que consideraba mi brazo derecho?**

7. **¿Por qué perdí el interés y la motivación por mi trabajo?**

8. **¿Qué me dificulta realizar mi proyecto de vida?**

9. **¿Vivo alguna situación de fracaso que me hizo perder el gusto de continuar con mi trabajo?**

10. **¿Qué estoy resistiéndome a eliminar en mi vida?**

11. **¿Estoy dividido entre aceptar lo que me dan o rechazar lo que me ofrecen?**

 Cuando la boca calla, los órganos hablan...

Codo: *flexibilidad en los conflictos*

Palabras clave: deseo - realización- protección- indignación - disputa

Expresiones como "voy a codazos...." representa la libertad, la flexibilidad de los movimientos y decisiones cotidianas. Se refiere a la ambición. Por los codos que pasan los deseos de hacer cosas. El codo es la articulación de las concesiones, que cede, que se curva. La dificultad de ceder frente a una voluntad y/o de una situación nueva e inesperada puede manifestarse en el codo, la puerta de la aceptación. Los dolores en el codo pueden indicar dificultad para aceptar la vida, para adaptarse a los deseos, a los obstáculos. Es una manera que el cuerpo encuentra para rechazar las imposiciones y mostrar que no se aceptará ser anulado, aun siendo impelidos a hacer cosas contra la voluntad. Los dolores y rigidez en los codos hablan de inflexibilidades, del miedo a sentirse bloqueado y de la resistencia para tomar nuevas decisiones, revelando la indignación y rabia por el trato que se recibe.

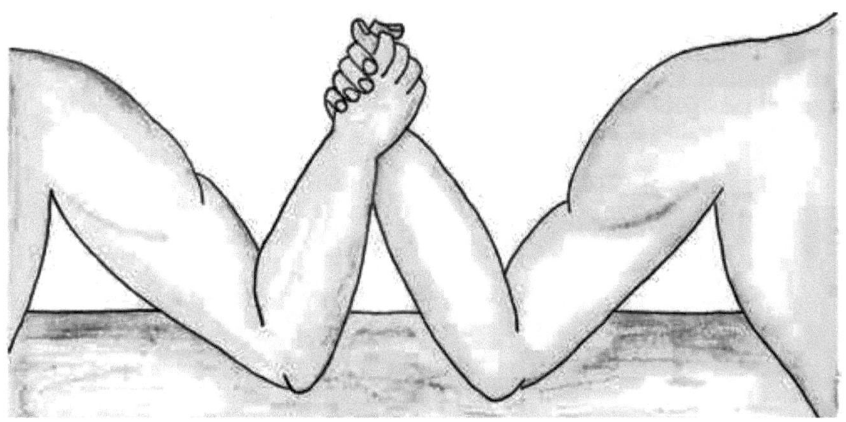

En esta hora, será importante preguntarse:

1. **¿Tengo una relación de brazos caídos con alguien?**

2. **¿Estoy oponiéndome a alguna acción o situación que va contra mis principios?**

3. **¿Me falta flexibilidad para aceptar imposiciones en mi quehacer cotidiano?**

4. **¿Tengo miedo de ser acusado-a de incompetente e incapaz de realizar lo que me propuse?**

5. **¿Me siento obligado a hacer cosas que no son de mi agrado?**

6. **¿Temo y desconfío del mundo, por eso me aíslo?**

7. **¿Tengo dificultad para abrirme a nuevas ideas y prefiero cerrarme?**

8. **¿Tengo miedo de aceptar innovaciones o lo desconocido?**

9. **¿Por qué me resisto con dureza al cambio de dirección de mi quehacer cotidiano?**

10. **¿Guardo alguna frustración por cuenta de acontecimientos repetitivos?**

11. **¿Soy muy impulsivo en mis acciones y no saco lecciones de los acontecimientos anteriores?**

12. **¿Siento que estoy sometiéndome al deseo de otros, anulando los míos?**

 Cuando la boca calla, los órganos hablan...

La muñeca: *motivación para actuar*

Palabras clave: flexibilidad - influencia - habilidad

La muñeca es la articulación que une el antebrazo a la mano, dándole movilidad. Simboliza la voluntad en la acción. La muñeca queda flexible y fuerte cuando se está a gusto en el actuar, y rígida cuando no se sabe escoger entre lo que la vida ofrece y lo que realmente se necesita. Con la energía bloqueada en la muñeca, percibimos presiones que nos confunden en el actuar. Los dolores en la muñeca señalan que no se tiene voluntad para hacer algo que nos es necesario. Las fracturas y/o torceduras hablan de un profundo conflicto de expresión frente a la vida y sobre cuanto somos influenciables. Esos momentos de sufrimiento tienen siempre un aspecto positivo e invitan a reflexionar sobre la fuga frente a nuestras responsabilidades. Estos dolores también hablan de las tensiones que se producen por falta de maleabilidad, de flexibilidad y/o ausencia de seguridad en nuestras acciones, o en el deseo de actuar y dar opiniones.

Las muñecas recuerdan que se necesita equilibrar la voluntad   de hacer algo con la real necesidad de hacerla: "tenemos que ser duros sin perder la ternura". Frases como: "fulano tiene la muñeca firme...", "mengano tiene muñera para todo lo que hace...", "tener muñeca de hierro..." retratan bien la función primordial de las muñecas: ser firme en las decisiones y relacionamientos.

Problemas en las muñecas

Calambre del escribano: *gran tensión interior*

Palabras clave: rigidez - movimientos cíclicos

Las personas con este problema deben ver qué conflicto o tensión está viviendo entre la voluntad, un sentimiento de incapacidad y la falta de autoconfianza. Debe observar que tensión le impide ser libre y gozar de los placeres de la vida. Toda opción es un desprendimiento. Será oportuno que esa persona se indague:

1. **¿Qué está bloqueando mi acción?**
2. **Sabiendo que toda opción es un desprendimiento, ¿de qué estoy temiendo desprenderme en mis elecciones?**
3. **¿Por qué temo disfrutar del placer que la vida me ofrece?**
4. **¿Hasta cuándo voy a depositar en otros la responsabilidad por mis decisiones?**
5. **¿Qué dice mi muñeca sobre mi falta de autoconfianza?**

Las manos

Palabras clave: poder - posesión - avidez - acción - percepción - comunicación - intercambio

Las expresiones: "meter la mano en la masa…", "un guante de terciopelo en una mano de hierro…", "coger por las manos…", "tiene manos de maestro…", "esta es la mano de la justicia…", "tener mano de hierro…", "manos puestas…" muestran el simbolismo de las manos. Las manos son conductoras de la percepción, de la acción y del poder. A través de ellas, se da y se recibe energías sutiles, rescatando la bioenergía. Sabido es que la imposición de manos en las terapias,

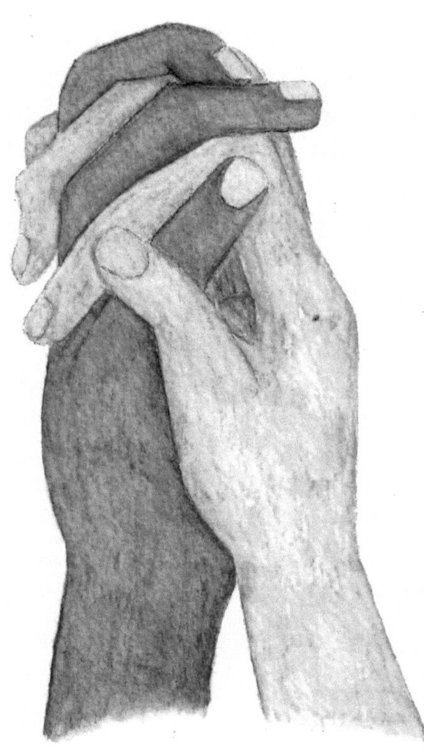

como el reiki, minimiza y hasta cura algunos problemas.

Las manos reflejan la calidad de los relacionamientos con las personas. Manos frías hablan del deseo de alejarse emocionalmente de ciertas personas y/o situaciones. Retratan el miedo al fracaso y pueden llevar a controlar todo en la vida. La mano es vector de la acción, cuando permite dar y recibir, apoyar y también controlar, demandar. La mano materializa las ideas. No es fortuito que las madres se comunican con sus hijos por medio del toque manual. La mano izquierda es la mano del corazón, que da y recibe.

La mano derecha representa la voluntad, el poder de escoger lo que se da. La mano es un conductor del poder.

Las expresiones: "estoy en las manos de fulano...", "lavarse las manos...", "estamos en las manos de Dios..." traducen la dimensión y el poder divino de las manos; permitiéndonos hasta abandonar a alguien. No en vano el juez pronuncia la sentencia con el martillo en la mano. Las manos representan el pasado, presente y futuro. Con las manos se expresa amor y odio. Cuando se golpea a alguien, se manipula a las personas, controlándolas y convirtiéndolas en propiedad, utilizamos las manos para hacer eso.

Problemas en las manos

Los problemas en las manos muestran cómo se actúa, conduciendo asuntos y personas. Además, dicen si somos posesivos o tiránicos, si se controla todo y a todos por miedo a la soledad y/o al abandono. Esos problemas también hablan de las acciones del día a día y del trabajo. Manos frías, heridas constantes en las manos, manos secas, eczemas en las manos etc., deben llevar a reflexionar sobre: ¿cómo establecemos las relaciones en las diversas realidades que vivimos?

Para entender lo que las dolencias de las manos quieren decir, sugerimos se reflexione sobre lo siguiente:

1. **¿Mis manos frías quieren mostrarme que necesito cambiar las relaciones emocionales con mis padres?**
2. **¿De qué situación me retiré emocionalmente y no estuve preparado/a para hacerlo?**
3. **¿Qué estoy agarrado en mis manos y que debería soltar?**
4. **¿Qué sueños están difíciles de realizarlos?**
5. **¿Qué me impide realizar mis tareas?**
6. **¿Tengo tendencia a controlar a las personas que amo?**
8. **¿Por qué demando mucho de mí mismo-a?**
9. **¿Estoy transformando en prisioneras a las personas por miedo a la soledad o al abandono?**
10. **¿Tengo ganas de torcer el cuello a alguien? ¿A quién?**
11. **¿Por qué estoy resistiéndome al contacto con las personas?**
12. **¿Indebidamente, estoy metiendo la mano en el fuego para proteger a alguien?**
13. **¿Estoy hiriendo física o emocionalmente a alguien y por eso me culpo?**
14. **¿Estoy siendo capaz de tomar las riendas de mi vida?**

  Cuando la boca calla, los órganos hablan...

Dedos de las manos: *detalles del cotidiano*

Las expresiones: "tener dedos de hada…", "tocar con el dedo…" "mi dedito me dijo…", "mordiendo los dedos…", "comerse las uñas…" señalan cuánto los dedos reflejan el estado emocional de alguien. La palma de las manos y los dedos constituye los receptores y donadores de energía. En cada dedo comienza o termina un meridiano energético, por esa razón es posible, con masajes, liberar tensiones guardadas. Los dedos son la manifestación concreta de los pensamientos y sentimientos. Las heridas en los dedos señalan activismo; muestran apego a detalles, y que se anda demasiado rápido, atropellándonos a nosotros mismos. Estos problemas, además, muestran dispersión en actividades y en el manejo de las energías. Cuando nos aplastamos un dedo, debemos preguntarnos, ¿qué o quién nos está aplastando con sus exigencias?

Cada uno de los dedos transmite mensajes sutiles. El pulgar arriba señala que todo está bajo control. Para abajo, señala una derrota. Con el dedo Índice, se apunta los defectos y se amonesta a las personas; el dedo medio se utiliza para ofender a las personas. Por lo tanto, los dedos son precisos para comunicar lo que se quiere.

Los dedos son la manifestación concreta de los pensamientos y sentimientos. Las heridas en los dedos invitan a reflexionar si no se hace muchas cosas al mismo tiempo, o si estamos enganchándonos en detalles insignificantes. El tipo de problema en los dedos indica elementos precisos sobre lo que se necesita reflexionar. Por ejemplo: los dedos unidos por membranas (sindactilia) deben conducirnos a reflexionar sobre: ¿Estoy metido-a en problemas, o estoy afectándome por preocuparme excesivamente por los detalles del día a día?

Dedos espaciados (separados) deben conducir a la pregunta: ¿Tengo alguna dificultad para armonizar mi vida afectiva, mi trabajo y mi vida sexual?

Dedos arrugados, encogidos deben llevarnos a la pregunta: ¿hasta qué punto estoy aislado en mi rincón, guardando rabia?

Dedos duros con dificultad de moverse deben hacernos reflexionar: ¿por qué soy tan inflexible frente de los detalles diarios?

La sensación de tener mordidas en los dedos debe hacernos reflexionar: ¿me culpabilizo por sentirme incapaz de realizar un trabajo?

Artritis en los dedos habla de autocastigo, de fuerte autocrítica, falta de amor propio. Habla del sentimiento de ser mal amados, de ser víctimas de acontecimientos en el día a día.

Frente a los problemas en los dedos de las manos, debemos indagar:

1. **¿Por qué soy tan impaciente al hacer mis cosas?**
2. **¿Me preocupo demasiado por lo que tengo que hacer?**
3. **¿He dejado de hacer cosas importantes y por eso me siento culpable?**
4. **¿En el actuar diario, me he dejado atrapar por el perfeccionismo?**

Es importante recordar que todo problema en el lado derecho tiene algo que ver con la problemática materna, mientras que en el lado izquierdo está relacionado con la problemática paterna. A continuación, se revisa lo que cada dedo comunica cuando presenta problemas.

El pulgar: *necesidad de protección y confort*

Palabras clave: control - consuelo - protección

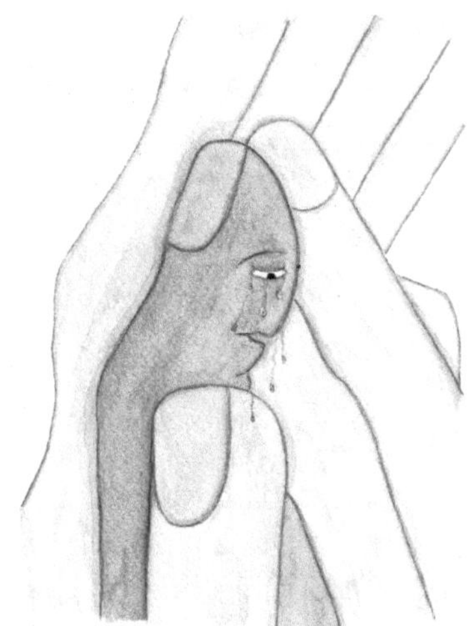

En el pulgar termina el meridiano del pulmón. Es el dedo que simboliza la protección, la seguridad y la defensa en la relación con el medio ambiente. Chupando el pulgar, el niño-a se siente seguro-a, consolado-a, porque este dedo simboliza la fuerza, la capacidad de apreciar actitudes y acciones de los otros. Simboliza también el deseo de vivir, la fuerza interior. Cuando estemos angustiados, preocupados o presionados por los otros, el pulgar será afectado.

Los problemas en el pulgar invitan a reflexionar sobre las dificultades para liberarnos de recuerdos pasados que nos mantienen llenos, súper ocupados, acumulando preocupaciones e ideas generalmente volcadas para un niño-a considerado-a indefenso-a y con sensación de fracaso. El pulgar es el dedo de la fuerza y está ligado a la presión que aplicamos sobre nosotros mismos, o que sufrimos de los otros. Por eso, cuando nos sentimos bajo presión, tendemos a aplastar el pulgar. Cuando estamos ansiosos, angustiados, el pulgar lo señala.

Una fractura en este dedo invita a modificar actitudes, a dejar de ser "burro de carga" de la familia y/o de otras personas. Esta fractura puede ser un último aporte para sobrevivir, a dejar de lado aquello que desde hace mucho tiempo convirtió mi vida en un gran peso. Esta fractura nos recuerda que nacemos para la vida y no para la muerte. Este dedo también recuerda la fuerza interior, nuestros valores. Los problemas en los pulgares invitan a reflexionar sobre el control que pretendemos tener sobre los acontecimientos.

Es importante, entonces, reflexionar:

1. **¿Me siento desprotegido-a? ¿Por qué?**
2. **¿Qué ilusión o tristeza me tiene inseguro-a?**
3. **¿Cómo está mi comunicación con los demás?**
4. **¿Por qué presiono a personas y/o a mí mismo-a?**
5. **¿Tengo miedo de perder el control de las situaciones y/o de mi vida?**

El índice: *postura de juzgamiento*

Palabras clave: juzgamiento - autoridad - orgullo - autosuficiencia

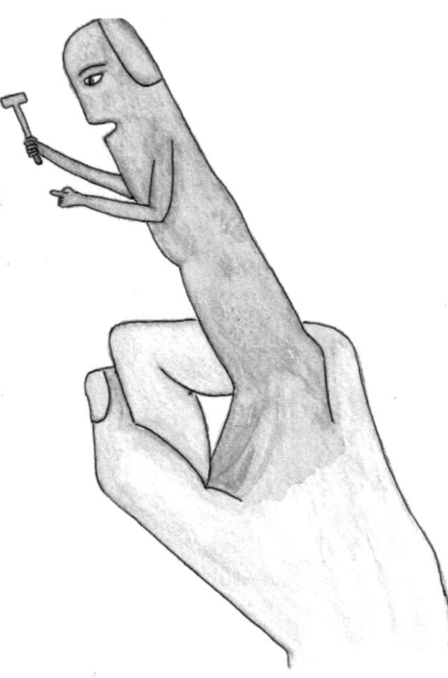

En el dedo índice comienza el meridiano del intestino grueso. Por lo tanto, es el dedo de la eliminación de los "desechos interiores" y está ligado a nuestro modo de actuar. Es el dedo del juzgamiento, de la autoridad, del orgullo. El índice habla del modo de lidiar con la autoridad, del miedo a no ser reconocido y valorado y del juzgamiento a otros. Con este dedo se afirma el poder personal y se esconde sentimientos de impotencia.

Una fractura en este dedo es una invitación para reflexionar sobre una fijación con alguien o con una situación y los motivos que impiden sentirnos libres, sueltos, autónomos.

 Cuando la boca calla, los órganos hablan...

En ese momento, sería importante preguntarse:

1. **¿Necesito actuar con astucia para conseguir lo que quiero?**

2. **¿Tengo miedo de ser juzgado por otros?**

3. **¿Qué miedos de la niñez me habitan y todavía me amedrentan?**

4. **¿Tengo miedo de ser ignorado por personas que considero o aprecio?**

El dedo medio: *placeres en la vida*

Palabras clave: creatividad - placer - sexualidad - insatisfacción

Es el dedo del poder, del equilibrio interior, de la sexualidad, de la fuerza, de la rabia y de la creatividad. Este dedo representa la satisfacción de la vivencia y de la acción placentera sobre los otros y sobre el mundo. Los problemas en este dedo señalan insatisfacción con los acontecimientos y la manera cómo lideramos nuestra vida. Invita, también, a reflexionar sobre la sexualidad y desistencias de nuestros sueños. Es decir, mirar qué frustraciones nos impiden avanzar en la vida y/o virar la página para proseguir el camino.

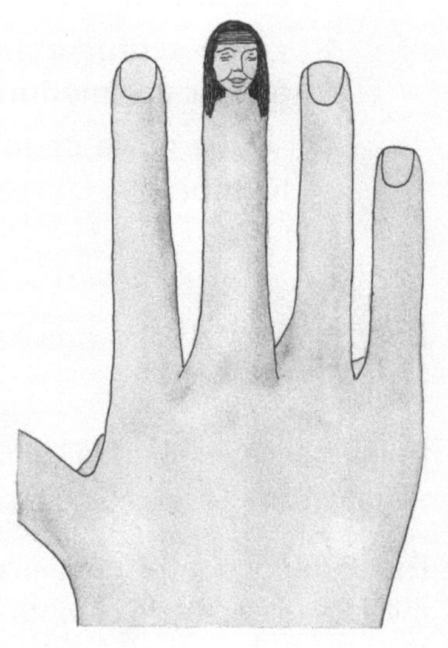

Una fractura en este dedo nos invita a reflexionar sobre la resistencia y rigidez en tocar alguien o alguna cosa; lleva a pensar en por qué acumulamos rabia en la profesión, vida personal, afectiva, sexual o intelectual.

En ese momento, recuerde reflexionar:

1. **¿Me enojo fácilmente por alguna insatisfacción o tristeza?**
2. **¿Cómo está mi creatividad?**
3. **¿Mis frustraciones activan e incrementan mi rabia e impotencia?**
4. **¿Qué deseos secretos no consigo materializar?**
5. **¿Mi falta de autoconfianza boicotea mi creatividad?**
6. **¿Estoy sustituyendo la realidad por la fantasía?**
7. **¿Mi sentimiento de inferioridad limita mi actividad sexual?**
8. **¿Tengo tendencia a actuar entre 8 u 80, o sea, en los extremos?**
9. **¿Qué actitud inmadura existe en mí y me impide actuar con madurez?**
10. **¿Qué parte de mí quiere crecer, producir frutos y yo lo impido?**

Dedo anular: *anillos y compromisos*

Palabras clave: libertad - unión - sufrimiento

Es el dedo donde comienza el meridiano del "triple calentador". Es el dedo que simboliza la unión, la asimilación y la cohesión. En este dedo se coloca el anillo que simboliza el compromiso.

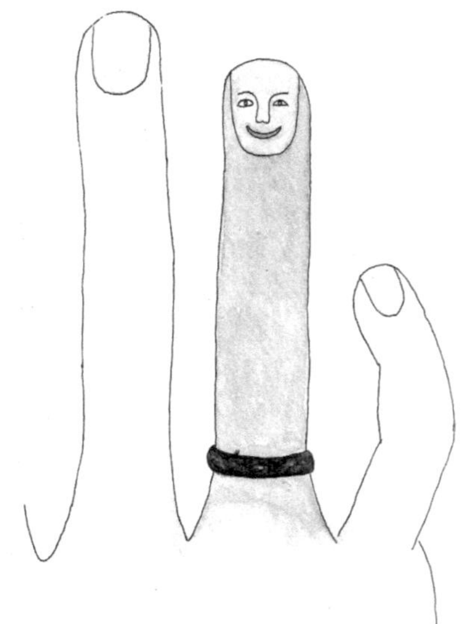

 Cuando la boca calla, los órganos hablan...

Los problemas en este dedo invitan a reflexionar sobre dificultades para concretar la unión, con el contexto y con nosotros mismos. Es también el dedo de la libertad y de las relaciones afectivas. Las heridas en el anular hablan de dolor en las relaciones afectivas. En este dedo se exterioriza un sufrimiento interior, generalmente ligado a relacionamientos afectivos. Las heridas expresadas en este dedo, reflejan un sufrimiento interior que silenciamos por mucho tiempo. Hablan también, de cuán difícil resulta consolidar la unión con nosotros mismos y desechar sufrimientos que nos bloquean. En general, este dedo presenta problemas cuando existe tendencia a escondernos en otros o llevamos una vida llena de desordenes y contradicciones. Una fractura en este dedo señala que estamos en segundo plano, eclipsados por los otros y que no ejercemos el derecho de crecer en libertad.

Si tuviera problemas en ese dedo, cuestiónese:

1. **¿Vivo alguna forma de injusticia en mis relaciones?**

2. **¿Me es difícil unirme conmigo mismo?**

3. **¿Estoy escondiéndome detrás de alguien o de alguna cosa?**

4. **¿Qué sentimientos secretos amargan mis relaciones?**

5. **¿Tengo tendencia a exagerar las cosas y, por eso, espanto a las personas?**

6. **¿Nutro en mí sentimientos de injusticia o infidelidad hacia algo que aconteció conmigo?**

7. **¿Vivo más preocupado por el deseo o pensamiento de otros que de los míos?**

Dedo meñique

Palabras clave: intuición - sensibilidad - pretensión

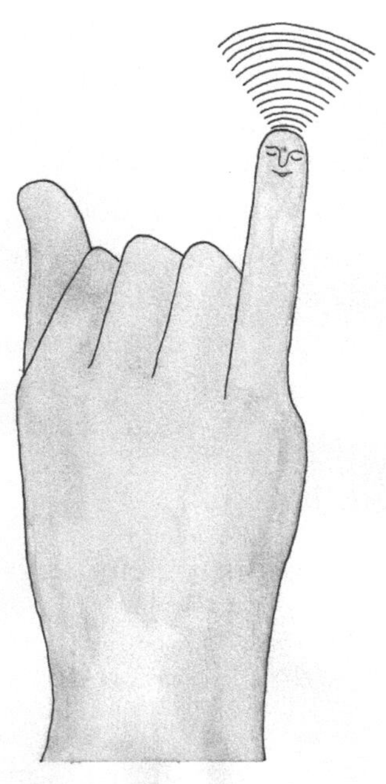

En este dedo comienza el meridiano del intestino delgado y termina el meridiano del corazón. El meñique es el dedo de la delicadeza, de lo superficial, de la apariencia y de la pretensión. La presencia de traumatismos en este dedo habla del deseo de exteriorizar o eliminar tensiones de orden emocional. Entonces, es el momento de preguntar si no estamos prisioneros de las funciones, papeles y apariencias, en detrimento de nuestra esencia. Es también considerado el dedo de la intuición, de ahí se explica la expresión "mi dedito me dijo...". También se lo conoce como el dedo de la sabiduría, de la integridad, de la verdad y de la apertura sobre los otros y, principalmente, sobre la familia. Una herida en ese dedo, como un pequeño lastimado, quemadura… invita a reflexionar sobre la desarmonía en las relaciones familiares o sobre la falta de amor y/o una gran emotividad.

Este dedo hace pensar sobre la tendencia a ser pretenciosos, buscando agradar a otros, terminando por desequilibrarnos y sin comprender los acontecimientos y a las personas con quienes convivimos. Este dedo nos convoca a estar más atentos a la intuición, para realizar cambios en nuestras relaciones familiares. Una fractura en este dedo habla de una necesidad imperativa de liberarse de relacionamientos que oprimen. Este dedo habla también del lado obscuro, pretencioso, con secretos y mentiras.

 Cuando la boca calla, los órganos hablan…

Este momento reflexione sobre:

1. **¿Tengo tendencia a vivir en función de otros y me olvido de mí?**
2. **¿Me siento indeciso e inseguro con relación a los otros?**
3. **¿Por qué no he escuchado mi intuición?**
4. **¿Qué gano, rumiando mis pensamientos?**
5. **¿Qué aspectos de mi vida debo cambiar para sentirme libre?**
6. **¿Qué situación o persona están oprimiéndome?**
7. **¿Qué viejo secreto guardo bajo siete llaves?**

Las uñas: *capacidad de defensa*

Palabras clave: defensa - protección

Las uñas cubren los dedos y sirven para protegernos de personas y situaciones en la vida. Roer las uñas habla del rechazo a crecer y asumir, asimismo, es una forma de reprimir la agresividad.

Miembros inferiores: *relacionamientos afectivos*

Las piernas simbolizan la dirección que tomamos en el espacio relacional: ir en dirección a otros, aproximarnos y/o alejarnos; es decir, las piernas señalan la capacidad de avanzar en la vida. Están ligadas directamente con la Madre Tierra. Reflejan, también, nuestra posición en el mundo: en el trabajo, en la familia y en todo relacionamiento. Frente a problemas en las piernas deberíamos parar para reflexionar sobre nuestros relacionamientos. Necesitamos preguntarnos: ¿Estoy viviendo algo que puede repercutir en mi futuro? ¿Hay algo que está paralizándome? ¿Qué relacionamientos actuales son fuente de inquietud y conflictos para mí?

Los problemas en las piernas también preguntan si no estamos muy estáticos en la vida: acomodados. Posiblemente, vivamos en función de otros, motivando a otros y no a nosotros mismos. Las tensiones o dolores en las piernas hablan de problemas que resultan de relaciones tensas, de las dificultades para avanzar o retroceder en el espacio relacional del momento. Cuanto más se identifica la parte afectada de la pierna, más fácil será precisar la fuente de la tensión.

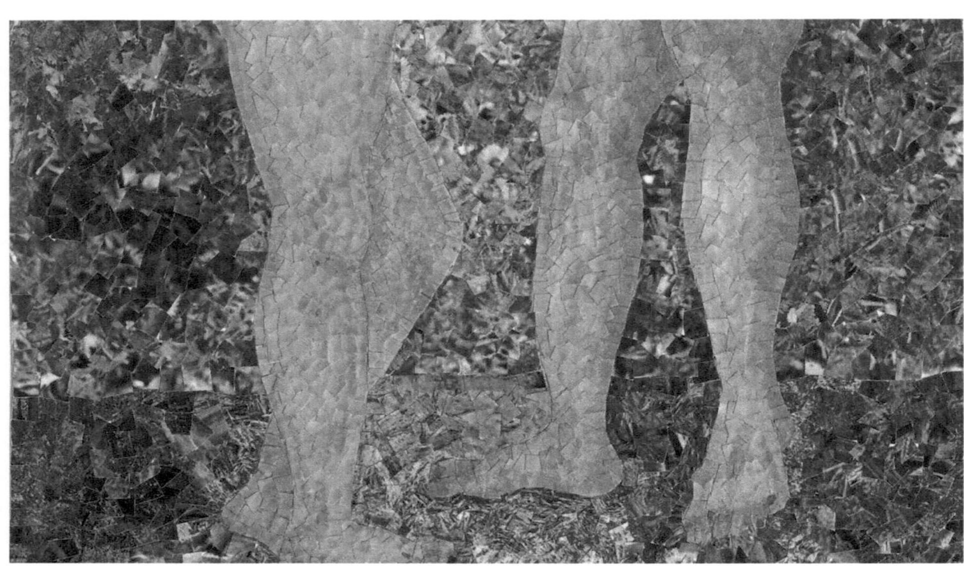

 Cuando la boca calla, los órganos hablan...

Será interesante que nos preguntemos:

1. **¿Siento que no soy apoyado por otros en el medio que vivo?**

2. **¿Cuál es el impase relacional que estoy viviendo?**

3. **¿Tengo la impresión de ser un peso para otros?**

4. **¿Qué obstáculos necesito superar para encontrar un nuevo punto de equilibrio?**

5. **¿Qué situaciones están desestabilizándome?**

6. **¿Qué distanciamientos necesito efectuar pero me cuesta mucho?**

7. **¿Quién conduce mis pasos? ¿Yo o los demás?**

Articulación del muslo: *memorias de abandono y/o traición*

Palabras clave: abandono - traición - autonomía - determinación

Esta articulación, situadaentrelacaderayelfémur, permite encontrar el equilibrio al caminar. Ella impulsa el cuerpo para adelante por eso, simbólicamente, representa la determinación para seguir un camino, una opción de vida. Los dolores en esa articulación, generalmente, aparecen cuando se quiere tomar decisiones en la vida. El deseo de realizar cambios despierta viejas memorias inconscientes del pasado, generalmente ligadas al sentimiento de abandono y/o traición, sea porque fuimos abandonados o porque abandonamos. La mayoría de autores relaciona las molestias en los muslos a un antiguo dolor inconsciente, que reaparece cuando revive el miedo de abandonar o ser abandonado, ser traicionado y/o traicionar a alguien. El miedo a revivir situaciones parecidas bloquea la capacidad para tomar decisiones. En esas circunstancias, las personas vuelven a sentir la falta de apoyo de antes.

El miedo a regresar a los fantasmas del pasado compromete nuestros relacionamientos, por eso, como estrategia de sobrevivencia, se asume comportamientos para evitar el dolor. Las personas crean sus propias leyes que las aíslan o protegen, pero terminan encerrándose en sí mismas, distanciándose de las demás.

Al quedar inseguros, indecisos, la articulación del muslo se vuelve rígida, impidiéndonos dar pasos. Así, tendemos a quedar sumisos al deseo de los otros, sin expresar los nuestros, voluntades o sueños. Las personas tienen dificultades para oponerse a otros, o a situaciones. Esos problemas muestran que se vive cierta ambivalencia: por un lado, se silencian los deseos y necesidades; por otro, aparece la rabia porque otros no nos apoyan. Sabemos que necesitamos apoyo, sin embargo no expresamos nuestra demanda y quedamos molestos: nos gustaría recibir sin tener que pedir. En ese momento, vemos que la dificultad para acoger al otro es evidente. Esos problemas también reflejan la dificultad para aceptarnos y acoger nuestra historia. Tenemos miedo a la intimidad y, de a poco, nos distanciamos de los demás, refugiándonos en el trabajo o en la comida de forma compulsiva.

Los problemas en esa articulación deben hacernos reflexionar sobre:

1. **¿Me siento traicionado-a en mis valores por alguien de mi confianza?**
2. **¿Estoy viviendo alguna situación en que me siento abandonado-a o traicionado-a?**
3. **¿Qué me causa miedo e impide que ocupe mi espacio?**
4. **¿Viví algún acontecimiento relacionado con mis padres que considero injusto?**
5. **¿Alguien descubrió algún secreto o información que yo guardaba bajo siete llaves?**
6. **¿Estoy bloqueando mi placer sexual?**
7. **¿Guardo resentimientos, rabia, frustraciones por haber "nadado en seco"?**
8. **¿Tengo dificultades para acoger al otro?**

 Cuando la boca calla, los órganos hablan...

El muslo: *memorias del pasado*

El muslo une la cadera a la rodilla y habla de la tendencia a guardar viejos recuerdos del pasado; sobre todo, situaciones que reactivan sentimientos de culpabilidad. Los muslos representan el eje básico del apoyo relacional en el mundo. Es el pasaje del inconsciente al consciente.

En los muslos se almacenan viejos recuerdos materiales, emocionales e intelectuales, marcados por sentimientos de culpabilidad, dolores por sentimientos de traición y abandono. Ese peso del pasado impide avanzar en el presente. Toda posibilidad de avanzar en la vida despierta viejas angustias. Para defenderse, las personas se desconectan de las emociones, se bloquean y se vuelven insensibles a sí mismos y a otros, negándose elementos profundos como la sensualidad y los deseos sexuales; reforzando sentimientos de frustración y de rabia. De esta forma, comprometemos el potencial creativo, tornándonos pasivos y

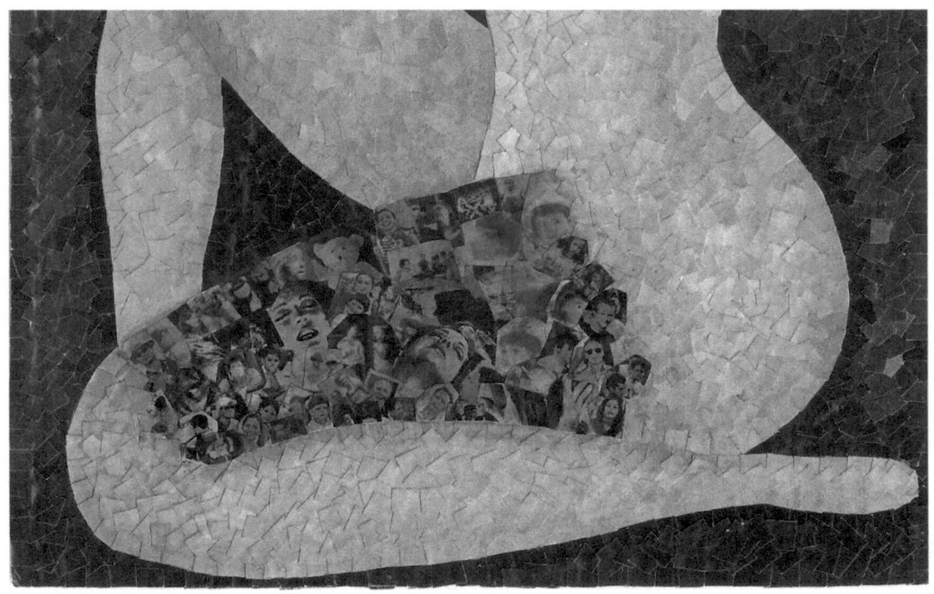

obedeciendo al poder de la autoridad. Los dolores en los muslos invitan a reflexionar sobre lo que guardamos para nosotros.

Los dolores, tensiones, artrosis se relacionan con lo básico de nuestras creencias que están siendo cuestionadas. Cuando el problema se presente en el lado derecho, está señalando los conflictos con las creencias relacionadas con la problemática maternal; si fuera en el lado izquierdo, se relaciona con la problemática paternal.

Como el muslo está situado entre la cadera y la rodilla, dos extremidades que representan la emergencia del inconsciente relacional, tiene la función de usar el pasado inconsciente, representado por la articulación con la cadera, que personifica el surgimiento de memorias, miedos o deseos del presente. Así, la articulación de la rodilla simboliza la puerta de aceptación del caminar presente.

Problemas en el muslo y en el fémur

Los problemas en el muslo y en el fémur hablan de la emergencia de memorias inconscientes reprimidas por la misma persona. Ellos recuerdan que estamos rechazando integrar, aceptar aquello que emerge. Cualquier perturbación en el muslo representa la dificultad para relacionar el pasado, nuestra estructura profunda a los valores y creencias inconscientes.

La lateralidad indica el tipo de problemática, si es masculina o femenina. Muslos gruesos almacenan viejas memorias de culpabilidad del pasado, todavía vivas y presentes, tales como rencor, resentimientos ligados a la traición. Mientras que los acontecimientos del pasado traen angustia y evitan la intimidad conmigo o con otros. En ese caso, se tiende a huir o negar la sensualidad y los deseos sexuales, lo que genera rabia y frustración.

Las fracturas en el fémur dicen que las estructuras de base fueron violentamente afectadas. Es como si tuviésemos que enfrentar duramente, física o verbalmente, a alguien o alguna situación. La fractura aparece para confirmar que los adversarios son más fuertes y que capitulamos frente a los obstáculos.

En esos momentos, es adecuado reflexionar sobre:

1. **¿Qué barreras o adversarios necesito enfrentar?**
2. **¿Estoy en un pozo sin salida?**
3. **¿Qué he hecho con mi creatividad?**
4. **¿Por qué la autoridad me provoca tanto miedo y bloquea mi caminar?**
5. **¿Estoy cansado de dar mucho y recibir poco reconocimiento?**
6. **¿Acaso será el momento de rever la reciprocidad en mis relacionamientos?**

Rodilla: *concesiones relacionales*

Palabras clave: aceptabilidad - flexibilidad - concesiones - humildad - ambiciones

La rodilla es la articulación que une el muslo a la pierna con la capacidad de doblarse, articular. Por eso, es considerada la articulación de la humildad y de la flexibilidad interior. Señala la capacidad de escuchar, de aceptar y/o de someterse a los otros y sus imposiciones, de ahí la frase: "tiene que arrodillarse...". La rodilla es la brújula de las relaciones con nosotros y con otros. Representa la aceptación de una emoción, resentimiento o una idea que emerge del no consciente. Es la mayor articulación y señala la apertura al otro y aceptación a lo que esta relación implica.

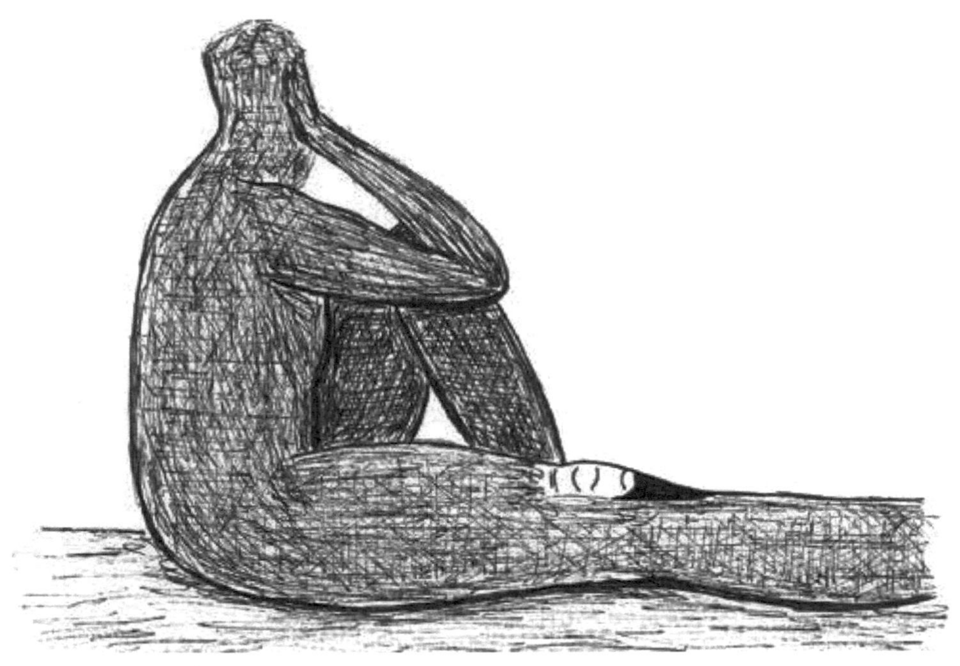

Problemas en las rodillas

Los dolores y otros problemas en las rodillas hablan de las dificultades para aceptar una determinada experiencia relacional. Señalan que alguien se siente obligado a ceder a las exigencias relacionales. Generalmente, los dolores más intensos dicen que hicimos concesiones a disgusto. Hablan, también, de la dificultad que hay entre nosotros y otros, entre lo que sentimos y lo que somos, entre el lado masculino y femenino, y lo que otros quieren de nosotros. Cuando los meniscos son afectados, dicen que estamos viviendo una situación de conflicto, que estamos entre la cruz y la espada. Los problemas en los meniscos manifiestan una dualidad interior y nos dejan nerviosos y tensos. Las personas procuran agarrarse a alguna cosa o de alguien, o se quedan paralizados por lo que otros puedan pensar de ellas.

 Cuando la boca calla, los órganos hablan...

El dislocamiento de rodilla habla de una relación desequilibrada, o alguna situación vivenciada. De manera general, los problemas en la rodilla invitan a preguntarse: ¿A quién debo hacer concesiones? ¿Tengo dificultad de ceder a las presiones o demandas? En general, esos problemas son tensiones, de orden relacional con el mundo exterior o interior, con alguien o con nosotros mismos. Puede ser algo de la vivencia consciente que va al encuentro con las creencias profundas y que tenemos dificultades para aceptarlas, o integrarlas a la cotidianidad. Las dificultades para doblar la rodilla hablan de cierta rigidez en las relaciones, posiblemente ligada a un ego súper rígido y riguroso.

Las rodillas flexibles hablan de la apertura a los cambios del ambiente. Tratan sobre la dificultad para elegir entre el yo y nosotros; esto es, entre el yo masculino y el yo femenino, entre yo y mi compañero-a, mi familia, mis amigos, una organización religiosa, social o política.

Luxación y/o fractura de la rodilla

La luxación de las rodillas muestra que estamos desequilibrados frente a alguien o ante una situación que presiona muy fuerte sobre nosotros. En fin, cualquier problema debería llevarnos a preguntar: ¿frente a quién o qué debo abdicar, renunciar? ¿Sería una autoridad externa a mí? ¿O del fardo pesado de la vida o de las responsabilidades que me impongo? Cuando se produce una fractura en la rodilla, hay que considerar que señala el miedo a fracasar en la vida.

Con problemas en las rodillas, habrá que reflexionar sobre:

1. **¿He tenido dificultades al lidiar con exigencias, imposiciones, presiones externas o internas?**
2. **¿Necesito ser más humilde y flexible frente a las demandas relacionales?**
3. **¿Algún gesto mío ha sido mal interpretado y por eso estoy alimentando algún resentimiento?**
4. **¿Qué situación o aspecto de mi historia pasada dificulta mi caminar?**

Tibia y peroné - parte inferior de las piernas: *dificultad de avanzar*

Palabras clave: movilidad - ir adelante

Los huesos tibia y peroné, situados entre la rodilla (la puerta de la aceptación) y los tobillos (la puerta de la decisión son responsables por la toma de decisiones. Todo lo que pretendemos aplicar en el camino y que, por motivos ajenos a nuestra voluntad, no conseguimos realizar, puede aparecer como tensiones, calambres, temblores e hinchazón en las piernas. Como la pantorrilla permite avanzar en la vida y nos protege en situaciones inesperadas, cualquier incomodidad en esa región obliga a ir despacio y a preguntarse si no estamos presos por alguna cosa o de alguien, que nos impide avanzar. Cuando el problema es en la tibia, deberíamos preguntar: ¿el fardo que llevo está muy pesado, perjudicando mi movilidad?

 Cuando la boca calla, los órganos hablan...

Flebitis: *sentimiento de incomprensión*

Palabras clave: interrupción - bloqueo

Las flebitis invitan a reflexionar sobre una dificultad o deseo de negarse a continuar o avanzar en la vida; esto, generalmente, incluye culpabilizar a los otros por nuestro estancamiento. Simbólicamente, las venas evocan un retorno insatisfactorio del amor que damos a los otros.

Calambres: *energía bloqueada*

Palabras clave: inseguridad - deseos inconclusos

Los calambres señalan un conflicto entre el deseo y los obstáculos para su realización.

Várices: *vida llena de insatisfacciones*

Palabras clave: desánimo - agotamiento

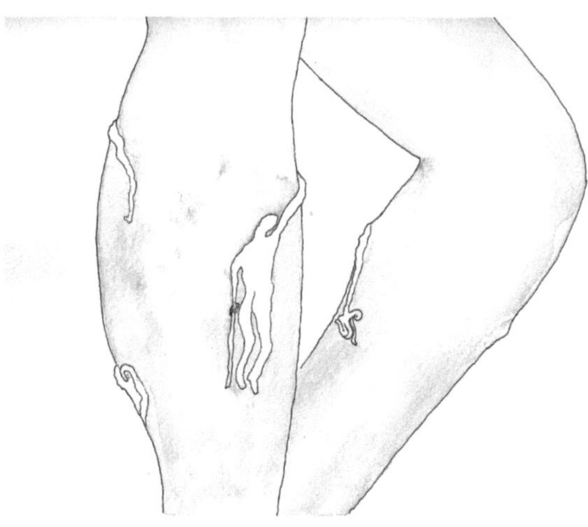

Las várices son las venas dilatadas que tienen dificultad en permitir que la sangre vuelva al corazón, causando problemas circulatorios. La presencia de ellas invita a reflexionar sobre los espacios que ocupamos; señalan la inconveniencia de la posición que ocupamos en la familia y/o en el trabajo, y que se necesita lograr un nuevo espacio relacional donde seamos mejor valorados y apoyados. Cuando la vida se llena de insatisfacciones, sin motivaciones y se pierde la alegría de vivir, la sangre venosa tiende a estancarse.

Como la sangre es el símbolo de la vida y de todo lo que representa: apoyo, acogida, amorosidad, pasión, reconocimiento, realización; cuando tiene dificultad para retornar al corazón, trayendo lo que la vida proporciona, significa que la vida que llevamos no es estímulo para avanzar y, al contrario, se siente la necesidad de reaccionar antes que de actuar y crear.

Las várices en el embarazo invitan a la mujer a reflexionar sobre el miedo de compartir con otros su papel de futura madre. Ahí es importante preguntarse: ¿será que tendré la ayuda necesaria para criar a mi hijo?", "¿conseguiré convivir con mi hijo y mi marido?", "¿tengo miedo a estar sola en esa nueva tarea?", "¿tendré la ayuda de mi compañero en este nuevo papel?"

Estas enfermedades y síntomas en las piernas deben hacernos reflexionar sobre:

1. **¿Estoy haciendo algo que me causa miedo?**
2. **¿Tengo la impresión de ser atropellado-a por los acontecimientos de la vida?**
3. **¿Qué me impide dar mi grito de libertad?**
4. **¿Estoy viviendo una situación entre la espada y la cruz?**
5. **¿Tengo dificultad para posicionarme frente a alguien o alguna situación que desafían mis creencias yvalores?**
6. **¿Necesito distanciarme de alguien para tener mi independencia?**
7. **¿Soy terco y no escucho a mi maestro interior?**
8. **¿Mi felicidad depende más de los otros que de mí mismo-a?**
9. **¿Estoy limitado en mis relaciones?**
10. **¿Tengo ganas de dar una patada a alguien?**
11. **¿Tengo dudas sobre el camino que debo seguir?**

Tobillos: *búsqueda de nuevos puntos de apoyo*

Palabras clave: decisión - implicación

La canción "no sé si me voy o si me quedo…" traduce la indecisión materializada de los problemas en el tobillo.

Siendo el tobillo la articulación que da movilidad a los pies para caminar y los apoyos conscientes para las relaciones con el mundo, es también la puerta de la implicación para el poder de decisión. Es el que nos impulsa y que proyecta la capacidad de decidir y de lograr cambios. El tobillo es la puerta de la implicación para los pasos que damos en la vida.

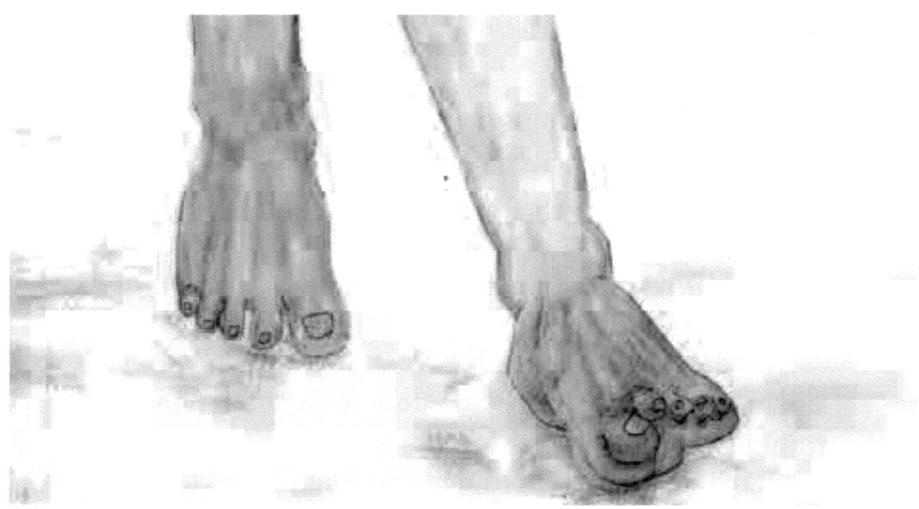

Las torceduras, dolores y traumatismos en los tobillos hablan de la dificultad para establecer relaciones estables y firmes. Hablan de relacionamientos que no nos convienen más y de nuestra dificultad para cambiar. Alertan sobre la falta de flexibilidad, estabilidad y realismo, y que así no se puede continuar. Además, muestran la necesidad de parar, buscar nuevos puntos de apoyo, nuevas referencias para los relacionamientos, porque no sabemos en qué más apoyarnos. Puede significar también que tengamos dificultades para tomar decisiones en la vida.

Dependiendo de la lateralidad del tobillo enfermo, deberíamos preguntarnos:

1. **¿Tengo dificultades con una mujer y eso me impacienta (tobillo derecho)?**
2. **¿Vivo alguna relación saturada?**
3. **¿Estoy buscando nuevos puntos de apoyo en mi caminar personal, familiar, profesional?**
4. **¿Tengo dificultades para tomar decisiones como persona o como profesional?**

 Cuando la boca calla, los órganos hablan...

Pies: *posiciones y direccionamientos en la vida*

Palabras clave: presencia - posiciones - convicciones - enraizamiento

Las expresiones: "tener los pies con el suelo...", "dar los primeros pasos...", "paso a paso...", "tomar pie de la situación...", "quedar a los pies del muro..." muestran la función principal de los pies: dar apoyo y equilibrio; son el punto de apoyo y equilibrio sobre el suelo y permiten contactar con la realidad, permitiendo que caminemos. Con ellos avanzamos o nos bloqueamos en la caminada; también hablan de las posiciones en el mundo. Se dice que una persona tiene los pies en el piso, cuando tiene sentido de la realidad. La manera como las personas usan los pies, buscando apoyo y equilibrio en su caminar, traduce la forma como están enraizadas, emocionalmente, en sus relacionamientos y señalan sus criterios e ideas de vida.

Los pies son la clave simbólica de los apoyos relacionales; por ejemplo, el Lavapiés simboliza la purificación con el mundo, con lo divino; es un símbolo de humildad y libertad que permite la acción de dar y recibir. Otro ejemplo es la práctica china de vendar los pies de las mujeres; aunque asociado al erotismo y a la belleza femenina trae, en sí, una actitud de inhibición de la libertad, limitación del ir y venir y el refuerzo de la dependencia y sumisión femenina al hombre (en esa cultura). Las tensiones en los pies se relacionan con una crisis emocional no solucionada y que consideró la posibilidad de fuga. Además, los problemas en los pies hablan de conflictos entre dirección y movimiento, de la dificultad para alcanzar metas; también, de la necesidad de buscar estabilidad y seguridad en el caminar. Asimismo, indican temor a los imprevistos y dificultades para desligarse del pasado.

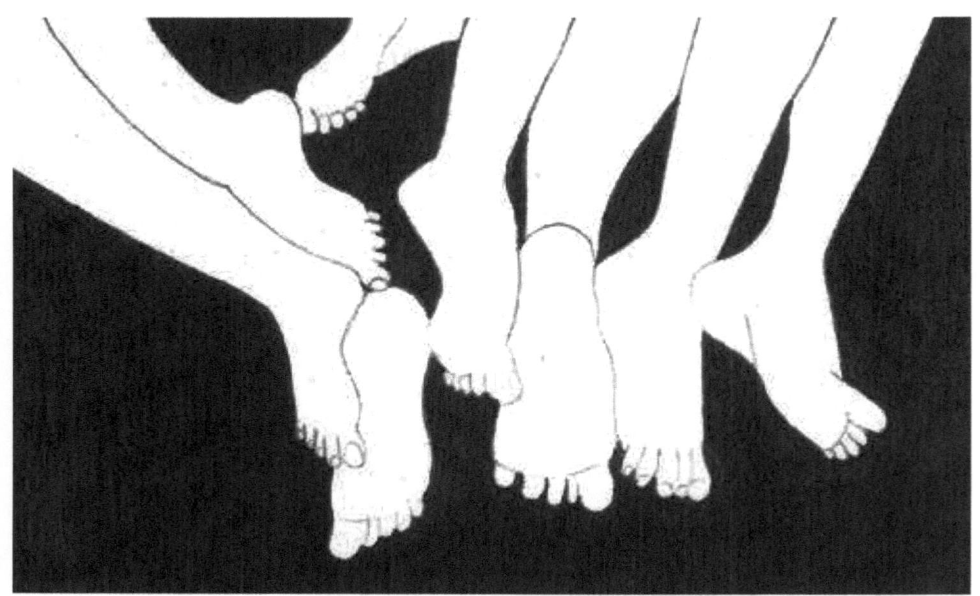

Los problemas en los pies son invitaciones para ir despacio y deben llevarnos a reflexionar:

1. ¿Qué impide mi caminar?

2. ¿Tengo dificultad para distanciarme de alguien?

3. ¿Mi cerebro es quien conduce mis pasos?

4. ¿Tengo claridad sobre lo que quiero para mí?

5. ¿Hoy, cuáles son mis fuentes de placer y satisfacción en lavida?

6. ¿Por qué estoy abandonando mis proyectos de vida?

7. ¿Estoy mirando la vida por el retrovisor?

 Cuando la boca calla, los órganos hablan...

Dolores en los pies

Los dolores podales hablan de las tensiones relacionadas a la posición en el mundo. Las expresiones: "estoy atado de pies y manos", "no sé sobre qué pie danzar" muestran la forma en que los pies influencian en la toma de decisión y denuncian nuestra postura frente de la vida. Los problemas en los pies hacen reflexionar sobre la dirección de nuestra vida y hablan de la falta de estabilidad y apoyo en el caminar. Señalan que se teme enfrentar el futuro y la imprevisibilidad. Muestran la dificultad para romper con el pasado, principalmente cuando se trata de relaciones conflictivas con la madre, muchas veces distanciándonos de ella. Es una excelente ocasión para preguntarnos si tenemos dificultades para distanciarnos del núcleo familiar.

Una torsión en los pies indica el deseo de alejarnos de alguien, pero estamos imposibilitados de hacerlo. Las fracturas en los pies refieren a la terquedad en seguir la dirección que no se corresponde con los deseos profundos de vivir en paz, por eso es un buen momento para rever nuestro recorrido.

Dedos de los pies: *detalles relacionados al futuro*

Palabras clave: avanzar - afirmación - convicciones - maleabilidad

Mientras los dedos de las manos refieren los detalles del cotidiano, los de los pies refieren detalles relacionados al futuro. Ellos describen el punto de apoyo relacional. Cada dedo trae un mensaje sutil ligado a las creencias y/o actitudes relacionales. Gracias a los meridianos energéticos presentes en cada dedo, es posible decodificar las sutilezas de una comunicación inconsciente. Por medio de los dedos liberamos o estimulamos las tensiones almacenadas. Cuando los problemas están en los dedos del pie derecho, enfrentamos una problemática maternal; cuando es en el izquierdo, la problemática es paternal.

El hallux valgus (del latín hallux = dedo gordo y valgus = perdido), el dedo más largo de los pies, habla del sentimiento de culpabilidad por ser felices. Y, también, que se experimenta la sensación de haber perdido el lugar en el mundo, por enfrentar tanta imposición y presiones.

En general, los problemas en los pies deben hacernos reflexionar:

1. **¿Qué estoy comunicando sobre mis relacionamientos?**
2. **¿Necesito eliminar algo en mis relacionamientos?**
3. **¿Necesito nuevos apoyos en mis relacionamientos?**
4. **¿Qué apoyos necesito para mantener mis relacionamientos?**
5. **¿Qué apoyos necesito para recorrer nuevos caminos?**

Cada dedo, en particular, invita a reflexionar sobre un tipo de relacionamiento:

Dedo gordo: *apoyo en el caminar*

Palabras clave: autoridad - sustentación

Es el dedo base del apoyo relacional. En la menopausia, es muy común que las mujeres tengan problemas en este dedo; pues la menopausia es, casi siempre, vivida como pérdida de la fecundidad. La mujer vive la menopausia como si estuviese perdiendo algo importante en sus relaciones afectivas. Cuando el problema se presenta en el lado interno del pie, señala las tensiones inconscientes ligadas al plano material; si es en el lado externo del pie indica tensiones afectivas.

En ese momento, debemos preguntarnos:

1. **¿Qué estoy viviendo que me produce la sensación de estar perdiendo algo importante?**

2. **¿Estoy viviendo tensiones de orden material? ¿Cuáles?**

3. **¿Qué tensiones relacionales afectivas me dificultan la vida?**

Dedo índice (latín = index = índice): *bloqueo del caminar*

Palabra clave: autoridad - dirección

El dedo índice de los pies recibe el meridiano del estómago. Está relacionado a la digestión de aquello que alimentamos en los relacionamientos.

Los problemas ligados a este dedo permiten reflexionar sobre:

1. **¿Qué no consigo digerir en mis relacionamientos?**

2. **¿Tengo dificultad para digerir algo en mi vida profesional?**

Dedo medio: *equilibrio en los relacionamientos*

Palabras clave: creatividad - placer - sexualidad

Es el dedo del equilibrio, de la coherencia en las relaciones. El dedo medio habla de las dificultades asociadas al futuro de las relaciones, sobre todo de los miedos a profundizar un relacionamiento, sentido como injusto y "sin futuro".

Los problemas en ese dedo alertan sobre:

1. **¿Tengo miedo a continuar en un relacionamiento inseguro?**
2. **¿Qué relacionamiento estoy viviendo que me deja molesto?**

Dedo anular: *comodidad/incomodidad relacional*

Palabras clave: unión - lazos afectivos

Es el dedo donde termina el meridiano de la vesícula biliar y que tiene que ver con cuestiones del tipo: ser o no ser justo. Es el dedo de la búsqueda de la perfección. Este dedo, cuando presenta problemas, alerta sobre:

1. **¿Estoy viviendo un relacionamiento en el que dudo sobre estar siendo justo-a o injusto-a?**
2. **¿En qué relacionamiento no me siento confortable?**

Dedo meñique: *cierre de ciclo*

Palabras clave: escucha interior

Es el dedo que tiene el meridiano de la vejiga y de los riñones, órganos responsables de eliminar los líquidos corporales. Simbólicamente, habla de la eliminación de viejas memorias de los apoyos relacionales dañinos. Los problemas en este dedo son formas de eliminar memorias traumáticas.

En este caso, habrá que preguntarse:

1. **¿Estoy siendo radical en mis cambios relacionales?**
2. **¿Qué apoyos relacionales necesito abandonar?**
3. **¿Cuáles esquemas relacionales antiguos me generan malestar?**

 Cuando la boca calla, los órganos hablan...

DIALOGANDO CON LOS SENOS

Cuidar de mí, cuidar del otro

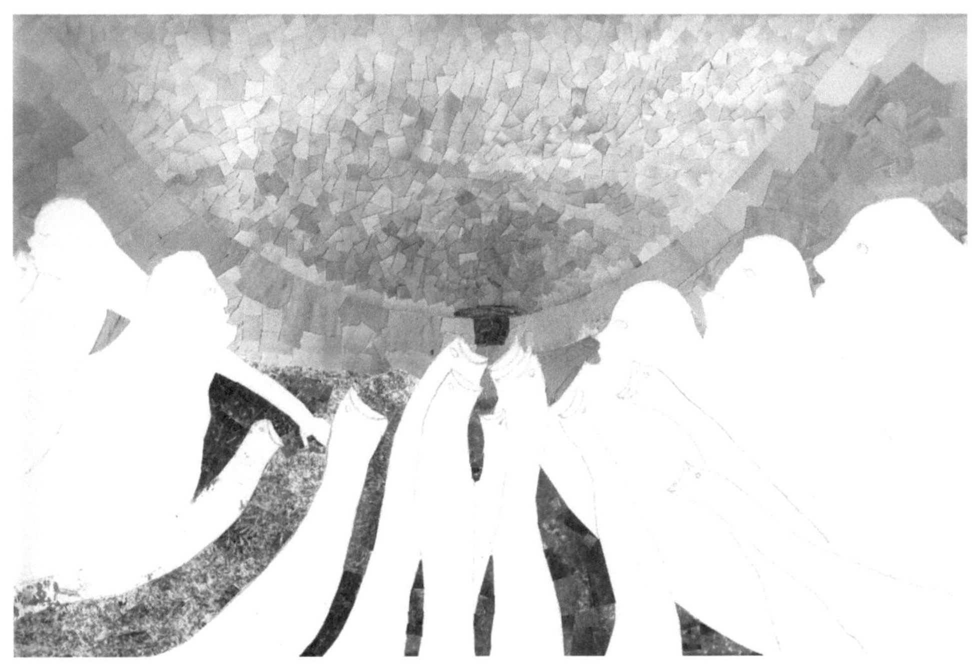

Los senos, en el hombre y la mujer, simbolizan la femineidad, la sobreprotección y la preocupación por la alimentación del otro. Simbolizan la facultad de preocuparse por los otros, vistos como niño-as frágiles, indefensos-as, que necesitan cuidados, así como el equilibrio entre el dar y recibir, y de lo masculino con lo femenino.

En la maternidad, la madre centraliza su atención en la alimentación del bebé, colocándose en segundo plano. Así materna, protege a su hijo frágil, estableciendo una relación de dependencia en que uno controla al otro bajo el pretexto de que, sin sus cuidados exclusivos, el bebé sucumbiría.

Toda sobreprotección es un acto de incredulidad en la capacidad del otro

Una fémina que habla de problemas en los senos parece eclipsar a la mujer, la femineidad, por la maternidad. Dependiendo de la lateralidad del seno afectado, derecho o izquierdo, es posible conducir la reflexión para ayudarla a encontrar sentido a su sufrimiento. Si el seno afectado fuera el izquierdo, tiene que ver con el simbolismo masculino (padre, hijo, marido, patrón...); si fuera el derecho, tiene que ver con el simbolismo femenino (madre, hija, amiga, patrona,...).

Problemas en los senos

Cuando una persona presenta problemas en los senos, se deben hacer algunos cuestionamientos, para clarificar y decodificar el sentido existencial del síntoma. Así:

1. **¿En mi relacionamiento, a quién no estoy nutriendo satisfactoriamente?**

2. **¿En mi relacionamiento, a quién no quiero nutrir más y no lo consigo?**

3. **¿Cómo está la reciprocidad en mis relacionamientos?**

4. **¿Estoy sacrificándome por alguien, en detrimento de la mujer que tengo en mí?**

5. **¿Mantengo actitudes de dominación y/o sobreprotección con quien convivo?**

6. **¿Perdí alguien muy querido?**

7. **¿Estoy viviendo alguna pérdida afectiva dolorosa?**

8. **¿Guardo alguna culpa en cuanto a mi capacidad de cuidar?**

9. **¿En mi papel de cuidador-a tengo dificultad para colocar límites?**

10. **¿Estoy preocupándome más por otros que por mí?**

Estos cuestionamientos pueden ayudar a la persona, con problemas en los senos, a repensar sus comportamientos nocivos, inclusive aquellos que tiene consigo misma. Insistir en esos comportamientos puede llevar a la persona a desarrollar una patología grave. Un problema en el seno es una forma que el cuerpo utiliza para evacuar tensiones relacionales, donde la reciprocidad no se vive, ni se respeta.

Tener dificultades para amamantar a los hijos señala la resistencia para aceptar el papel de madre. La mujer siente como si el hijo le quitará su libertad. Esta es una buena ocasión para reflexionar sobre el vínculo madre-hijo y el por qué la dificultad de amar al hijo. La mujer posiblemente encuentre difícil desempeñar el papel de madre, por sentir que cuidar al hijo, eclipse el ser mujer.

La maternidad es un momento fecundo para los dos papeles, de madre y de mujer, los cuales pueden ajustarse y encontrar un equilibrio para que la persona viva bien.

Los problemas en los senos son formas que el cuerpo tiene para externalizar tensiones relacionales, como consecuencia de comportamientos protectores de otros, en detrimento de sí; o sea, cuando la mujer queda eclipsada por la "súper madre cuidadora" de todo y de todos. En ese contexto, es importante hacer algunos cuestionamientos para clarificar y decodificar el sentido existencial del síntoma.

Para comprender el mensaje inconsciente, se sugiere que la mujer se haga algunas preguntas:

1. **¿Cómo me veo como mujer?**
2. **¿Cómo está mí relación con mi compañero?**
3. **¿Cómo está mi relación y comunicación con mis hijos?**
4. **¿Fui rechazada por alguno de mis hijos?**
5. **¿Ser "súper madre" era una forma de sentirme amada?**
6. **¿Cómo me siento ahora que mis hijos crecerán y se alejarán de mí?**
7. **¿Estoy dudando de mi valor de madre y de mujer?**
8. **¿Qué he hecho con mis emociones y deseos femeninos?**

Jean-Pierre Barral (2005) clasifica de "Persona seno" a aquella que tiene las siguientes características:

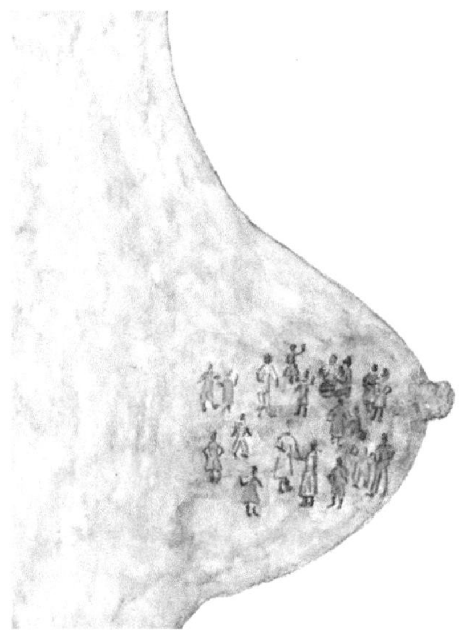

- La necesidad de seguridad afectiva. En cualquier conflicto afectivo, ella se siente perdida, confusa y tiene dificultad de superación.

- Tiene tendencia y sensibilidad a la soledad real y/o imaginaria. Aun rodeada de mucha gente, tiene siempre un sentimiento de extrema soledad.

- Tiene dificultad para vivir situaciones de ruptura afectiva y los giros inesperados de la vida. El casamiento de un hijo, la separación de un compañero, una chantaje afectivo o una traición en la familia son vividas con mucho sufrimiento. Ella es la fiel balanza que señala la ruptura emocional. Muchas veces la simple idea de un abandono, de una separación, desencadena reacciones en el seno como quistes.

- Deseo insaciable de maternidad, aunque ya tenga otros hijos y/o sepa que no puede embarazarse más.

- Sensibilidad a los problemas de la edad y del envejecimiento. Ella no soporta envejecer, le gustaría de ser una eterna madre, cuidando de sus hijos. Los senos dan a la mujer la impresión de que está siempre preparada para nutrir.

- Nutre, inconscientemente, un sentimiento de culpabilidad y fracaso y está siempre insatisfecha con lo que hace como madre, martirizándose, diciendo que podría hacer y/o haber hecho mucho más. Todo para ella es fuente de culpabilidad.

- Tiende a la sumisión, al fatalismo. Con facilidad, se somete al marido, a los hijos, a los parientes, amigos o a cualquier persona considerada influyente. Ella se castiga mucho. Todo pasa como si eso fuera su filosofía de vida: "para ser aceptada, tengo que ser perfecta". Ese espíritu fatalista impide promover cambios, ya que no admite siquiera el riesgo de errar.

- Tiene dificultad para encontrar su espacio y referencias estructurantes. Nunca sabe cuál es su territorio, qué espacio debe ocupar como persona, madre o mujer. Está siempre a la procura de su lugar, preguntándose: - ¿qué tipo de madre soy?, ¿qué tipo de secretaria soy?, ¿qué tipo de esposa soy?, Ella vive mucho más en función del deseo de los otros que del suyo propio.

- Es excesivamente tímida. Comúnmente, en la pubertad, cuando los senos comienzan a aparecer, la adolescente presenta dificultades relacionales, asumiendo mal la aparición de la femineidad en su cuerpo. Revela una mezcla de timidez y actitudes agresivas, en ciertas circunstancias. En esa fase, es común que aparezca cifosis (columna curva) con la postura de hombros caídos para adelante, quedando las espaldas redondeadas, en la tentativa de esconder los senos, símbolos de la femineidad.

- Nutre una serenidad "de fachada", intentando agradar a las personas que viven con ella. Su necesidad de seguridad le lleva a proyectar su inseguridad en otros. El psicoanálisis clarifica que, cuando hacemos mucho por otros, disimulamos el sentimiento de inseguridad que vivimos; por eso, procuramos proteger para sentirnos protegidos-as.

- Los senos son la parte del cuerpo que simboliza la capacidad de nutrir y proteger. La "Persona seno" siempre llama por ayuda, buscando entender su posición de madre, fundiendo sus relaciones femeninas con las relaciones de cuidadora-or.

DIALOGANDO CON EL CORAZÓN

Pasión y alegría de vivir

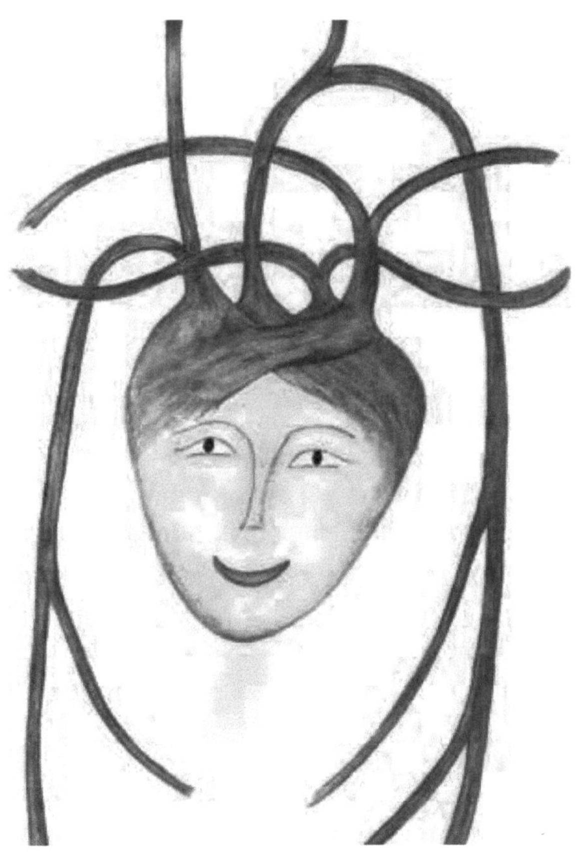

Antes de hablar del corazón, será importante hablar sobre la sangre, líquido vital, que nos recuerda la vida, la alegría de vivir, el alma, la esencia, el yo. La sangre está compuesta de una parte sólida, las células rojas (eritrocitos o hematíes), células blancas (leucocitos), plaquetas y de una parte líquida, o plasma, donde circulan las proteínas. Los glóbulos rojos, gracias al elemento hierro, captan el oxígeno de los pulmones, transportándolo para todo el cuerpo y eliminan, posteriormente, el anhídrido carbónico. Simbolizan la fuerza, el fuego que anima, llevándonos a la acción, a la pasión, a la lucha por la vida, al entusiasmo de vivir. Ricos en hierro, evocan el combate, el coraje de luchar por la vida. En la anemia, por deficiencia de hierro, esa fuerza de vida disminuye, provocando cansancio, falta de ánimo y de coraje, provocando miedo de vivir y escasa autoconfianza. Este momento es preciso preguntar:

1. **¿Que está sacando mi fuerza y ganas de vivir?**
2. **¿En qué estoy gastando (o perdiendo) tanta energía?**
3. **¿Qué alimentos relacionales y afectivos necesito para redescubrir el ánimo de vivir?**

Los glóbulos blancos, neutrófilos, representan un ejército contra las invasiones de bacterias. Los linfocitos nos defienden de los virus. Una de las funciones primordiales de estos defensores de la vida es reconocer al enemigo antes de eliminarlo, tarea no siempre fácil. Este es el potencial del sistema inmunológico: distinguir lo que me pertenece de lo que no me pertenece y me agrede. Los problemas en los glóbulos blancos invitan a reflexionar sobre cómo están nuestras alianzas y defensas.

 Cuando la boca calla, los órganos hablan...

Por ejemplo, una persona que tenga linfoma (enfermedad que compromete los glóbulos blancos) debe preguntarse:

1. **¿Cómo está mi sentido crítico?**

2. **¿Puedo distinguir a mis amigos (compañeros) de los falsos amigos que me hacen daño?**

3. **¿Qué he hecho de mi fuerza interior, de mis valores y creencias?**

La leucemia, cáncer en la sangre (proliferación anormal de glóbulos blancos), habla que la estructura existencial está afectada, generando un sentimiento de auto-desvalorización que conduce a la pérdida de la propia identidad. Cuando aquello que debería protegernos nos ataca, indica que estamos fragilizados y confusos, psicológica y físicamente, como en el caso de los niños-as y personas viejas, víctimas preferenciales de la leucemia. En ese contexto caótico nuestras defensas no consiguen distinguir lo nuestro de aquello que nos agrede, llevándonos a actuar con desesperación y atacando todo lo que aparece al frente nuestro.

En esos momentos, caben las siguientes reflexiones:

1. **¿Soy el que soy o el que otros quieren que sea?**

2. **¿Me resulta difícil defender mis espacios relacionales y profesionales?**

3. **¿Qué quiero eliminar en mí? ¿Tengo dificultad para distinguir lo que necesita ser protegido y preservado, de lo que debe ser eliminado o destruido?**

4. **¿Qué necesito cambiar en mi contexto familiar o profesional para que yo pueda vivir?**

Las plaquetas son elementos que sirven para proteger los vasos sanguíneos de las heridas que, eventualmente, acontezcan en las paredes de esos vasos. Ellas simbolizan una barrera de protección contra los traumatismos que podrían desencadenar sangrados (hemorragias). Los problemas en las plaquetas invitan a reflexionar sobre los límites necesarios, en ciertos relacionamientos, en el trabajo o con las personas.

1. **¿Sé colocar límites en mis relacionamientos?**

2. **¿Qué he hecho para protegerme, así como a mis valores y a mis espacios de vida?**

3. **¿Será que construyo demasiadas barreras en mis relacionamientos o en la realización de mis sueños?**

Las hemorragias reflejan pérdida de vida, tristeza. Dependiendo del lugar de la hemorragia, podemos entrever algunos matices:

Hemorragia digestiva: corresponde simbólicamente a un sentimiento de injusticia contra algo que todavía no se digiere. Ese sentimiento de injusticia, frente a la vida, es muy común en los alcohólicos, que terminan por hacer varices en el esófago, sangrando hasta quedar imposibilitados de tragar y digerir sus vidas.

Hemorragia uterina: habla de una tristeza profunda, con pérdida de la alegría para vivir relaciones en casa, con la familia; mayoritariamente ligado a uno de los hijos.

Hemorragia nasal: muy común en los niños-as, esa hemorragia señala problemas ligados a la afirmación de sí, frente a un padre o representante considerado muy autoritario.

Paralelo al Sistema Sanguíneo, tenemos el Sistema Linfático con sus órganos linfoides y vasos correlacionados. Uno de los órganos linfoides más conocidos son las amígdalas, que equivalen a "dos guardias en la garganta", que filtran las impurezas, neutralizan las

Cuando la boca calla, los órganos hablan...

bacterias, purifican la linfa y defienden el organismo. La linfa tiene acción nutritiva y protectora.

Problemas en el sistema linfático nos llevan a reflexionar sobre:

1. **¿Qué relacionamientos afectivos fragilizan mi protección?**
2. **¿Qué alimentos afectivos trago sin querer?**
3. **¿Qué ha debilitado la fe en mí?**
4. **¿He discernido entre lo nocivo y lo que me hace bien?**

Otro órgano linfoide significativo es el apéndice, localizado en el inicio del intestino grueso. Actúa como vigía para impedir la entrada de bacterias provenientes del intestino grueso.

Problemas en el apéndice suscitan las reflexiones:

1. **¿Me he mantenido atento para proteger mis valores?**
2. **¿He sido muy severo o exigente conmigo mismo o con otros?**

Los vasos linfáticos se superponen a la red venosa, drenando el líquido existente entre las células. De la misma manera que los glóbulos blancos distinguen entre yo y el agresor, los ganglios linfáticos nos defienden de los elementos agresores, invasivos.

Linfoma: es un tipo de cáncer que acomete a los linfocitos (glóbulos blancos), y puede localizarse en los ganglios linfáticos o en forma diseminada. Simbólicamente, es una respuesta a una agresión externa.

Aparato circulatorio

La sangre circula desde el corazón, por medio de las arterias, en una fuerza y movimiento constante hasta los pequeños vasos, donde se reparte el oxígeno y se recibe el anhídrido carbónico, que retornará a los pulmones a través de las venas. Cuando no hay esa fuerza y movimiento para intercambiar el anhídrido carbónico por el oxígeno y viceversa, el cuerpo presentará enfermedades en los sistemas arterial y venoso.

Enfermedades del sistema arterial: *circulación de la alegría de vivir*

Palabras clave: afectividad - inversión - implicación - apertura - cierre - emoción

Por las arterias circula la sangre, simbolizando la alegría de vivir, de expresar las emociones y de mantener contacto con el mundo externo. El exceso de emociones como, por ejemplo, las excitaciones, pueden provocar estrés y patologías en este sistema. Mientras las patologías del sistema arterial hablan del sentimiento de no saber, de no poder, de no estar a la altura de convivir con el amor y lidiar con la alegría de vivir, las patologías del sistema venoso sugieren un sentimiento de incapacidad e impotencia para lidiar con la vida. La persona con sintomatología cardiovascular, está presa entre la hostilidad y el miedo, una emoción alimenta a otra en círculo vicioso, en una trampa, o sea, el estrés de ese conflicto agota al corazón o dañan, irreparablemente, las pequeñas arterias.

Las personas hipertensas actúan como si nada estuviese aconteciendo, presentando las siguientes características comportamentales: son apuradas, tienen urgencia de tiempo, hostilidad latente, intenso dinamismo, intensidad en todo lo que hacen y son polifacéticas (hacer muchas cosas al mismo tiempo).

Arteriosclerosis: obstáculo que impide el flujo de la vida. Simbólicamente, la arteriosclerosis señala para la persona que sus miedos, sobre todo el miedo a morir y no haber realizado sus proyectos y sueños, son los obstáculos que le impiden mantener la presión arterial en equilibrio, pudiendo ocasionar la arteriosclerosis.

Philippe Dransart (2000) resalta 3 características comunes encontradas en personas ancianas saludables que recuerda a Dercy Gonçalves, gran humorista brasileiro:

1. **Ausencia de rencor frente a la vida. Esas personas siempre miran para adelante con optimismo, sin nostalgia rencorosa del pasado.**

2. **Curiosidad y apertura a lo nuevo. Esas personas son flexibles y están atentas, curiosas y dispuestas a enfrentar todo con gran sentido de humor.**

3. **Pasión. Esas personas son apasionadas por lo que hacen y descubren.**

Enfermedades del sistema venoso: *vida llena de insatisfacciones*

Palabras clave: insatisfacción - pasividad - debilidad - desánimo

En la hipotensión se ve una laxitud del alma. Esta enfermedad invita a reflexionar sobre el sentimiento de ser víctima, de estar en un callejón sin salida. El escenario es de desánimo, impotencia y fuga. Falta el alimento del amor para disfrutar de la energía vital. Muchas personas comienzan a desinteresarse por las cosas y/o por personas, buscando en la victimización, el apoyo para su falta de energía.

En esa hora, vale la pena preguntarse:

1. **¿Qué he hecho de mi luz interior, de mi brillo propio?**
2. **¿Por qué estoy desestimulado-a, sin esperanzas?**
3. **¿Estoy frustrado-a y con rabia por la vida que llevo?**
4. **¿Tengo dificultad para expresar mis emociones?**
5. **¿Tengo dificultad para estructurar mi trabajo?**

Mientras existen personas que viven en total laxitud, presas de situaciones del pasado, actuando como esclerosadas a nivel físico y emocional, existen otras que guardan la lucidez y la vivacidad por la vida.

Flebitis: *bloqueo - desánimo*

Las piernas, símbolo de movilidad en las relaciones, cuando son acometidas por flebitis hablan de emociones estancadas, que hacen perder la voluntad de avanzar en la vida, de invertir en los relacionamientos. Las personas tienden a quedar inmóviles. La flebitis señala una profunda insatisfacción relacional. Las personas con flebitis dan la impresión de sufrir el peso de la vida afectiva, de un desánimo afectivo y/o existencial.

Como dice el proverbio **"Quién ve sus venas, ve sus penas..."**

La flebitis y várices invitan a reflexionar sobre la capacidad de recibir y acoger los acontecimientos afectivos.

En este caso, es el momento de preguntarse:

1. **¿Me siento dominado-a por algún sentimiento de impotencia?**
2. **¿Tengo dificultad para vivir de forma alegre, espontánea?**
3. **¿Me siento invadido por otros, sin realizar mis propios deseos?**
4. **¿Tengo el sentimiento de estar reaccionando más que actuando?**
5. **¿Qué me dificulta retomar mi voluntad de vivir?**
6. **¿Tengo la impresión de dar mucho y recibir poco?**
7. **¿Sufro la indiferencia de mis compañeros-as?**
8. **¿Me siento abandonado-a, dejado-a de lado?**
9. **¿Qué personas o situaciones están paralizándome?**

El corazón: *amor a mí y a otros*

Vemos entonces, que el corazón no trabaja solo, pues, a más de su relación directa con el sistema circulatorio, se relaciona firmemente con el cerebro. El corazón y el cerebro son los mayores consumidores de oxigeno del organismo. El cerebro avisa al corazón, que responde, regulando su ritmo, la presión sanguínea, de acuerdo con las demandas ambientales. La falta de oxígeno en los músculos del corazón causa necrosis irreparable. El corazón es el órgano responsable por el equilibrio del cuerpo físico con el cuerpo social y simboliza el esfuerzo, el amor, determinación y compromiso en todo lo que hacemos.

"El corazón tiene razones que la propia razón desconoce." (Pascal)

Las siguientes frases muestran la riqueza simbólica del corazón:

Coraje - "Fulano tiene el corazón en la barriga", o sea, él tiene la fuerza para enfrentar las adversidades, porque sabe unir emoción (corazón) y la fuerza vital (del vientre).

Sinceridad - "Hablar con el corazón abierto" o "abrir su corazón a alguien".

Generosidad - "Tener el corazón en la mano", "tener un corazón de oro".

Emoción - "Él tiene un gran corazón" o "tiene corazón de piedra".

En todas las culturas el corazón es la sede del amor, de las emociones, de la pasión. Su estrecha relación con el cerebro, con la racionalidad, termina siendo un casamiento sensato; o sea, la asociación del corazón que siente (emoción) con el cerebro que piensa (razón) es saludable para todos. El divorcio entre los dos puede llevarnos a la locura pasional. Después de la fecundación, el corazón es el primer órgano en funcionar y el último en parar de funcionar. El corazón es el órgano que se responsabiliza por el bombeo de 7 200 litros de sangre diarios, a un ritmo de 70 latidos por minuto. Cuando el latido es muy rápido, se presenta la taquicardia; cuando late lentamente, se tiene la bradicardia; cuando late de forma anárquica, se producen las arritmias. Su "sensibilidad e inteligencia" le tornan capaz de responder a cualquier demanda, sea de esfuerzo físico (fisiológico) o emocional (psicológico). El corazón simboliza el esfuerzo, el amor, determinación e involucramiento en todo lo que hacemos. Los mayores enemigos del corazón son el tabaco, estrés, hipertensión y colesterol alto. Los problemas cardíacos invitan a reflexionar sobre cómo se viven los dolores, los resentimientos, los odios, en detrimento del amor, de la compasión y del perdón. Así como el corazón lleva alimentos materiales para cada célula del cuerpo, también lleva emociones negativas.

 Cuando la boca calla, los órganos hablan...

"Guardar heridas es como tomar veneno y esperar que el enemigo muera."

Las dolencias más frecuentes del corazón son las palpitaciones, taquicardias e infartos.

Cuando los problemas cardiocirculatorios atacan es interesante reflexionar:

1. **¿Tengo amor por la vida? ¿Tengo alegría de vivir?**
2. **¿Por qué no me doy el derecho a tener placer, a "dejarme llevar por la vida"?**
3. **¿Qué hechos están sacándome la alegría de vivir?**
4. **¿Estaré alimentando algún miedo?**
5. **¿Será que estoy alimentando dolores, resentimientos y odios en detrimento del amor, de la compasión, del perdón?**
6. **¿Qué no consigo dejar de nutrir?**
7. **¿Qué emociones negativas cargo en mi cuerpo?**
8. **¿Qué tensiones externas (conflictos, desempleo, dolores...) me provocan tensión?**
9. **¿Cómo estoy lidiando con mis emociones?**
10. **¿Soy prisionero-a de emociones relacionales?**

Persona corazón. **El corazón es la sede de todas las emociones**

- Jean-Pierre Barral (2005) considera como "Persona corazón" a aquella persona marcada por las emociones positivas y/o negativas que llaman constantemente al corazón. Es una persona dependiente, sensible al amor y al afecto. Cualquier gesto de indiferencia y frialdad afecta su necesidad de ser amada, grande es su dificultad para digerir las apreciaciones negativas y juzgamientos. Todo eso es vivenciado como expresión de desamor y rechazo afectivo. El miedo a no ser amada, a ser rechazada, se torna casi una obsesión. La persona se comporta servilmente, ofreciéndose hacer todo lo que fuera necesario, anticipándose a toda y cualquier solicitud o deseo de los otros. Ese comportamiento muestra un enorme deseo de ser reconocida, aceptada, pues se la ve como persona de buen corazón. El miedo excesivo de no ser amada arrastra a la persona a una dependencia afectiva de otros, llevando una vida con alto riesgo de anularse, de renunciar a su propio deseo en función de otros. Toda separación o distanciamiento de la persona elegida es sentido como abandono, haciendo que el corazón y el alma sufran mucho.

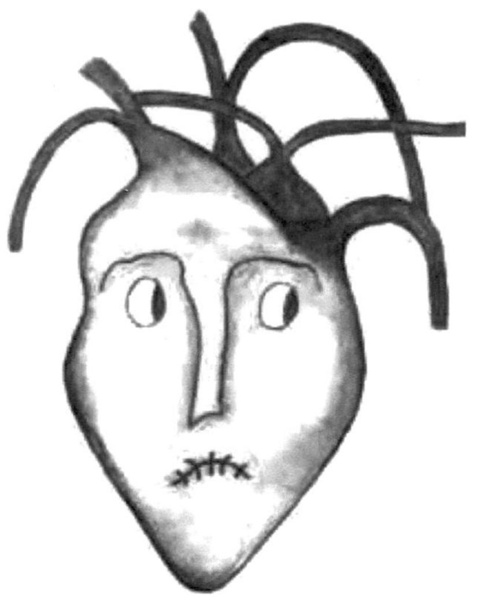

- La "persona corazón" tiene una vida marcada por un incontrolable miedo al abandono y un sentimiento de envidia

 | *Cuando la boca calla, los órganos hablan...*

que la desestabiliza. Su actitud funcional, controladora, termina por apartarlo de su objeto de amor y más tarde que temprano la persona se siente traicionada, abandonada. La confianza cede lugar a la desconfianza, a la inseguridad, lo que la torna pasiva, presa fácil para las manipulaciones. Basta un breve elogio para que se consiga todo de esa persona. Ese miedo al abandono y a la soledad la lleva a someterse a toda suerte de manipulaciones, haciendo emerger una rabia por haber hecho tantas concesiones. Por eso sus crisis de rabia son frecuentes y vividas con sentimiento de culpa.

- Las heridas y los remordimientos también repercuten en el corazón, ya que la "Persona corazón" sufre de cierto narcisismo. Este tipo de persona necesita constantes elogios, recompensas, reconocimiento por su esfuerzo y generosidad. Como persona muy solícita tiende a culparse por los fracasos y siempre cree que debería haber hecho más, eso o aquello.

Los problemas en el corazón invitan a reflexionar sobre la necesidad de dar y recibir amor

DIALOGANDO CON LOS PULMONES

Mis tristezas, mis bloqueos

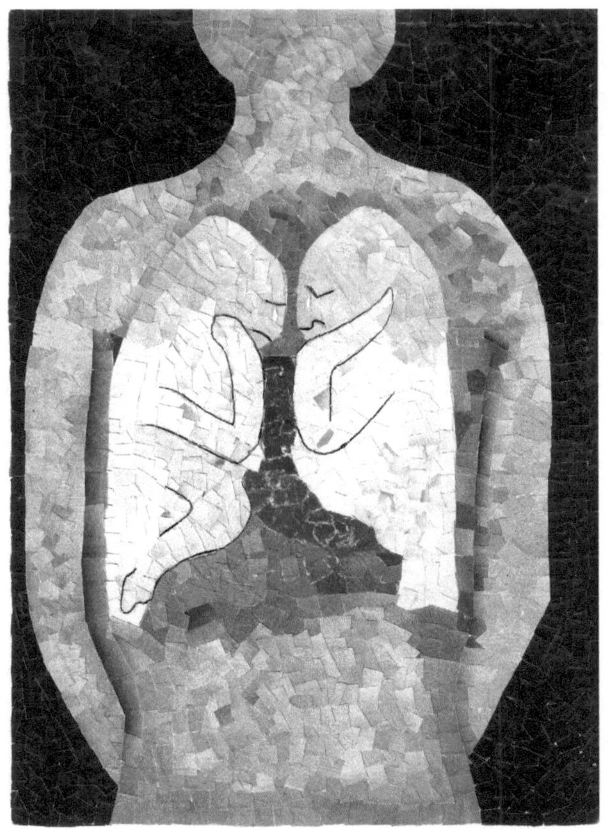

Los pulmones son órganos vitales y los más importantes del sistema respiratorio. El aire entra por las narinas donde es calentado, filtrado por los cilios y humidificado por el moco. En seguida, llega a los bronquios que, gracias al moco, retiene partículas de polvo que pueden ser eliminadas por la tos. Cuando el aire llega a los alvéolos pulmonares ocurre el intercambio de anhídrido carbónico por oxígeno, que alimentará a todas las células del organismo. Los pulmones cumplen su función apoyados por los demás órganos de la respiración como narinas, faringe, laringe, tráquea, bronquios, alvéolos... que tienen la función primordial de filtrar lo que se absorbe del ambiente, protegiéndonos de las agresiones externas, de ahí tiene la simbología de la protección, del intercambio y de la manutención del ritmo de la vida. Esa función del sistema respiratorio, literalmente, cicatriza las heridas físicas y emocionales.

Philippe Dransart (2000) recuerda que el aire es un bien que se comparte libremente , sin barreras, cuando el sistema respiratorio funciona adecuadamente.

Todos los seres vivos respiramos, compartimos el mismo aire, sean amigos o enemigos. Ese compartir permite evaluar la capacidad de responder a las agresiones físicas, sea inhalando polvo, aire frío, sea respondiendo emocionalmente a un ambiente psíquicamente destructivo. La tos, la producción de moco y la expectoración son respuestas del cuerpo para eliminar lo indeseable.

Los pulmones reaccionan así tanto a las agresiones físicas como bacterias, virus, polvo, como a las irritaciones psíquicas: palabras agresivas, desilusiones, decepciones, entre otros. Cuando los pulmones quedan frágiles, surgen desórdenes físicos que son respuestas del organismo a las agresiones externas. Las expresiones: "él me quita el aire...", "déjame respirar..." muestran cómo la adecuada respiración influencia directamente en el bienestar de la persona.

 Cuando la boca calla, los órganos hablan...

Tenemos dos niveles de respiración:

1. **Respiración externa, realizada por los pulmones y la piel**

Cuando hablamos de respiración, pensamos en el aparato respiratorio y en los pulmones, olvidando el importante papel de la piel en ese intercambio de gases. La piel es el órgano que ejecuta la mediación y la protección entre el cuerpo y el ambiente. Su textura flexible y porosa garantiza la protección contra agentes microbianos o agresiones del ambiente como polvo, ácaros, rayos solares, lluvia, etc.

2. **Respiración interna, realizada por las células a través de los metabolismos intra e intercelulares**

En general, los problemas pulmonares hablan de profundos miedos a ser sofocados, de que falte el aire vital. Hablan de un sentimiento de pérdida del propio territorio, de la dificultad de encontrar el espacio vital; sobre todo, en el contexto y en las relaciones familiares.

Cuando la persona tiene una historia de abandono o de orfandad, su confianza en los adultos es débil, demostrando ese dolor interior a nivel de los pulmones. Esa persona, en general, tiene dificultad para cambiar y vivir separaciones que asume como abandono; presentando, frecuentemente, un estado físico debilitado, dificultades para respirar, profunda tristeza, sentimiento de soledad y dolencias pulmonares.

En esa situación, será providencial hacerse las siguientes preguntas:

1. **¿Qué me causa esa sensación de abandono?**
2. **¿Qué me quita las ganas de vivir?**
3. **¿De las que estoy viviendo, qué relación me genera inseguridad y miedo?**
4. **¿De qué agresiones intento defenderme?**

Los problemas respiratorios hablan de la dificultad de protegerse de las agresiones externas por no actuar de forma adaptada o porque no se consigue sanar, o cicatrizar heridas relacionales. También podrían indicar que se guarda tristeza, rencor o dolor con dificultad y/o rechazo para olvidar, perdonar; esto es que existe deseo de venganza. Los bronquios simbolizan la capacidad para ocupar el espacio vital que nos corresponde y expresar sentimientos y emociones, comunicándolas libremente.

"No puedo alimentar más ese amor tan loco, que sofoca..."
Respirar sin problemas es ser libre e independiente

Problemas respiratorios

Toses irritantes: pueden ser respuesta a agresiones. Hablan de nuestro "pabilo corto" y listo para explotar ante cualquier estímulo externo. Las toses con expectoración son la expresión de lo que todavía nos incomoda, aquello que está preso en nosotros, exigiendo gran esfuerzo para expectorar, eliminar, botar fuera.

Bronquitis: habla de las dificultades de comunicación, del intercambio de ideas y afectos con el medio que vivimos. Inspirar significa literalmente colocar el espíritu adentro de nosotros; a su vez, no basta interiorizar el aire, el espíritu; también es necesario expirar; es decir, exteriorizar, botar afuera lo que desasosiega nuestro espíritu. Por eso, el ritmo alternado entre la tensión de la inspiración y el reposo de la expiración es fundamental en ese proceso.

La alternancia rítmica de esos dos movimientos alimenta las células corporales. Gracias al latido del corazón, en articulación con los pulmones, tenemos el latido de la vida. Por eso, los problemas pulmonares señalan la relación vital que establecemos con otros y no señalan, necesariamente, una relación de agresión explícita con los otros, sino de contextos o personas que nos sofocan. Cuantas veces oímos expresiones como: "fulano me sofoca...", "ese ambiente es muy pesado, no da para respirar...".

Asma - Eczemas - Amigdalitis purulenta: *ambiente familiar pesado*

Palabras clave: rebelión - libertad - conflictos

Estas enfermedades son respuestas que hablan de la atmosfera familiar que se vive. Las madres muy ansiosas pueden tornar la atmosfera familiar pesada. En esos ambientes es frecuente que los niños-as reaccionen con alergias respiratorias o cutáneas. En ocasiones, esas respuestas son más violentas con crisis de asma y amigdalitis purulenta. Las mencionadas enfermedades son formas que el niño-a encuentra para mostrar su fragilidad y pedir protección a los padres, para que estén más presentes o demuestren más su amor, su afecto.

Las personas asmáticas viven en la expectativa de manifestar crisis y una vez más superarlas. La crisis asmática parece ser la comodidad de la persona frente a la fatalidad y, muchas veces, provoca la rebelión contra el gran malestar y la injusticia de no poder respirar normalmente. Uno de los aspectos positivos de no respirar bien es que esas personas desarrollan su imaginación. Mientras la realidad y la fuente de sufrimiento son más duras, mayor será la fecundidad del imaginario de esa persona. Vivir es establecer una relación de reciprocidad. Es dar y recibir amor, inspirar y expirar el aire.

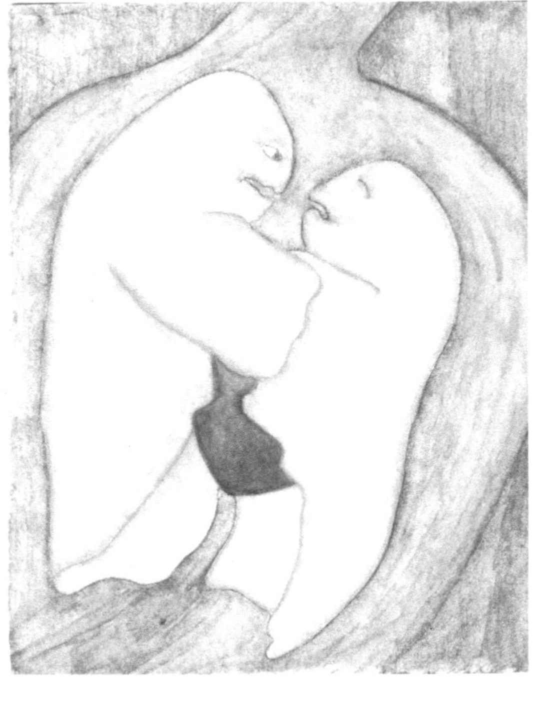

El asma habla de una atmósfera familiar pesada que torna el aire irrespirable, ocasionando un bloqueo respiratorio. Es un grito desesperado de insatisfacción al estar en un espacio sofocante que no se tolera más. Es una forma de denunciar que las personas están invadiéndonos, causando cierta alergia. Es una manera de decir "estoy sofocado-a", "así no da más para respirar". Generalmente, esa incomodidad está ligada a la relación con personas autoritarias o un ambiente cargado de tensiones, lo que inhibe nuestra respiración y las formas libres de expresarnos. El asma también es un llamado para que nos salven, nos cuiden y nos acojan.

 Cuando la boca calla, los órganos hablan...

"Persona pulmón":

Jean Pierre Barral (2005) señala que la "Persona pulmón" oscila entre ocho y ochenta. Ora tiene un comportamiento tímido, discreto, temiendo incomodar a otros, ora defiende su territorio con actitudes que intimidan a otros, enmascarando una fuerte necesidad de apoyo afectivo. Ese dilema revela una serie de otras dificultades y características de la "Persona pulmón", dentro de ellas:

- Inadecuada gestión de su territorio. El uso excesivo de la timidez puede hacerla sufrir y tornarla rehén de alguien, así como sobreproteger su territorio puede llevarla a enfrentamientos.

- La falta de autoconfianza, resultado de una educación desvalorizadora, alimenta conflictos de territorios. La persona que tiene dificultad para proteger su territorio siempre vive un gran dilema: el miedo a ser dominada y de dominar. La idea de vivir bajo el dominio de alguien o de algún grupo es algo que la aterroriza. Sentirse dominado da la impresión de asfixia. Entonces, esa persona asume comportamientos para evitar confrontaciones.

- Busca aislarse y quedar pasiva, respirando mal, cerrándose. Nuevamente vive la paradoja: tiene deseo de cerrarse y abrirse. Experimenta el miedo al aislamiento y la fascinación por la libertad. A veces, pasa a tener miedo de incomodar, tornándose persona buenita, servil, devota y generosa.

- Tiende a silenciar sus deseos. Su comunicación está basada en no decir nada. Habla a través del cuerpo, menos por la boca. Todo en ella habla: "los ojos, la respiración, la piel...', menos la boca. Es una persona dependiente.

- Siente la necesidad permanente de apoyarse en alguien que considera fuerte, para sentirse segura. La "Persona pulmón" tiene dificultad de seguir su camino sola. Su necesidad de ser amada y de recibir cariño es tan grande que muchas veces usa lamentos, quejas como formas de recibir atención y llenar ese vacío.

- Le falta autoridad para imponerse. A ella le gustaría imponerse pero le faltan los medios para eso y termina por conformarse con la situación. Se torna fatalista.

- Siempre está acompañada del fantasma del miedo de asfixiarse y/o ahogarse, resquicios del pasaje de la vida intrauterina (acuática) para la vida terrestre, que le exige respiración aérea (respiración del bebé recién nacido).

- La idea de ser dominadora y tener que imponer su punto de vista, con fuerza y determinación, la dejan insegura, con miedo a enfrentamientos y conflictos.

- Su agresividad y hostilidad pueden aflorar para defenderse del sentimiento de impotencia e injusticia, por tener su territorio invadido abierta o veladamente.

- Como tiene tendencia a ser psíquicamente rígida ("cabeza dura"), esta persona termina creando para sí una prisión de principios y exigencias que ni ella sabe de dónde vienen. En síntesis, la "Persona pulmón" permite, fácilmente, ser invadida y controlada por el otro.

La "Persona pulmón" siempre debe preguntarse:

1. ¿Qué me esta sofocando últimamente?

2. ¿Mi atmósfera familiar está muy pesada?

3. ¿Qué situaciones o personas me están sofocando?

4. ¿Por qué doy tanto poder a otros para que invadan mis espacios?

5. ¿Qué persona revestida de autoridad me impide respirar mi propio aire?

6. ¿Qué reglas o normas quitan o reducen mí espontaneidad y libertad?

7. ¿Qué rabias secretas tengo acumuladas en mí?

DIALOGANDO CON EL SISTEMA DIGESTIVO

La calidad de mis alimentos afectivos

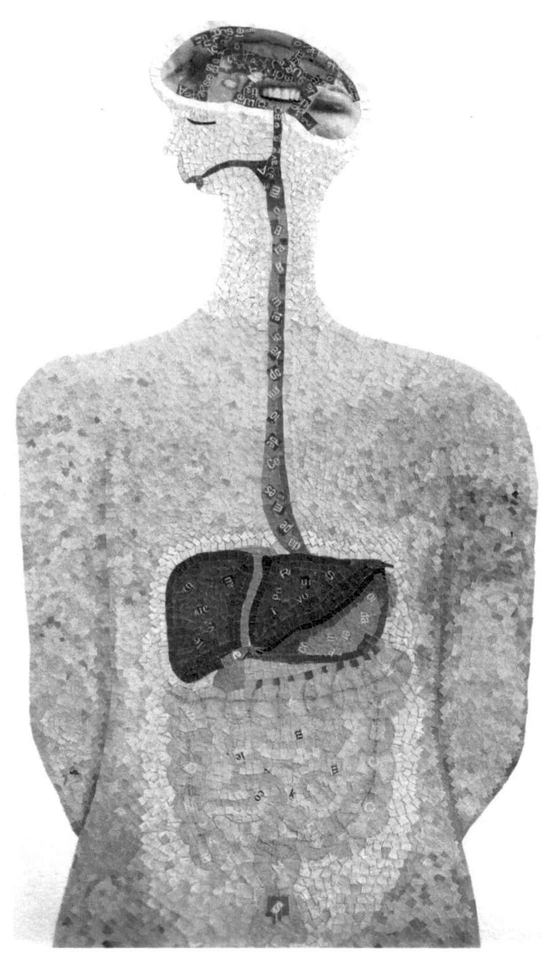

El sistema digestivo es responsable por el procesamiento de los alimentos y su transformación en bioenergía. El alimento entra por la boca, pasa por el esófago, es recibido en el estómago que, después de procesarlo, lo envía para el intestino delgado. El intestino delgado absorbe y asimila ese alimento, en conexión con el intestino grueso, que eliminará todo lo que no será aprovechado por el organismo. Conjuntamente con el bazo y el páncreas, el hígado participa de ese proceso, almacenando grasas, azúcares y proteínas para usarlas cuando se necesite. En el lenguaje simbólico, el sistema digestivo habla de las experiencias materiales y emocionales. Habla de aquello que tenemos dificultad de tragar, digerir y asimilar en la vida. Expresiones del tipo: "no consigo digerir lo que oí de fulano...", "todavía está atravesado en mí garganta lo que él hizo conmigo...", "no consigo tragar lo que oí..." son expresiones que muestran la conexión directa del aparato digestivo con el cerebro.

Mientras el cerebro (consciencia) consume y digiere las impresiones inmateriales del mundo, el aparato digestivo consume y digiere las impresiones materiales

Así, los problemas digestivos hablan de la dificultad de tragar, digerir, asimilar aquello que ocurre en nuestros relacionamientos. Por eso, son significativas las expresiones: "todavía estoy atorado con lo que oí de fulano", "todavía no digerí aquello que hicieron conmigo", "aquella conversación me causó indigestión", "tuve náuseas, cuando oí hablar a fulano"… Dependiendo del órgano afectado o del tipo de afección, podremos identificar la tensión contenida o el "malestar" relacional que necesita ser sanado.

Esófago: *transporte de nutrientes*

El esófago, por medio de ondas rítmicas, transporta para el estómago los nutrientes que ingerimos. Los problemas en el esófago hablan de pasividad frente a alguna situación vivida. Señalan el ritmo que se imprime al caminar diario. El cáncer de esófago suele aparecer cuando esa situación no se resuelve y termina por eclipsar el deseo de vivir.

Problema en el esófago:

Esofagitis: *problema de deglución - necesidad de tragar*

La esofagitis alerta la necesidad de ajustar el ritmo frente a la vida, nuestras capacidades y realidad. El esófago muestra que necesitamos deglutir mejor nuestros relacionamientos, principalmente aquellos dolorosos y desgastantes. Frente a la esofagitis, debemos preguntarnos: ¿por qué me siento pasivo, bloqueado, frente a las situaciones? ¿Por qué no tomo decisiones para avanzar en la vida?

Estómago: *digestión del alimento afectivo*

Palabras clave: acogida - ingestión/digestión

El estómago es el órgano que recibe, a través del esófago, lo que viene de la boca. Su función primera es disolver los alimentos ingeridos, con ayuda de los ácidos gástricos, para posibilitar la asimilación de los alimentos. El estómago es por excelencia el órgano más relacional de nuestro cuerpo. Es la sede que aloja memorias de dolores y resentimientos. Todo aquello que no comprendemos y no digerimos en el cerebro, se manifiesta en el estómago bajo las más diversas formas de malestar. El alimento que ingerimos representa la seguridad, la acogida, la recompensa y la sobrevivencia. De ahí por qué, en situaciones de gran vacío producido por alguna pérdida, muchas personas sienten necesidad de llenar ese vacío con alimentos y comen compulsivamente.

Los problemas en el estómago son situaciones que necesitamos digerir con fuerza y coraje. Ellos muestran la indigestión psicológica que nos acomete cuando no vivimos nuestras emociones con equilibrio. Ellos también nos hablan de nuestra necesidad de amor, principalmente cuando se vive un conflicto secreto entre nuestros deseos y necesidades en el contexto familiar o en el trabajo. Entre los problemas más frecuentes del aparato digestivo están la gastritis, acidez, úlceras y cáncer, que hablan de la dificultad de digerir todo lo que vivimos, sentimos y torna indigesta la vida.

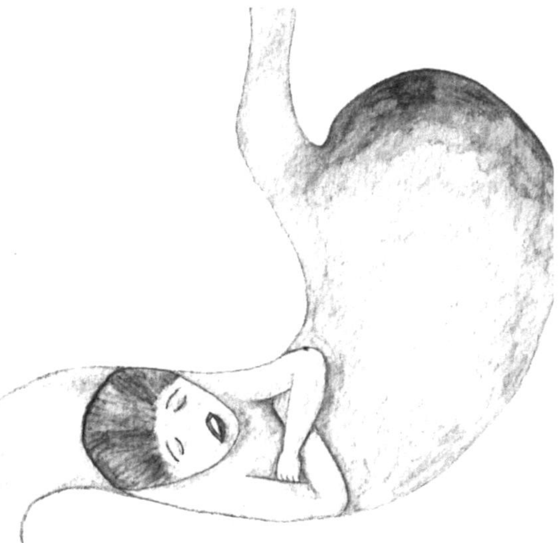

Hiperacidez o acidez **gástrica**, alerta sobre los peligros de las rumiaciones excesivas, alrededor de vivencias y relacionamientos indigestos. Refiere cosas que irritan, que queman por dentro y nos dejan con rabia. Pasamos a tener actitudes amargas frente a la vida y dificultades para afirmarnos, de hablar de nuestras necesidades. Por eso, se reprimen los sentimientos de rebelión, de rabia, lo que aumenta la acidez estomacal.

Vómitos, son tentativas de eliminar y objetar aquello que nos es nefasto. Ellos hablan de cómo digerimos no solo los alimentos materiales, sino también los alimentos afectivos y otras situaciones de la vida.

Fermentación en el estómago, habla de emociones que no se terminan de aceptar. Para evitar conflictos, intentamos dejarlos de lado, sin embargo siempre estamos rumiando asuntos del pasado. Esa acumulación de cosas fermenta la vida, amarga la existencia. Todo nos irrita y reprimimos la rabia y agresividad.

Úlceras, hablan de los grandes miedos ligados a contrariedades en la familia, en el trabajo, en la sociedad y que dejan al estómago nervioso, irritado y frágil.

Aerofagia, es el resultado de tragar aire de manera involuntaria, cuando nos alimentamos, fumar, mascar chicle o ingerir bebidas gaseosas. La aerofagia refiere nuestro nerviosismo por una gran tensión interior y señala que estamos inseguros y asfixiados, por eso tenemos necesidad de aire, de oxígeno.

Gastritis, simboliza rabias guardadas por negarse a aceptar lo que ocurre con nosotros en los relacionamientos. Nuestra inseguridad es tan grande que vivimos con la sensación de peligro inminente.

Cáncer de estómago, habla del sentimiento de impotencia para asumir el liderazgo de nuestra vida. Acontece cuando se tiende a responsabilizar a otros por nuestra infelicidad y abandonamos los sueños.

Persona estómago

Jean Pierre Barral (2005) presenta el perfil de la "Persona estómago". Dice que es alguien sensible al estrés social. Para ella, los fracasos repetidos afectan al estómago que con el duodeno representa las relaciones con el otro, en la familia y en la vida profesional, de ahí la expresión: "fulano tiene mucho estómago para aguantar lo que está aguantando...". Los adultos jóvenes que están comenzando una carrera y que deben probar su determinación y su fuerza, tienen problemas con la jerarquía y también problemas en el estómago. Mantener un relacionamiento en el que debemos rendir cuentas, nos obliga a tener juego de cintura, a hacer concesiones. Todo eso genera tensiones que se manifiestan en el estómago, porque buscamos ser juzgados por lo que hacemos y no por lo que somos, pues intentamos construir nuestra imagen en relación a otros.

Existen personas extrovertidas y otras introvertidas naturalmente. En el esfuerzo por ser extrovertidas, necesitan formas para expresarse y eso, muchas veces, ocurre en detrimento de "sus tripas", haciéndolas sufrir con problemas estomacales.

Características de la Persona estómago descritas por Jean-Pierre Barral (2005):

- Gran sensibilidad a la intolerancia y frustración, que se manifiestan a través de calambres, quemazones y espasmos estomacales.

- Baja autoestima, con tendencia a la timidez y a no creer en su potencial. Las raíces de ese mal provienen de la infancia. El niño-a que perdió la confianza en sus padres tiende a sufrir de baja autoestima.

- Su deseo de reconocimiento y poder revela una relación conflictiva con el padre y una necesidad de venganza debido a la infancia frustrada.

- Es insaciable en el hacer y nunca le satisface lo que conquista. Quiere más y está ávida por nuevos proyectos e ideas. Sus ojos están puestos en el futuro. Es muy creativa y con gran sentido de responsabilidad. Muchas veces esta voluntad exacerbada de vencer termina por ser mal entendida, haciéndola sentirse agredida, incomprendida. Toda crítica le genera mucho sufrimiento y crisis de agresividad.

- Tiene ambición de ser reconocida socialmente. Es seductora para mostrar que es capaz, que por el deseo de éxito. Ese juego de seducción está ligado a la envidia que siente por los que tienen éxito...; la envidia crónica afecta al estómago y al corazón.

- Es generosa con su voluntad para ayudar y mostrar su poder. Muchas veces termina entre el altruismo y el egoísmo.

- Tiene miedo y es intolerante frente al fracaso.

 Cuando la boca calla, los órganos hablan...

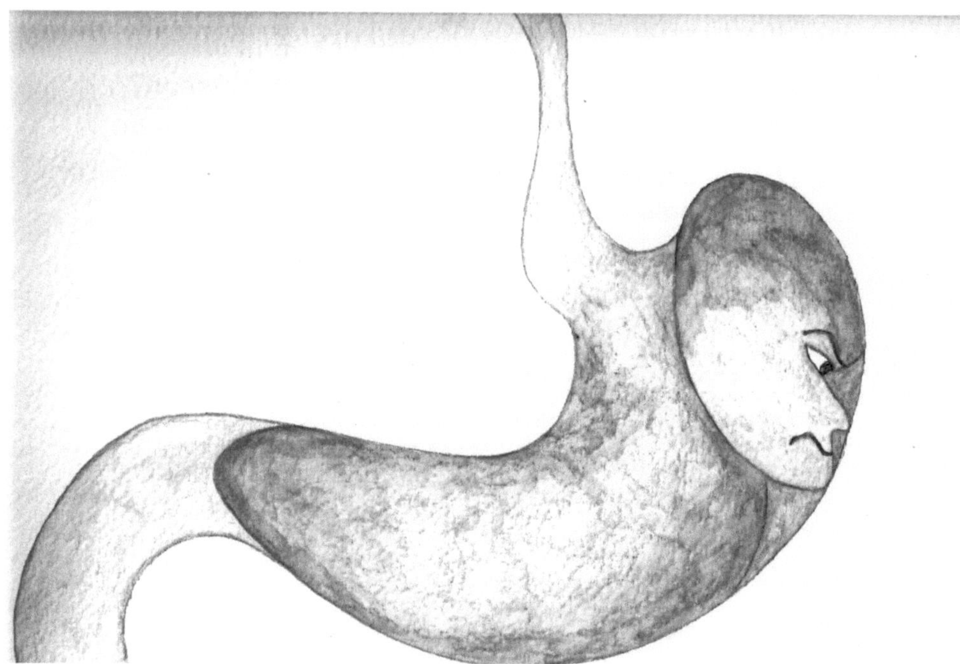

- La "Persona estómago" invierte mucha energía para seducir y convencer, de ahí se entiende por qué todo fracaso en esos emprendimientos es mal visto y trae sufrimiento. Las crisis de rabia son frecuentes en esta persona; el estómago es el órgano que más sufre. La "Persona estómago" vive dividida entre sentimientos de impotencia y de desvalorización.

Las siguientes preguntas podrían ayudar a entender el dilema:

1. **¿Qué no consigo digerir en mis relacionamientos?**
2. **¿Qué relacionamientos no quiero continuar más?**
3. **¿Estoy alimentando un sentimiento de no ser comprendido?**
4. **¿Qué está amargando mi vida?**
5. **¿Qué me falta en la vida que compenso con excesivo alimento?**
6. **¿De qué tengo hambre?**
7. **¿Qué sentimientos alimento con exceso de comida?**
8. **¿Será que como demasiado para ocupar "mayor" espacio en la sociedad?**

Hígado: *capacidad de lidiar con las críticas*

Palabras clave: resentimiento - no aceptación - amargura - crítica excesiva

El hígado es el órgano que habla de las dificultades para convivir con sentimientos y emociones decurrentes de nuestros relacionamientos. Simbólicamente, es el órgano que está ligado a nuestra autoimagen y autoestima. Cuando tenemos dificultad para aceptarnos, nuestra autoimagen es afectada y, con un comportamiento amargado ofuscamos la alegría de vivir; nosotros mismos nos boicoteamos. En este caso, la "dulzura" es sustituida por la acidez que corroe y amarga la existencia.

Los problemas en el hígado desencadenan inseguridades sobre el futuro y conducen al pasado donde siempre se encuentra algo para lamentarse, sobretodo ligado a nuestra madre. En general, rumiamos algún conflicto del pasado.

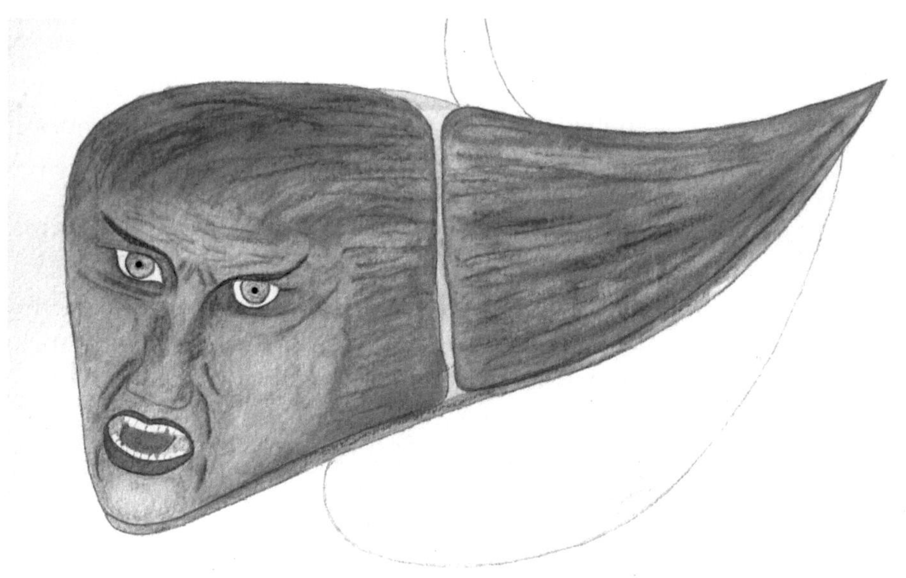

Además, los problemas en el hígado son la recurrencia de recuerdos traumáticos. El hígado es como un diario en el que se anota y se memoriza las emociones tristes o alegres, pérdidas, dolencias, dolores, resentimientos… el afloramiento de esas recordaciones tristes termina por disminuir nuestra autoconfianza, haciéndonos tener miedo de reproducir aquello que más tememos. Los problemas hepáticos son creados por nosotros y se manifiestan en las actitudes, creencias o incredulidades, confianza o desconfianza en nuestras infinitas posibilidades. Las frustraciones acumuladas, las viejas rabias, envidias, la agresividad, afectan al hígado y la persona se torna crítica y juez de sí misma y de los otros, olvidándose de relajarse y gozar de las alegrías de la vida.

Los problemas en el hígado generan tres grandes emociones:

1. **Rabia:** esta emoción se torna un mecanismo de defensa habitual. "El pabilo corto..." lleva a la persona a estar siempre explotando, vociferando, gritando. El escenario es de crisis de rabia constantes. Al actuar así, la persona gasta buena parte de la energía vital, dificultando al hígado de aplicarla en digestiones necesarias. Muchas crisis explosivas de rabia son alimentadas por un sentimiento de injusticia. Existen personas que, en vez de exteriorizar la rabia, la reprimen, quedando estancada en el hígado, terminando por desarrollar cirrosis, quistes o cáncer.

2. **Miedo:** detrás de la rabia existe siempre miedo. Miedo a no ser aceptado, a ser excluido del afecto de alguien y de la admiración del otro. Esto lleva a la persona a someterse a humillaciones, haciendo concesiones para no desagradar al otro. Este proceso genera rabia por haberse sometido a eso. Por eso, agredir, gritar son maneras de defenderse, de protegerse.

3. **Culpa:** sentirse culpable por no corresponder a las expectativas del otro, por no seguir las "normas sociales", puede llevar a la persona a un comportamiento defensivo, a vivir justificándose, queriendo mostrar o convencer a otros de su bondad, de su "normalidad".

Al actuar así, esa persona moviliza energías de defensa psicológica que fragilizan las energías del hígado y, en consecuencia, de la vesícula biliar. El Hígado es una fábrica de energía.

"Tenemos el derecho a tener rabia, pero eso no nos da el derecho a ser crueles".
(W. Shakespeare)

El hígado revela nuestra capacidad de adaptación, apropiación, nuestra identidad, rabia, miedos. Es un órgano que tiene dos funciones importantes: participa de la digestión de los alimentos, a través de la producción de la bilis, y participa activamente en la composición de la sangre, tanto en la parte nutritiva como inmunológica. El hígado recibe a través de las venas los nutrientes asimilados por el intestino delgado. Además, es uno de los órganos clave ligados a las emociones. Está situado en la parte superior derecha del abdomen, detrás de las costillas y encima de los intestinos. Él funciona como un centro de desintoxicación. Filtra todas las toxinas y regula el metabolismo digestivo; guarda el hierro, la vitamina B12, ácido fólico, glucosa y metaboliza el equilibrio de las proteínas.

Las enfermedades del hígado llevan la reflexionar sobre:

1. **¿Qué rabia está amargando mi vida?**

2. **¿Qué me hace actuar con "pabilo corto"?**

3. **¿Qué miedos escondo detrás de esa rabia que me impiden actuar?**

4. **¿Por qué pienso que soy acusado de algo?**

Cuando está funcionando mal, el hígado alerta a través de los siguientes síntomas:

- Dolor de cabeza o jaqueca (generalmente) acompañada de náuseas, tendencia a huir de la luminosidad, aislarse, sensación de cansancio, muchas veces acompañado de fuertes sudoraciones.

- Problemas en la vista. Desde que despierta, la persona siente incomodidad con la luminosidad y, a veces, tiene dificultad para leer textos con letras pequeñas.

- Caspa e hipersensibilidad en la piel. Sobre todo, en la cara: "enrojecimiento, granos".

- Mal aliento, lengua blanqueada y encías frágiles. Muchas veces presenta sangrado, queda muy sensible a los olores desagradables y perfumes fuertes.

- Orina con coloración de té fuerte.

- Sueño interrumpido y muchas veces acompañado de pesadillas.

- Vértigos frecuentes.

- Digestión difícil, lenta; presenta somnolencia luego de la ingestión de alimentos.

Problemas en el hígado:

Cáncer hepático (de hígado) habla de sentimientos de fracaso, falta de coraje y de la pérdida de esperanza. Invita a reflexionar sobre los grandes cambios que urge promover en nuestra vida. Refuerza la autoestima y la fe en el potencial de la persona.

"Persona hígado", descrita por Jean-Pierre Barral (2005)

Presenta algunas características específicas:

- Tiene una relación muy sensible entre el yo profundo (su esencia) y su apariencia.

- Es dependiente de las cosas o acontecimientos del pasado.

- Tendencia al pesimismo. Igual que luego de una gran comida quedamos somnolientos y con un humor poco jovial, después de algún conflicto indigesto quedamos mal humorados e incomodamos a las personas que conviven con nosotros.

 Cuando la boca calla, los órganos hablan...

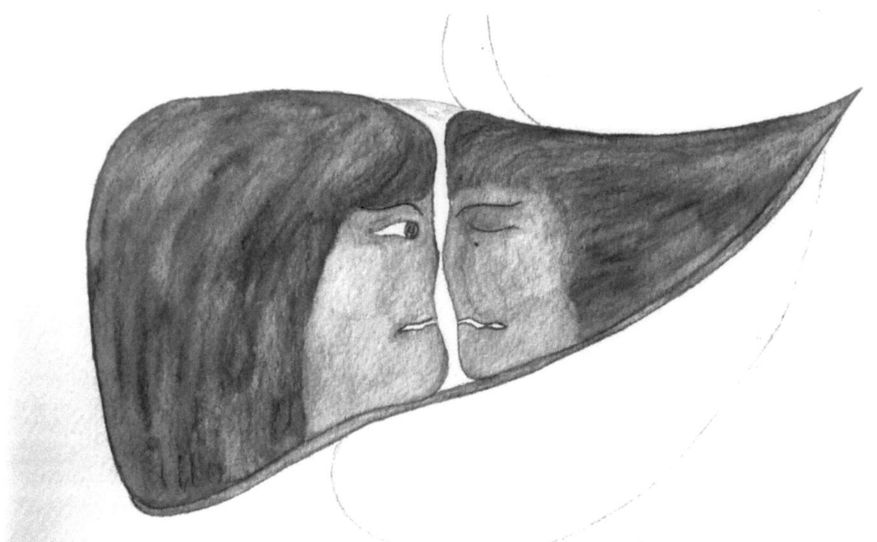

- Tiene baja autoestima y genera sentimientos de minusvalía, de no estar a la altura de las exigencias contextuales. Las dudas sobre nuestras capacidades terminan por inhibirnos.

- Mal humorada consigo y con otros. Todo se torna motivo de conflicto y tensiones relacionales.

- Falta de combatividad. Tiende a desistir fácil de todo posible embate.

- Falta de creatividad. Para ser creativos se requiere gozar de un óptimo equilibrio. Cuando el hígado gasta mucha energía en la digestión de los conflictos, ocasiona la falta energética que termina por dejarnos impotentes para avanzar en la vida.

- Sentimiento de inseguridad. Mientras el miedo repercute en los riñones, el sentimiento de inseguridad afecta al hígado. Cualquier comentario puede desencadenar duras crisis de rabia y después una cierta calma. Estas crisis sirven para liberar tensiones guardadas y no digeridas.

- Tiene fobias como el miedo a las multitudes o a espacios abiertos, muchas veces desencadenando procesos depresivos marcados por sentimientos de cansancio, infelicidad que le hacen sentir en desamor; sin grandes deseos.

Vesícula biliar: *emociones reprimidas*

Palabras clave: agresividad - injusticia - resentimiento

Es compañera inseparable del hígado. Ella recoge y almacena la bilis para liberarla al intestino delgado. Gracias a la bilis la digestión de los alimentos grasos ocurre satisfactoriamente. Por un lado, la bilis simboliza la eliminación de emociones y experiencias negativas, por otro, recuerda el poder de asimilar y digerir las emociones y desarrollarse como persona. Las enfermedades de la vesícula biliar (digestión psicológica) dicen mucho sobre cómo digerimos nuestras vivencias relacionales.

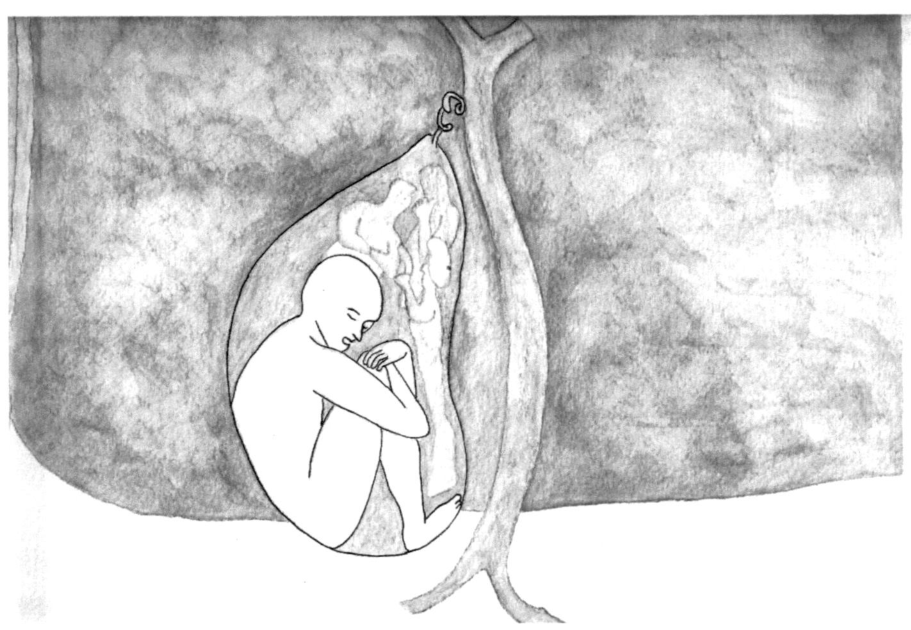

 Cuando la boca calla, los órganos hablan...

Problemas en la vesícula

Los problemas en la vesícula alertan a repensar los relacionamientos con preguntas del tipo: ¿tengo dificultad en comprender, digerir, clarificar mis sentimientos ligados aalguien queamo? Esos problemas hablan de las dudas y ambivalencias relacionales; invitan a rever los conceptos de valores, verdad, justicia. Llevan a pensar en la tendencia a querer manipular, provocando crisis de rabia, de culpabilizar a otros por cuestiones que son de nuestra responsabilidad. Los problemas en este órgano arremeten, en general, a personas que creen tener algo para aportar y se empeñan en eso. Esta actitud de convencer al otro enmascara una necesidad de control, generando malestar en las relaciones. Esta devoción excesiva a cuidar del otro termina por descuidar de sí. Otra característica que destaca en estas personas es la necesidad de exponer sus pensamientos y sentimientos con claridad por miedo a errar y ser culpabilizadas. Creen que sus ideas son para otros, lo que la bilis es para la digestión de los alimentos: indispensable.

"Persona vesícula"

Jean-Pierre Barral (2005) enumera algunas características de lo que él llama "Persona vesícula":

- Todo es motivo de preocupación. Es presa de detalles ínfimos. Si la puerta está cerrada, si llegará atrasado, dónde colocó las llaves...; quien vive en estado de preocupación permanente termina por afectar la vesícula. Esa persona es "capaz de tragarse un buey y atorarse con un mosquito".

- Está siempre estresada con cuestiones materiales del cotidiano.

- Siempre está contrariada. Comúnmente, tiene algo que la contraría.

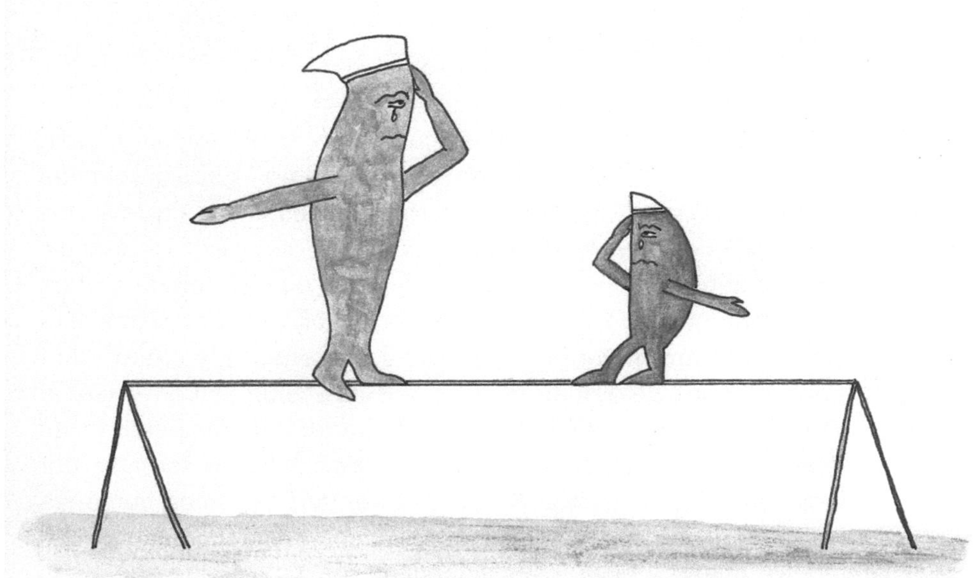

- Es hipersensible e hiperactiva. Tiene los nervios a flor de piel. La mínima observación desencadena un drama. Es interesante notar que estas personas hipersensibles desencadenan dramas por cualquier comentario y no tienen la misma sensibilidad cuando se relacionan con otras personas. Son hipersensibles cuando son interpeladas y actúan con mucha dureza con las personas.

- Teme a los conflictos; sin embargo, es muy receptiva aunque también sea negativa y pesimista.

- Tiene una gran necesidad de estabilidad geográfica. Es alérgica a todo y a cualquier cambio. Es muy pegada a su pequeño mundo con sus cosas del día a día. Un movimiento, cambio, viajes es visto como algo amenazador, "desestructurante". Es muy común que la "Persona vesícula" presente crisis de hígado después de un viaje.

- Acepta muy mal cualquier separación. La vesícula es el órgano que primero reacciona a todo tipo de cambio.

 Cuando la boca calla, los órganos hablan...

- Teme exámenes y confrontaciones. Toda prueba es fuente de inquietud y estrés. Un simple examen para sacar la licencia de chofer puede desencadenar diarreas, sudor frío…

- Es muy exigente en cuanto a la puntualidad. Nunca llega atrasada y no soporta que otros lleguen atrasados.

- Tiene humor variable. Es celosa, principalmente cuando no se siente al mismo nivel de un posible rival.

Bazo - páncreas: *sede de la nostalgia y de las lamentacione*

Palabras clave: reglas - equilibrio

Reglas y equilibrio son dos palabras que traducen muy bien el simbolismo energético del bazo y del páncreas. Energéticamente, estos órganos son los responsables por el ciclo menstrual, por las "reglas", que son cíclicas y exigen atención. La misma preocupación ocurre con los diabéticos que están vigilantes con "la regularidad" de sus comidas, evitando ingerir ciertos alimentos. Cualquier descontrol alimentario puede elevar el azúcar en la sangre y desarrollar diabetes. El azúcar simboliza dulzura, placer y, en todas las culturas, es una forma maternal de recompensar, agradar a los que alcanzan metas, dar placer, proporcionar alegría a quien se comportó bien en la escuela, consiguiendo superarse y superar a otros. Considerando que se trata de dos órganos que trabajan duro, sin descanso y sin pereza, (simbólicamente) los problemas en esos dos órganos hablan de una vida basada en normas, reglas, exigencias que muchas veces nos tornamos esclavos de ellas. El exceso de seriedad, por no decir severidad, no deja espacio para el placer, el descanso y la alegría. Así la vida tiende a encararse como una misión sacrificada, dolorosa; tan seria que no otorga el derecho al placer, al descanso. El miedo parece permear todas las preocupaciones. Miedo a que falte algo, miedo de no corresponder a las exigencias contextuales, miedo de perder lo conquistado. Ese clima de inseguridad y miedo a enfrentar el presente, lleva a buscar refugio en el pasado distante, rumiando recuerdos antiguos, como una forma de exorcizar los miedos.

Bazo: *la sede de la nostalgia y de las cosas inacabadas*

Palabras clave: nostalgia - arrepentimientos - vida regulada

Es el órgano situado en la parte superior izquierda del abdomen y responsable por la calidad de la sangre y por la defensa del organismo. Simbólicamente, el bazo es la sede de las lamentaciones, nostalgias y fracasos. Los problemas en el bazo hablan de heridas profundas que necesitan cicatrizar. Es como si todavía estuviésemos perdiendo sangre. La vida está marcada por pensamientos negativos, sentimientos de fracaso y de incapacidad para superar obstáculos. Las personas sienten como si toda energía estuviese fijada en alguien o alguna situación, sin que sobre nada para avanzar en la vida.

Frente a problemas en el bazo, es importante reflexionar:

1. **¿Estoy alimentando un sentimiento de fracaso?**
2. **¿Qué heridas profundas de mi alma necesito curar?**
3. **¿Por qué soy tan cruel conmigo mismo-a?**
4. **¿En qué gasto tanta energía?**
5. **¿Temo ser rechazado-a por mi familia?**
6. **¿Me siento culpable por los fracasos familiares?**
7. **¿Me siento incapaz de vencer en la vida?**

Páncreas: *alegrías de vivir*

Palabras clave: miedo a faltar - inseguridad - búsqueda de placer

El páncreas produce el jugo pancreático que es excretado al intestino delgado, participando de la digestión de los alimentos. Equilibra los niveles de azúcar con la producción de insulina que se necesita en la sangre y, junto con el bazo, es responsable por la alimentación de todas las células del cuerpo. Un disturbio en el páncreas invita a reflexionar sobre nuestras emociones. Los desequilibrios pancreáticos pueden ocurrir de dos formas:

a) **Hipoglicemia** (baja de azúcar en la sangre): Poco amor - hambre de vida

La hipoglicemia traduce una incapacidad, una dificultad de recibir, aceptar y darse el derecho de tener placer. Simbólicamente, habla de la falta de alegría de vivir. En muchos niños-as no deseados-as por sus madres y viven en familias con padres distantes, se observa un alto nivel de hipoglicemia. Ella señala que nos damos demasiado a los otros y casi nada a nosotros mismos. La hipoglicemia habla de una tristeza profunda, de fuertes emociones que habitan en las personas y que las llevan a rechazar todo lo que viene de otros; especialmente de personas consideradas autoridad.

b) **Hiperglicemia** (exceso de azúcar en la sangre): **compensación de la vida, agotamiento afectivo.** Cuando la tasa de azúcar normal está elevada, se genera la diabetes. En el lenguaje simbólico, el almacenamiento de azúcar en la sangre sería una forma de compensar el sufrimiento de currente del autoritarismo de un padre exigente, controlador y aplicador excesivo de reglas y conductas rígidas. En ese caso, la diabetes sería una fuga, un refugio. La persona que sufre de diabetes es emotiva, tiene un gran corazón y coloca su fuerza, habilidad y capacidad para ayudar a los desamparados. Ella se preocupa más de otros que de sí misma. Trabaja mucho con la mente para encontrar respuestas para sus expectativas. Todo eso enmascara cierta tristeza por no recibir el reconocimiento y cariño de las personas.

La diabetes también habla de un profundo sentimiento de tristeza que se repite a lo largo de la vida y que termina por eclipsar el brillo y la alegría de vivir. La vida se torna amarga; por eso las personas tienen dificultad para recibir el amor que nos nutre.

La hipoglicemia y la hiperglicemia hablan de la dificultad de vivir el amor para con nosotros y con otros

Cálculos en el páncreas

Los cálculos son el resultado de sales minerales que se condensan, formando pequeñas piedras. Los cálculos aparecen cuando hay sentimientos de estar cargando un gran fardo emotivo y nada beneficioso. Los cálculos biliares invitan a reflexionar sobre la desconexión entre pensar y actuar.

Persona bazo - páncreas

Jean-Pierre Barral (2005) considera que esos dos órganos, desde el punto de vista emocional, están asociados y son los órganos que más absorben de los choques traumáticos. La "Persona bazo-páncreas" posee las siguientes características:

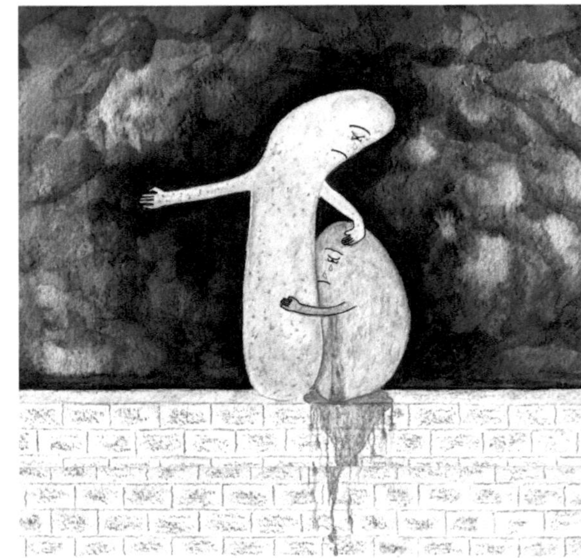

- Intolerancia al estrés. Soporta mal los golpes de la vida, presentando diabetes.

- Dificultad de aceptar pérdidas, muertes. Las pérdidas no aceptadas, reprimidas, afectan el páncreas y el bazo, desencadenando un debilitamiento del sistema inmunológico.

- Hipersensibilidad a la violencia. Al testificar cualquier tipo de violencia, reacciona luego con: náuseas, diarreas, temblores, infecciones repetidas, glicemia irregular, sequedad en la boca…

- Tiene una historia familiar llena de violencia, malos tratos, hechos desequilibrantes. Se torna fatalista, pasiva y/o desencadena agresividad.

- Sufre de pesimismo. Piensa que nada va a salir bien, vivir es sufrir, el mundo solo trae sufrimiento. Todo es obscuridad. La tristeza es su gran compañera. Ella carga en la espalda toda la miseria del mundo.

- Es una persona afable, compañera, paciente, pero es indiferente a toda suerte de emociones positivas o negativas. Le falta brillo en los ojos, entusiasmo.

- Siempre está rumiando el pasado. El remordimiento es su gran compañero.

- En general, tiene una historia de traumas en la infancia; por ejemplo: rechazo por cuestión de género que le lleva a una gran culpabilidad: "Me siento culpable por no haber nacido niño o niña".

Este tipo de persona debería preguntarse:

1. ¿Tengo dificultad para aceptar cosas nuevas?
2. ¿Qué debo hacer para convivir mejor con mis emociones?
3. ¿Tengo miedo de ser feliz?
4. ¿Tengo dificultades de darme regalos por creer que no los merezco?
5. ¿Qué me impide librarme del bulto pesado que cargo?
6. ¿Tengo tendencia a renunciar fácilmente a las cosas que se presentan en mi vida?
7. ¿Tengo tendencia a esperar que me traigan flores o prefiero "cultivar mi propio jardín"?
8. ¿Cuánta energía acumulo y gasto para librarme de una batalla que nunca llega?
9. ¿Estoy luchando contra alguna autoridad?
10. ¿Por qué continúo como un niño-a dependiente?
11. ¿Por qué no acepto que tengo mucho amor para dar y recibir?
12. ¿Qué me impide tomar la iniciativa e ir en dirección de otros?

 Cuando la boca calla, los órganos hablan...

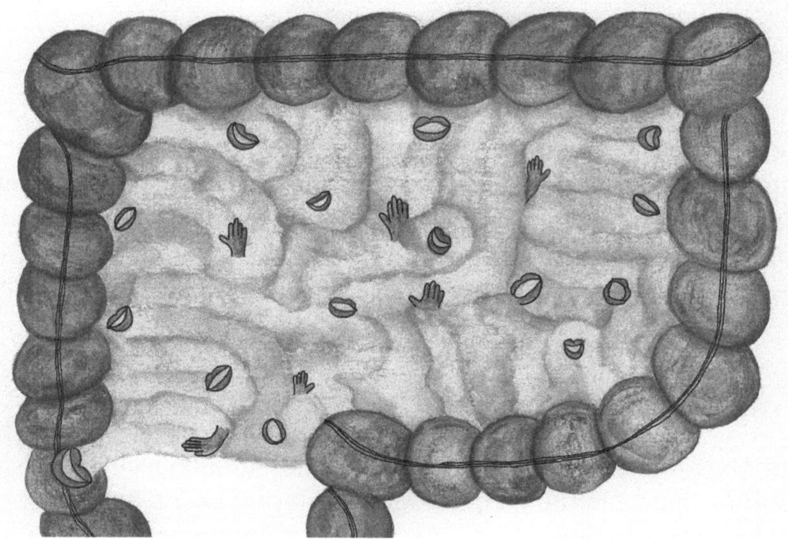

Intestinos delgado y grueso: *absorción y eliminación*

Los intestinos son los órganos más sensibles donde frecuentemente se somatiza gran número de tensiones, por esto siempre están irritados, tensos, "inflados". Sus respuestas emocionales son paradojales: van de la diarrea al estreñimiento. Los intestinos simbolizan la circulación del alimento material y psico-afectivo ingerido en la vida, pues constituyen el espacio de la subjetividad. Los problemas intestinales alertan a rever cómo digerimos las situaciones en las que fuimos víctimas de traición, de golpes bajos, de humillaciones; sobre todo, aquellas vividas con personas apreciadas. Es una forma de reaccionar a la suciedad lanzada sobre nosotros. Muchas veces, los problemas intestinales están relacionados con pérdidas y/o separaciones.

Intestino delgado: *absorción de los alimentos afectivos*

Palabras clave: selectividad - absorción

El intestino delgado, produciendo enzimas, es el responsable por la selección y distribución de los alimentos que provienen del estómago y que serán absorbidos por el organismo. Una vez absorbidos, esos nutrientes entran en la corriente sanguínea y en el sistema linfático. Lo restante de las sustancias no aprovechables va al intestino grueso que se encarga de eliminarlas.

Problemas en el intestino delgado:

Simbólicamente, los inconvenientes en el intestino delgado están ligados a la problemática de elegir, a la indecisión e integración de los alimentos ofrecidos. Las úlceras en ese intestino son expresiones de las dificultades de asimilar las experiencias de la vida de forma natural, lo que nos lleva a ser selectivos, excluyentes. Esa tendencia selectiva excesiva de juzgar a personas y acontecimientos provoca maniqueísmo: cierto/equivocado, bueno/malo; nutriendo juzgamientos precipitados. Asimismo, habla de una contrariedad indigesta, como una injusticia, una palabra, un gesto. Los problemas en el intestino delgado hablan de la dificultad para asimilar los alimentos afectivos.

Diarrea: *dificultad de asimilar*

Palabras clave: asimilación - eliminación

Se caracteriza por la eliminación rápida del alimento ingerido. Traduce miedo o deseo de evitar una situación desagradable o desconocida. Señala el temor a asimilar algo que nos desestructure y nos obligue a rever lo que no queremos admitir. Las cosas nuevas a ser digeridas traen el riesgo de desestabilización, de tener que reconstruirse. Las diarreas son también una forma de evacuar algo

 Cuando la boca calla, los órganos hablan...

que nos incomoda, que no aceptamos en nosotros. Muestran que tenemos dificultad en las relaciones íntimas y aceptar el amor de otros. Al eliminar alimentos, estamos eliminando pensamientos que no convienen.

Intestino grueso: *apegos y desapegos*

Palabras clave: separación - retención

El intestino grueso es el destino final de los desechos, de aquello que no fue aprovechado por el intestino delgado. Por el intestino grueso el organismo elimina la basura interior (heces) y se desintoxica, liberando lo que no es necesario.

Problemas en el intestino grueso

Los problemas más frecuentes en el intestino grueso son estreñimiento, dolores, flatulencias con gases fétidos.

Constipación (estreñimiento): este problema invita a reflexionar sobre asuntos acumulados y difíciles de eliminar, por miedo a perder, por apego excesivo a cosas o personas. Habla de la tendencia a quedarnos ligados a personas o acontecimientos que marcaron nuestra vida. Por todo lo guardado la persona se constipa, quedando estreñida, literalmente queda sumergida en heces. El estreñimiento es la manifestación física de ideas negativas, preocupaciones, rabias, envidias que acumulamos y que desarrollan una tendencia a controlar todo. El sentimiento de necesitar aprobación de otros confunde a la persona, la deja perpleja y sin acción. El estreñimiento puede aparecer al vivenciar dificultades financieras, relacionamientos conflictivos, situaciones de desapego material o afectivo; incluso, un viaje. La constipación revela una ambivalencia entre "no sé si me voy o si me quedo". El miedo a lo imprevisible hace esconder viejas ideas y bienes materiales. El miedo a perder o ser

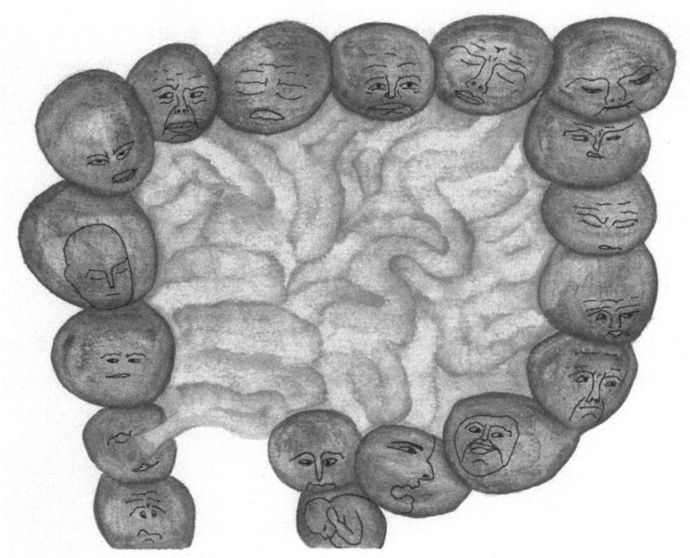

juzgado es tan grande que optamos por quedarnos paralizados y sin voluntad para cambiar. Esta afectación invita a revisar si tenemos mucha necesidad de controlar, de apegarse excesivamente a las ideas o convicciones, lo cual nos convierte en personas amargadas y resentidas: "constipadas mentalmente". Además, demuestra la dificultad para desvincularnos de situaciones indigestas, dolores, resentimientos. El miedo a lo imprevisible, la dificultad de tomar decisiones, el "quedar encima del muro", muchas veces, llevan a estas personas a agarrarse de viejas ideas, a sobrevalorar bienes materiales, impidiendo la circulación necesaria del alimento material y afectivo.

Las heces no eliminadas se resecan y obstruyen la salida de lo que no se necesita. En este caso, el propio organismo puede eliminarlas, produciendo tumores que, con el pus, expulsan las heces resecas.

 Cuando la boca calla, los órganos hablan...

Proctocolitis: *reacción frente a cualquier agresión*

Palabras clave: defensa - agresión - apego

Es una enfermedad inflamatoria del tubo digestivo que alcanza al recto. Las heces quedan sanguinolentas. Simbólicamente, muestran una reacción del organismo a cualquier agresión.

Es el momento adecuado para preguntarnos:

1. **¿Qué o quién está agrediéndome?**
2. **¿Qué tensiones internas me traen sufrimiento?**
3. **¿Tengo alguna dificultad que no puedo eliminar?**
4. **¿En mis relacionamientos, soy   un parásito para alguien y no consigo liberarme?**

Hemorroides: *pérdida de la vitalidad y dificultad de hacer duelo*

Palabras clave: control - contrariedad - indignación

Es una enfermedad que aparece en el recto y el ano; simbólicamente, guarda el control de las cosas y de las situaciones que necesitan eliminarse. El ano representa la capacidad de asegurar antes que soltar y recuerda que cuando hay dificultad para eliminar quedamos "tapados". Generalmente, las hemorroides señalan problemas ligados al trabajo, pues las heces, producto final de un proceso, equivalen al dinero que se gana al final de un trabajo. En general, los problemas en el recto y el ano evocan cosas sucias, inmundas, que todavía no se evacua, tales como rabias, indignaciones, dolores. También pueden mostrar cosas contra nosotros mismos, como sentimientos de culpa a propósito de cosas que hicimos y de las que nos arrepentimos, o quizá de algo que hicieron contra nosotros, tales como violencia y/o abuso sexual.

Las hemorroides también hablan de una sobrecarga de responsabilidades y de los esfuerzos para concretar como si tuviéramos la obligación de realizar alguna tarea "en contra de la voluntad", o de esforzarnos para que nos guste algo. El mensaje de las hemorroides es una mezcla de rabia, contrariedad y culpabilidad. Esta enfermedad puede hablar también de un viejo resentimiento.

Persona intestino: *proteger y ser protegida*

Es alguien cuya bandera en la vida es proteger y ser protegida por la necesidad de sentirse segura. Entiende que protegiendo a sus familiares y amigos ella se protege. Por detrás de esa persona, aparentemente fuerte, existe una persona frágil, necesitada de atención yprotección.

La "Persona intestino" (Jean-Pierre Barral, 2005) presenta las siguientes características:

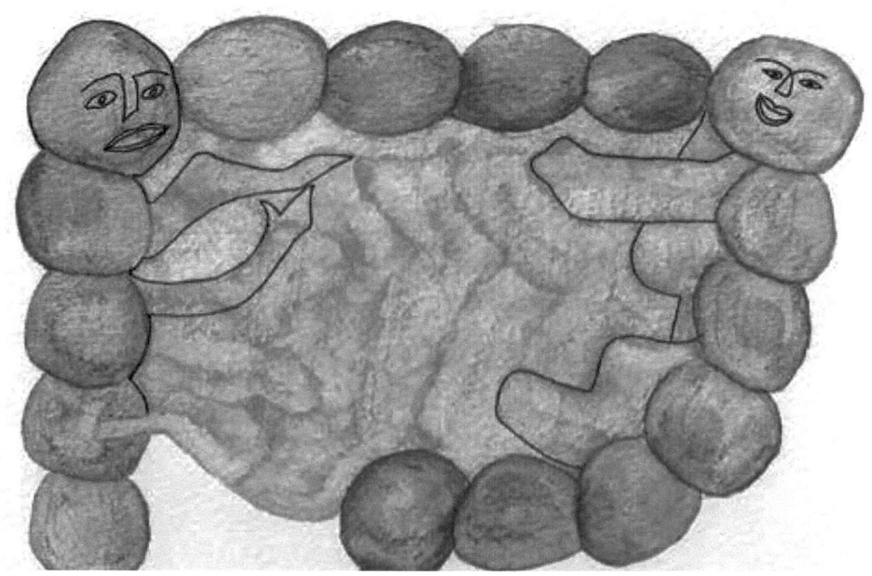

- Gran necesidad de hablar; cuando comienza, no para. Ella aconseja, pregunta, tiene siempre algo para contar. Hablar mucho es una forma de llenar el vacío y liberarse de una gran ansiedad.

- Es fiel a todo y a todos. Compra en el mismo lugar, frecuenta los mismos restaurantes, peluqueros, etc.

- Es meticulosa en lo que hace. Su casa es nítida. Todo está en su debido lugar. Ella nunca para. Siempre busca algo que hacer. Sabe digerir las cosas y es gran articuladora.

- Es determinada y obstinada en todo lo que hace.

- Es rígida en sus acciones, llegando a ser obsesiva. Tiene dificultad para soportar cambios. Cuando viaja, el intestino reclama.

- Tiene necesidad de convencer a las personas. Quiere tener la razón en todo lo que dice y hace y no soporta ser contrariada. Dispone de gran energía.

- Tiene tendencia a exagerar y teatralizar, dificultando a quienes conviven con ella, distinguir lo real de lo teatral.

- Tiene tendencia a la hipocondría. La salud es una de las prioridades de su vida. Está alerta a cualquier síntoma de sí misma y de sus familiares y amigos. La hipocondría sería una manera de valorizarse y pedir un poco de atención y cuidado.

- Tiene tendencia a la ciclotimia (variación de humor). Puede pasar de la carcajada a un llanto resentido. Fluctúa entre una jovialidad agradable y una irritabilidad insoportable.

- Es sensible y generosa. Hay que tener cuidado con lo que se le dice. Todo puede herirla. Es una persona muy susceptible e influenciable.

- Le encanta prestar servicio a las personas, como manera de donarse a otros para no apiadarse de sí.

- Alimenta sentimientos de persecución. A veces, nutre la idea de no ser acogida por la familia como se merece, o siente que su familia se alía contra ella para crear intrigas y chismes.

Esa persona debe reflexionar en los siguientes temas:

1. **¿Estoy presa en alguna emoción que me hizo (o hace) sufrir?**
2. **¿Tengo dificultad para cicatrizar alguna herida afectiva?**
3. **¿Me resisto al cambio por miedo a mi propia autonomía?**
4. **¿Por qué prefiero seguir los deseos de otros a realizar los míos?**
5. **¿Tengo miedo de mí mismo y de aquello que vive en mí?**
6. **¿Tengo dificultad para digerir la autoridad que se presenta ante mi?**
7. **¿Tengo dificultad en aceptar acontecimientos de mi vida?**
8. **¿Nutro algún sentimiento de auto rechazo?**
9. **¿Qué acontecimientos no consigo digerir?**
10. **¿Tengo dificultad para lidiar con mis limitaciones?**
11. **¿Tengo dificultad para respetar el ritmo del otro?**

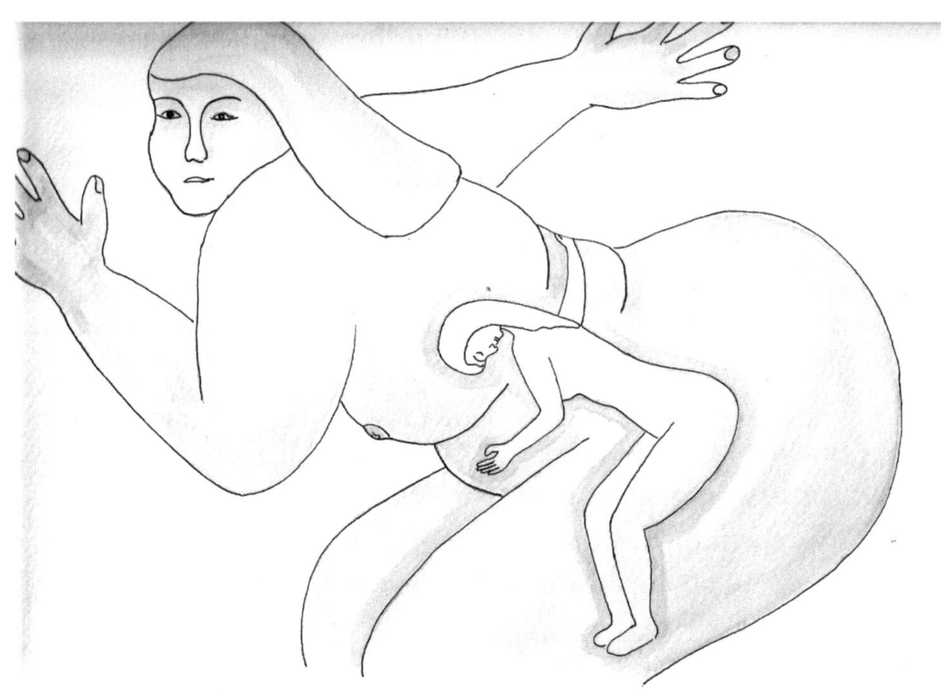

Obesidad: *manera de protegerse*

Palabras clave: protección - inseguridad - vulnerabilidad

La alimentación tiene un papel central en la vida física, emocional y social. La alimentación material está estrechamente ligada a la alimentación afectiva. Comer demasiado es una forma de intentar llenar un vacío interior, ligado a un sentimiento de abandono y soledad. Esta inseguridad afectiva y/o material lleva, inconscientemente, a almacenar alimento para evitar cualquier penuria futura. La obesidad, muchas veces, aparece después de un gran choque emocional o una pérdida importante. Muchas veces, esta carencia de cuidados tiene una relación directa con la madre en la primera infancia, toda vez que ella representaba el vínculo con la alimentación y la sobrevivencia. La persona tiende a acumular pensamientos, cosas o emociones. El engordar es una trampa que dificulta la realización de un deseo vivenciado como una amenaza.

Las personas que en la infancia vivieron situaciones traumáticas ligadas a la sexualidad, tienden a protegerse. Por ejemplo, las mujeres engrosan demasiado los muslos y los hombres el volumen de la barriga, ambos tienden a protegerse para que sus órganos genitales estén menos en evidencia. En fin, la obesidad habla de la ambivalencia: al mismo tiempo que deseo ser amado y me aproximo a otros, temo toda exposición y camuflo mi inseguridad, protegiéndome de las críticas y comentarios sobre mí. Algunas preguntas pueden ayudarnos en nuestra reflexión.

1. **¿Qué experiencias del pasado me impiden vivir el presente?**
2. **¿Mi peso actual, qué me dificulta realizar?**
3. **¿Si adelgazo, qué podrá ocurrirme de insoportable?**
4. **¿Será mi obesidad una forma de sentirme fuerte y capaz de enfrentar a mis enemigos?**

DIALOGANDO CON EL SISTEMA GÉNITO-URINARIO
Destino de mis desechos

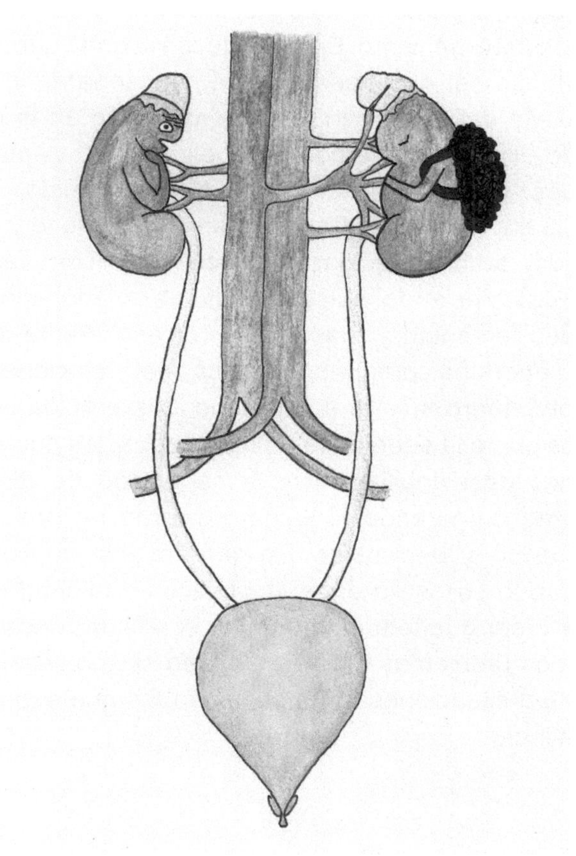

Este sistema está formado por los aparatos urinario y reproductor. El aparato urinario tiene como principales órganos los riñones y la vejiga, que trabajan para sacar del cuerpo la orina (desechos y exceso de agua retirados de la sangre).

Riñones: *donde viven los miedos*

Palabras clave: miedos - rabia - juzgamiento - equilibrio

Los riñones son los primeros responsables por la eliminación de los líquidos sucios del organismo. Ellos producen la orina quesealmacena en la vejiga hasta ser eliminada. Los riñones separan lo sucio de lo limpio; "la cizaña del trigo", simbólicamente están en la posición del juez juzgando, filtrando las emociones, eliminando viejas memorias, rabias, miedos; tornando la vida más alegre y fluida. Los riñones representan la capacidad de discernimiento y equilibrio y cuidan para estabilizar las fuerzas ácidas (masculinas) con las alcalinas (femeninas), estableciendo, así, el espíritu de colaboración y armonía entre los polos femenino y masculino. Por eso, frente a problemas renales, es oportuno preguntar acerca del relacionamiento con nuestro-a compañero-a, y si somos nuestros propios compañeros. Considerados como la sede de nuestros miedos, los riñones padecen cuando somos desestabilizados y la capacidad de discernimiento está comprometida; cuando el juzgar se torna un peso y tenemos dificultad para tomar decisiones. En general, los problemas renales aparecen cuando se oscila entre ser críticos o alienados, crueles o sumisos, por creer que tenemos que ver con situaciones que no nos conciernen. Los problemas renales también se manifiestan después de accidentes o situaciones traumáticas en las que experimentamos gran miedo a morir.

 Cuando la boca calla, los órganos hablan...

Problemas en los riñones

Ácido úrico, aumentado es una enfermedad que simboliza las viejas memorias y emociones que necesitan ser eliminadas. Esa masa de energía solidificada a lo largo de los años es el resultado de pensamientos, miedos, emociones y sentimientos agresivos acumulados y relacionados con alguna situación y/o personas de nuestra convivencia.

La elevación de ácido úrico habla de la alta cantidad de sentimientos agresivos que se consolidan a lo largo de la vida. Es como si hubiésemos solidificado nuestra espontaneidad, los "no dichos" reprimidos para vivir los deseos de otros.

Cálculos en los riñones, dolencia que señala el predominio de viejas emociones no eliminadas y, por eso, se solidifican como cálculos, es la forma que el cuerpo petrifica lo que nos consume. Es como si las tristezas, los miedos, las inseguridades se solidificaran en el tiempo, porque centramos nuestra preocupación en algo específico; por ejemplo, problemas financieros o relacionamientos complicados.

Los problemas en los riñones llevan a reflexionar:

1. **¿Tengo necesidad de ser reconocido-a y valorizado-a?**
2. **¿Viví o estoy viviendo una situación de pérdida?**
3. **¿Tengo miedo a ser abandonado-a?**
4. **¿Qué quiero eliminar de mi vida y tengo miedo?**
5. **¿Me gusta comandar o controlar la situación?**
6. **¿Tengo sentimientos de no ser incluido ni ser aceptado?**
7. **¿Estoy siempre al servicio de otros?**
8. **¿Cómo expreso mi rabia?**
9. **¿Tengo frecuentes crisis de rabia?**
10. **¿Qué hago para armonizar mi vida?**
11. **¿Me siento inseguro-a?**
12. **¿Tuve o tengo dificultad para hacer elecciones?**
13. **¿Tengo espíritu colaborativo en mis relaciones?**
14. **¿La palabra miedo me dice alguna cosa?**
15. **¿Me he anulado para vivir los deseos de otros?**
16. **¿Estoy sobrecargado-a porque no comparto mis tareas con alguien?**
17. **¿Juzgo, con frecuencia, a personas y situaciones?**
19. **¿Soy una persona que se deja influenciar por creencias de otros?**
20. **¿Tengo dificultad para discernir entre lo bueno y nocivo para mí?**

 Cuando la boca calla, los órganos hablan...

Persona riñón

Se dice que la "Persona riñón" (Jean-Pierre Barral 2005) es portadora de muchos miedos, por eso está siempre en posición de juez, evaluando, juzgando, midiendo y pesando todo. Hasta se dice que las enfermedades renales son enfermedades de juez.

Características de la Persona riñón:

- Miedos existenciales. Es portadora de miedos ancestrales que están presentes en lo más profundo de sí, siempre listos a emerger frente a las amenazas.

- Miedo reactivo a algún acontecimiento ocurrido en el pasado y de fuerte connotación negativa.

- Miedo al abandono. Miedo a perder las referencias estructurantes. Miedo a no ser aceptada como es. Los riñones siempre reaccionan al miedo, al abandono a través de infecciones, de cálculos y de la hipertensión.

- Carga fuertes sentimientos de inseguridad, por lo que intenta compensar invirtiendo en el trabajo, creando problemas relacionales por no soportar la inseguridad y el miedo.

- Tiene grandes y frecuentes crisis de rabia que explotan arrasando a todos. Presenta crisis de rabia, de reivindicación, de frustración, que parecen no tener fin.

- Necesidad de superarse. Esta persona está siempre superando sus límites para atender su necesidad imperiosa de afirmarse, de ser reconocida. Esa necesidad de superarse es mucho más sobre sí misma que sobre los otros.

- Es fuerte y generosa. Estar siempre al servicio de otros le resulta natural y lo asume con mucha determinación. Es excelente compañera de lucha.

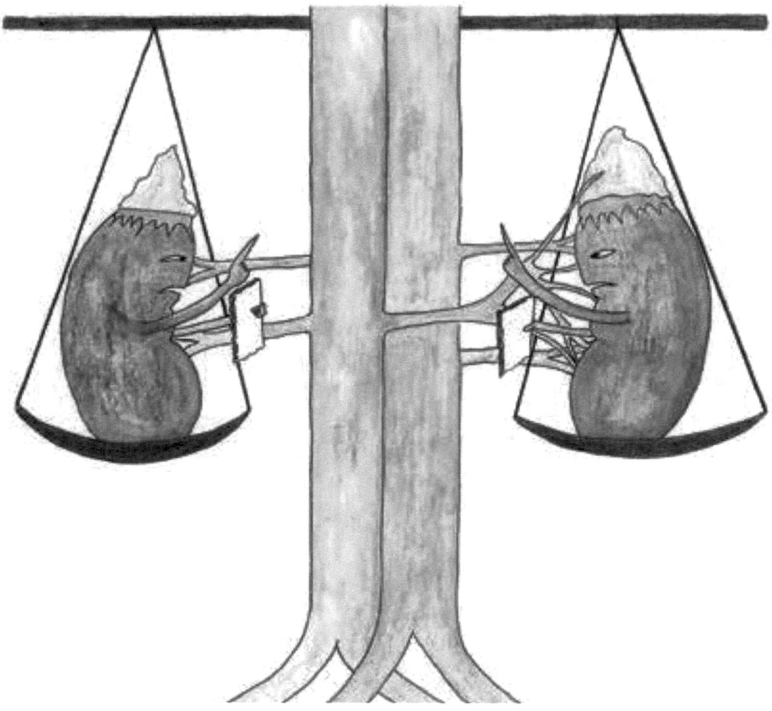

- Es una persona con necesidad de dominar, de comandar. Es impulsiva y soporta poco a quién la contradice y quién no sigue sus consejos y realizaciones.

- A pesar de esa determinación, esta persona está acompañada por dudas, guardando un pesimismo cíclico (característica muy común en los hombres).

- La "Persona riñón" es muy maternal y tiene gran sentido del cuidado y de la maternidad, guardando una fuerte energía para dedicarse a otros.

 Cuando la boca calla, los órganos hablan...

Vejiga: *resistencia a los cambios*

Palabras clave: resistencia - miedo al abandono

La vejiga es para la orina lo que el intestino grueso es para las heces. Es el espacio de recolección de las aguas usadas por el organismo. La vejiga representa el dominio de las relaciones personales.

Los problemas en la vejiga hablan de las dificultades para eliminar viejas ideas que preocupan. Las personas se resisten a los cambios por inseguridad y esa es una manera de no encarar la realidad, aunque se desee manipular y controlar la sexualidad, es decir, vivir la vida placenteramente.

Problemas en la vejiga

Cistitis (infecciones): es común que aparezcan infecciones en la vejiga con ocasión de la luna de miel, relacionamientos conflictivos o por una ruptura. Igual ocurre con relaciones que pueden generar frustración e insatisfacción por miedo a la intimidad y/o relaciones que despiertan antiguas rabias, emociones reprimidas y toda presión que corre riesgo de explotar.

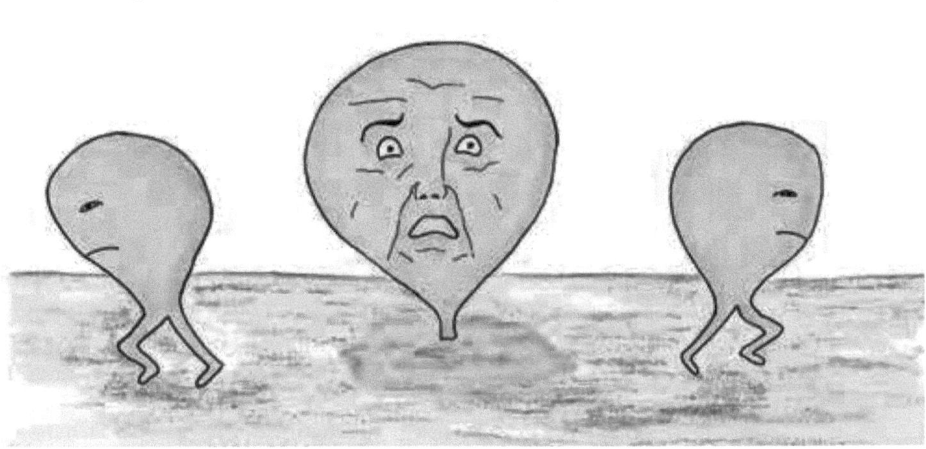

Las infecciones urinarias: hablan además de sufrimientos e inseguridades no expresadas, no liberadas, de la dificultad para demostrar irritación, frustración e insatisfacción.

Incontinencia urinaria: orinar frecuentemente puede señalar una presión permanente que está impidiendo liberar emociones retenidas. Señala el apuro en eliminar esas emociones.

Cálculos en la vejiga: indican que estamos siendo duros con nosotros-as mismos-as y que estamos desconectados de nuestras emociones.

Características de la Persona vejiga (Jean-Pierre Barral. 2005)

La "Persona vejiga" es aquella muy preocupada con la retención y el hecho de mantener cosas, valores y situaciones superfluas. Sus características más frecuentes son:

- Valora la postura del controlador por haber recibido una educación basada en el control, deber, exceso de normas, servidumbre y tabús.

- Se inclina más al deseo de los otros que para el suyo, terminando por generar sentimientos de culpabilidad y frustración cuando las cosas no ocurren como le gustaría.

- Tiene miedo de incomodar a otros, lo que a veces la lleva a no ocupar su espacio familiar y social.

- Constantemente, tiene sentimientos de culpa por no haber correspondido a los chantajes afectivos y a las exigencias de los padres, en lo que se refiere a controlar la orina. Muchas veces eso se manifiesta en forma de cistitis.

- Tendencia a eclipsarse frente a otros, comportándose sumisa y obediente a ciegas. Ella teme los conflictos y está dispuesta a hacer todo para evitarlos.

- Tiene comportamientos tímidos en función de lo que se le solicita.

La "Persona vejiga" siempre debe preguntarse:

1. **¿Cómo está mi relación con mi compañero-a?**
2. **¿Responsabilizo a mi compañero-a por mi felicidad o infelicidad?**
3. **¿Qué remordimientos guardo "bajo siete llaves"?**
4. **¿Soy un nostálgico y me gustaría refugiarme en el pasado?**
5. **¿Qué miedos cultivo para sentirme protegido-a?**
6. **¿Tengo tendencia a culpar a mi compañero-a por mis sufrimientos?**
7. **¿Tengo la impresión de ser un coleccionador-a de fracasos?**
8. **¿Tengo tendencia a tener todo calculado?**
9. **¿Tiendo a vivir en un aislamiento construido por mí mismo-a?**

DIALOGANDO CON EL SISTEMA REPRODUCTOR Y ÓRGANOS GENITALES

Mi creatividad, mi placer

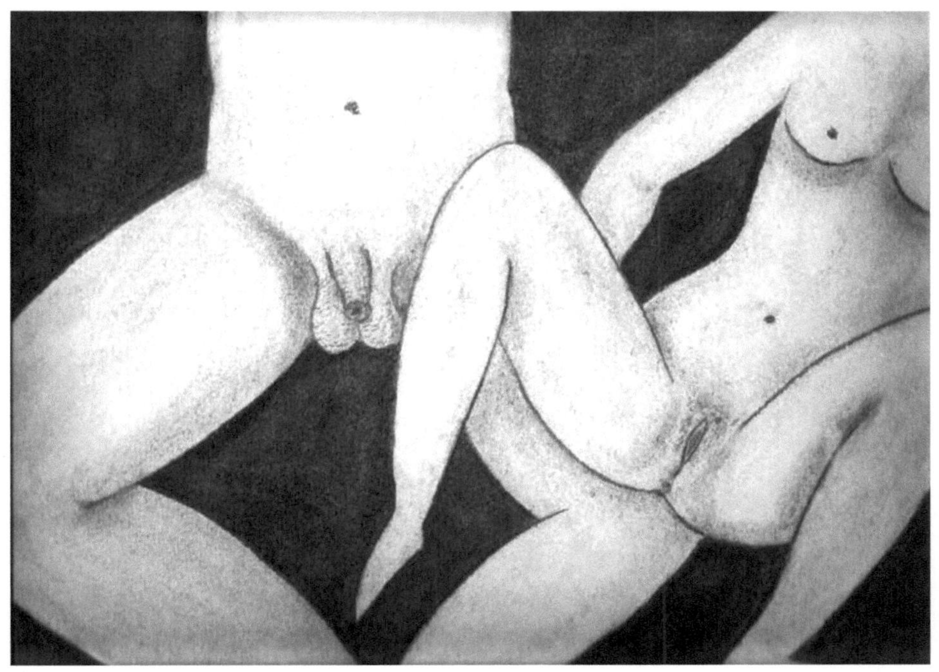

El sistema reproductor está compuesto por los órganos y glándulas sexuales. **En el hombre:** vesícula seminal, uretra, escroto, pene y testículos son los principales órganos y glándulas. **En la mujer:** útero, trompas, vagina y ovarios son los principales órganos y glándulas. Esos son los órganos responsables por la reproducción que ocurre cuando se encuentran la célula masculina con el óvulo femenino. Son los órganos y las glándulas ligados al placer de la vida y de la creatividad. Por lo tanto, la vida se perpetúa en el encuentro de las diferencias. Encuentro del Yang, o masculino: penetrante activo, animus, con el ánima o Yin: el femenino, receptiva, como decía Jung. Así vemos que solo puede haber vida si hubiera un choque creativo, un encuentro de las diferencias en nosotros mismos. Del encuentro de los opuestos se llega a la paz y "a la integración de los inversos", como dice Michel Odoul (2002), o a la "reconciliación de los opuestos", como dice Jung. Del encuentro de esos dos polos opuestos nacen el otro y nosotros mismos. Se trata de un proceso dialéctico, dinámico, que permite reconstruir una síntesis que luego se transforma en una nueva tesis, que es interpelada por una nueva antítesis. Este proceso de búsqueda en nosotros mismos puede ser hecho en la alegría y/o en el placer. Nuestra sexualidad nos permite procrear y crear proyectos para realizar sueños. En el funcionamiento del sistema reproductor vemos lo importante que es una relación respetuosa con el otro.

Problemas en los órganos del sistema reproductor

Los problemas en los órganos genitales masculino y femenino hablan de miedo, culpabilidad, vergüenza, desconfianza, lamentaciones y rabias con relación a la vida sexual. Muchas veces, señalan conflictos personales vividos entre el derecho al placer y deseos físicos y los preceptos morales y religiosos que generan sentimientos de culpa. Entre los problemas en esos órganos destacamos la frigidez, la impotencia, los dolores y las inflamaciones.

Frigidez: *miedo de mis impulsos sexuales*

Palabras clave: negación al placer - represión

La frigidez refleja mucho el tipo de educación que la persona recibió. En general, evidencia aquella educación en que la sexualidad fue objeto de sufrimiento o represión. Revela también el miedo a los impulsos sexual y al placer, vistos como cosas indecentes, pecaminosas, prohibidas.

Frente a la frigidez, es importante reflexionar:

1. **¿Tengo dificultad para aceptar el placer, el gozo, el éxito en mi vida personal, así como en la profesional, familiar y social?**

2. **¿Mi manera racional de funcionar bloquea mi manera de dar y recibir afecto?**

3. **¿Tengo miedo al fracaso y lo veo como algo vergonzoso, por eso no acepto mi fragilidad humana?**

4. **¿Será que fui abusado-a sexualmente en la infancia?**

5. **¿La educación que recibí me impide aceptar el deseo y el placer sexual como algo normal?**

Esterilidad: *rechazo inconsciente a generar hijos*

Palabras clave: miedos - resistencia a la vida

Las personas con esta problemática podrían relacionarla con sentimientos inconscientes de no haber recibido de su madre suficiente afecto y amor en la infancia. La esterilidad también habla de un rechazo inconsciente a generar hijos por falta de confianza en sí, en el compañero-a, o en el futuro.

Frente a la esterilidad deberíamos reflexionar:

1. **¿Cómo vivencio el hecho de llegar a ser padre o madre?**
2. **¿Generar hijos es una preocupación para mí?**
3. **¿Viví alguna experiencia sexual traumática que obstaculiza mi vida sexual?**
4. **¿Temo el embarazo por sentirme inseguro-a?**
5. **¿Cómo está mi relación con mi compañero-a?**
6. **¿Confío en mi capacidad para producir y reproducir?**
7. **¿Qué me quita las fuerzas para crear y procrear?**
8. **¿Estoy viviendo alguna situación de duelo no resuelta?**
9. **¿Cómo vivo mi rol de padre, madre, esposo-a, profesional...?**
10. **¿Guardo algún sentimiento de culpa, vergüenza o soledad?**
11. **¿Estoy viviendo una relación que me satisface?**
12. **¿Consigo generar algo positivo con mi compañero-a?**
13. **¿Cómo convivo con mis contradicciones?**
14. **¿Cómo batallo con lo que es diferente a mí, en la sociedad?**

 | *Cuando la boca calla, los órganos hablan...*

Órganos del aparato reproductor femenino

Ovarios: los ovarios constituyen la identidad sexual, maternal y creativa de la mujer. Es donde comienza a crearse la vida, por eso representa la creatividad, el deseo de generar no solo la vida de un niño-a, sino también de otros aspectos de la feminidad. Philippe Dransart (2000) resalta que los problemas graves en los ovarios, en general, están relacionados con dificultades vividas con un niño-a, sea un hijo biológico o adoptivo, u otra persona considerada hijo-a. En fin, a través de los ovarios la mujer expresa sus dificultades con los vínculos maternales. Entonces, los problemas en los ovarios hablan de un profundo conflicto relacionado con la feminidad o con el hecho de ser mujer.

Quistes en los ovarios: fertilidad amenazada; señala emociones acumuladas: lágrimas retenidas o no lloradas que se acumularon por fracasos ligados al deseo no realizado de generar un hijo, por falta de apoyo moral del compañero, escaza autoconfianza en la capacidad de ser madre.

Cáncer en los ovarios: frustración con la maternidad. Generalmente, ocurre después de alguna pérdida significativa de alguien muy querido, considerado como hijo. La imagen de madre parece haber sido afectada, generando un sentimiento de impotencia, incapacidad y fracaso. De eso habla el cáncer de ovario.

Útero: es el espacio de gestación de la vida, es la sede de la creatividad y de acogida de la vida, representa el refugio, la protección. Las enfermedades en el útero pueden hablar sobre deseos de embarazo no realizados, o de sufrimientos ligados al espacio que se ocupa en la familia. En el útero la mujer materializa el deseo de ser madre y eso le da la convicción de ser poderosa, competente, capaz.

Cáncer de útero: el lugar donde ocurre es muy significativo y ofrece pistas para identificar el mensaje inconsciente contenido en esta afección...

En el cuello: esta parte del útero que entra en contacto con el pene en la relación sexual habla de la relación con el compañero. Es común en mujeres jóvenes y habla sobre frustraciones afectivas y sexuales con su compañero; sobre todo, cuando la mujer no se siente amada, no desea o tiene dificultad de generar un hijo. Es como si el compañero destruyera algo importante en esta relación, ambigua y perversa, donde se mezcla amor y muerte.

En el cuerpo del útero: generalmente, ocurre en mujeres en la menopausia y habla del deseo de vivir. Representa un nudo de dolores, resentimientos y culpabilidad en relación a la familia o a los hijos.

Cólicos menstruales o dismenorrea: habla de la negación a aceptar su condición femenina, un rechazo de su feminidad, rebelión contra la sumisión de la mujer en un mundo machista. La llegada de la menstruación señala que una mujer puede ser madre. Cuando hay un fuerte deseo de maternidad, cada menstruación revela, inconscientemente, que se perdió una oportunidad y eso puede generar irritabilidad, depresión, síntomas conocidos como Síndrome Premenstrual (SPM). Es como si el cuerpo femenino fuese privado de ese deseo y sufriese esta frustración. La menstruación con pérdida de sangre abundante habla de la pérdida de la alegría de vivir o de no lograr embarazarse.

Endometriosis: habla del miedo a las consecuencias que implica la llegada de un hijo, sea en el equilibrio de la pareja o de cara a su futuro en la sociedad.

Embarazo: la mujer vive un torbellino de emociones que oscilan entre la alegría de generar la vida y el miedo a lo que podrá ocurrir, del acto de ser madre. Las náuseas, frecuentes en el embarazo, hablan de rechazos inconscientes al deseo de ser madre; o más aún, a la ansiedad ligada a la maternidad que se aproxima. Cuando el problema persiste a lo largo del embarazo, señala los miedos relacionados a la maternidad. Es hora de que la mujer se pregunte: ¿Cómo fue el embarazo de mi madre cuando yo era feto?

Menopausia: es el momento en que la mujer cierra su capacidad de procrear. A veces, llega a esta etapa manteniendo muchos fantasmas: miedo a no ser deseada como mujer. La angustia de esa nueva realidad se manifiesta a través del miedo a envejecer, sentirse menos atractiva, a quedar sola. El sufrimiento sube cuando la mujer vive la menopausia como el fin y no como una pausa para una nueva etapa de la vida. La menopausia debe ser aprovechada para hacer un balance general de la vida, es una buena ocasión para clarificar situaciones, hasta entonces, no resueltas.

Órganos del aparato reproductor masculino

Pene - testículos: *poder y seguridad afectiva*

Palabras clave: generación - fertilidad

El pene y los testículos son los órganos sexuales masculinos que simbolizan identidad - herencia sexual - paternidad. Estas partes íntimas hablan de la intimidad del ser, pues tocan la condición humana llena de limitaciones. Los problemas en estos órganos hablan de miedos, inseguridades y dudas sobre el valor de ser hombre. En general, están ligados a la imagen que el sujeto tiene sobre el propio padre. Muchas

veces, también reflejan el miedo a ser juzgado por los resultados obtenidos, desencadenado un sentimiento de sentirse un hombre débil y vulnerable.

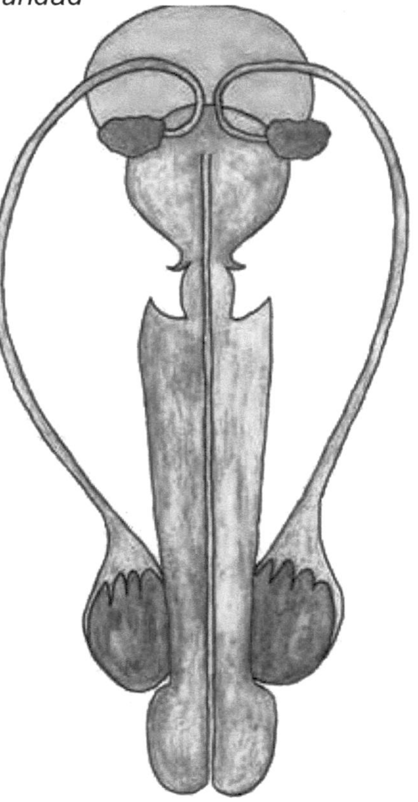

 Cuando la boca calla, los órganos hablan...

Problemas en el pene y los testículos

Inflamación en los testículos: habla de rabias y frustraciones acumuladas que impiden al hombre afirmarse en sus emprendimientos.

Torsión en los testículos: en esta afectación, casi siempre, está presente una problemática con el padre autoritario o distante en la relación afectiva. En hombres jóvenes, muchas veces, se relaciona con una gran decepción respecto de la imagen del padre.

Criptorquidia (testículos que no descienden para la bolsa escrotal): en el niño, habla de una dificultad relacional con el padre. Falta intercambio de palabras y afecto. Esta problemática solo puede comprenderse desde un enfoque transgeneracional. La criptorquidia señala que algunos "no dichos" necesitan ser revelados para resolver el inconveniente. Es importante resaltar que este problema podría solucionarse a través de la palabra, la conversación, antes que por intervención quirúrgica.

Eyaculación precoz: habla de una culpa de vivir la sexualidad, como si la persona no tuviese derecho a disfrutar del placer sexual porque lo siente como algo pecaminoso y feo. Apurar la relación sexual es una forma de vivirlo sin darse el derecho y el tiempo necesarios para disfrutarlo. Habla también de las presiones que el hombre se impone por un deseo de impresionar al compañero-a, o querer controlar, poseer. Todo eso reactiva, en este hombre, el miedo a perder su amor, ser abandonado o rechazado por ella   o él; sensación vivida en las primeras relaciones sexuales. La eyaculación precoz señala que el hombre necesita aprender a lograr placer en la relación sexual, en un clima libre, sin presiones ni deudas, sin culpabilidad.

Los hombres con problemas en el pene y en los testículos deberían reflexionar:

1. **¿Por qué debo probar mi desempeño de macho en la familia y en el trabajo?**
2. **¿Por qué siempre procuro probar mi capacidad?**
3. **¿Tengo la impresión de ser más observador que actor en mi vida?**
4. **¿He sido objeto de exigencias por parte de mi familia?**
5. **¿Cómo me siento en mi condición de hombre?**
6. **¿Existe diálogo de padre e hijo en mi familia?**
7. **¿Qué me dificulta aceptar a mi padre?**
8. **¿Es difícil conversar con mi padre?**

Próstata: *espacio personal y poder social*

Palabras clave: paternidad - potencia - vida social

La próstata simboliza el poder sexual masculino, el poder del hombre frente a la vida. Las enfermedades de la próstata alertan a repensar cómo se vive, su rol social y cómo usa el poder en las relaciones sociales.

Inflamación en la próstata (prostatitis), refiere conflictos con la imagen del padre y la dificultad para mantener una sexualidad equilibrada, vivida por exceso o por falta de actividad.

Adenoma en la próstata, ocurre comúnmente en hombres adultos mayores y habla de dolores generalmente ligados a los

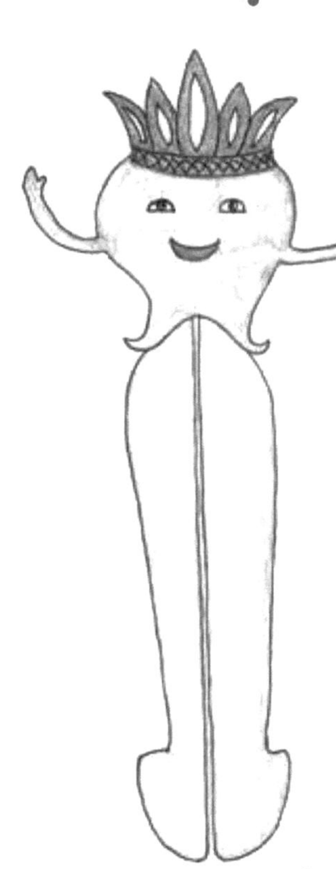

 Cuando la boca calla, los órganos hablan...

hijos y a la pérdida de poder en el plano social y en el profesional. Esa sensación de desvalorización se manifiesta bajo la forma de impotencia. Es como si el hombre estuviese sintiéndose viejo, al final de la vida, olvidando que puede sublimar esa energía creativa para gozar de la sabiduría.

Cáncer de próstata, es la materialización de un sentimiento de pérdida total del brillo de la vida. A veces, está ligado a algún fracaso profesional importante, o a una jubilación que el hombre no quería tener por estar muy ligado al trabajo. En otras, el cáncer enmascara un conflicto serio con algún hijo, en que la imagen de padre está inadecuadamente resuelta. La dificultad para orinar simboliza el problema para evacuar emociones relacionadas con la filiación.

Persona Genital

Tanto hombre como mujer, muchas veces sienten, con pocas diferencias, los mismos miedos, necesidades, o faltas.

Características de la "Persona genital" (Jean-Pierre Barral, 2005):

- Necesidad de espacio familiar para refugiarse, para sentirse protegida. Para ella, la convivencia con personas queridas es primordial.

- Necesidad de acoger y ser acogida, de proteger y ser protegida, de tener su nido unido y en armonía.

- La valorización de la compañía de seres queridos enmascara el gran miedo a la soledad y al abandono.

- El miedo a ser juzgada y de no ser perfecta es el punto más vulnerable en esa persona. Ella cree que no será aceptada por los demás y no se siente protegida.

- Presenta alteraciones físicas bien visibles: distensión del bajo vientre, espasmos del útero y dolor en las espaldas.

- Las mujeres sienten una gran necesidad de la maternidad, por eso viven muy mal la infertilidad y/o la menopausia.

- La persona genital tiene miedo de cortar el cordón umbilical.

- Siempre procura el amor "fusional" (aquel en que el sujeto hace fusión de papeles), de un hijo, de un sobrino o de otro familiar, para dedicar su amor y su atención.

- La necesidad de sacrificarse es su misión. Ella se valora asumiendo misiones difíciles. La mujer, por ejemplo, no consigue imaginarse sin sentirse madre. Es la primera en levantarse, cuidar de todo y la última en acostarse.

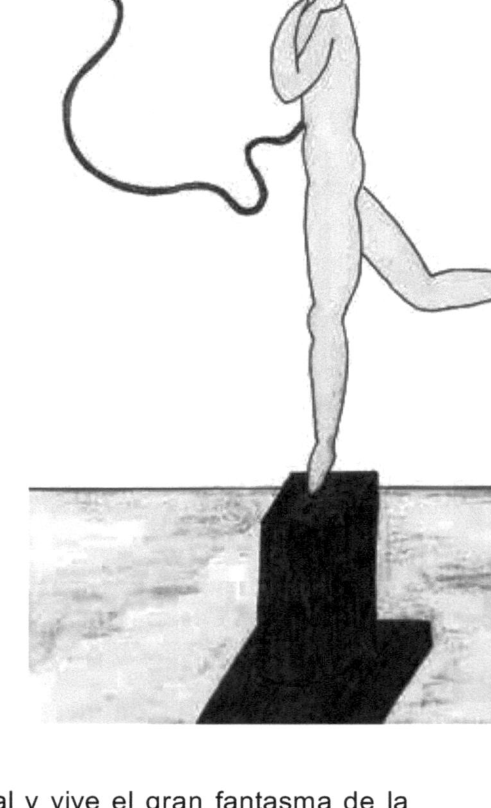

- Esa persona tiene miedo de perder su posición social y vive el gran fantasma de la persecución. Valoriza mucho su papel social, relacional y laboral. Esa característica es más frecuente en los hombres, que tienen recelo de caer del pedestal.

- Por la necesidad de ser un semental, un macho, cuando le aparecen las limitaciones genitales (erecciones débiles y de poca duración, eyaculaciones laboriosas, baja de la libido), el hombre somatiza esa problemática en la próstata, enmascarando ese escenario crepuscular.

 Cuando la boca calla, los órganos hablan...

- Preocupada con el futuro y el miedo de perder su importancia, la "Persona genital" no verbaliza sus inquietudes. Esa característica es más común en los hombres , pues las mujeres tienen mayor facilidad para hablar de sus dificultades sexuales que los hombres.

DIALOGANDO CON EL SISTEMA GLANDULAR

Mis valores, mis relaciones afectivas

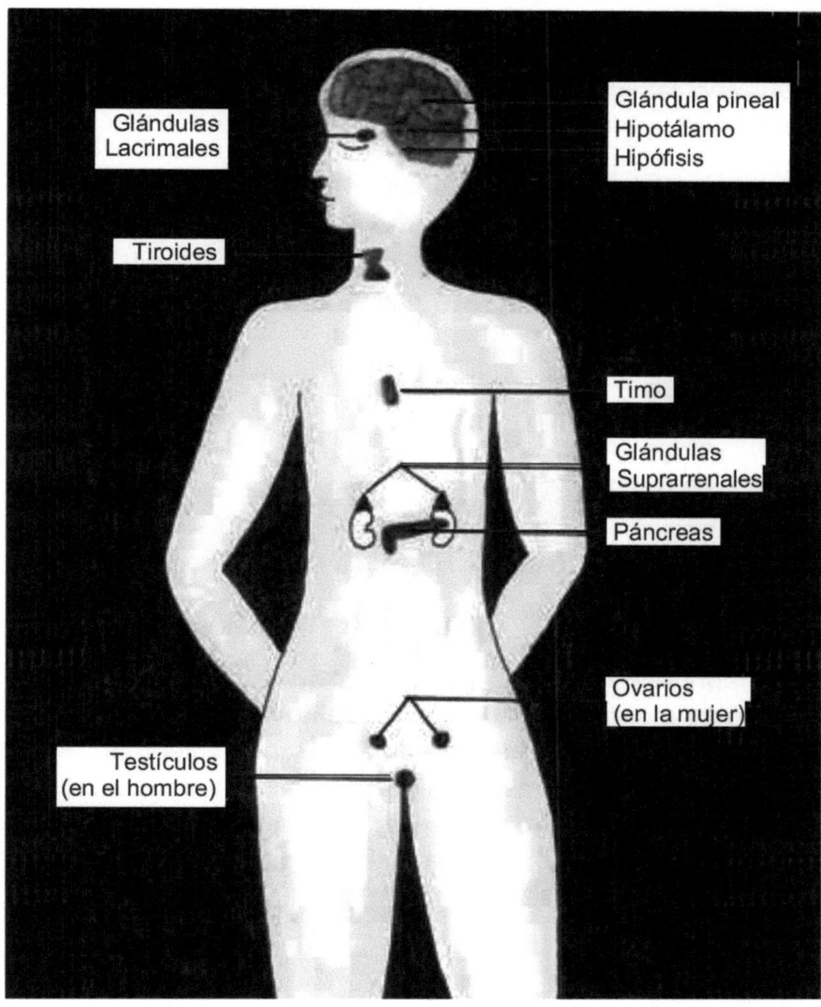

Las glándulas componen el sistema endocrino cuya función primordial es regular y mantener el equilibrio de los órganos. Simbólicamente, reflejan nuestro interior y refieren las dificultades relacionales con la escala de valores que establecemos para nosotros y las referencias que elegimos como modelos. Los problemas en las glándulas también refieren la dificultad para encontrar motivación en la vida familiar y profesional, así como la inseguridad para avanzar y/o hacer elecciones importantes y necesarias.

Cuando las glándulas presentan disturbios es importante que procuremos cuestionarnos:

1. **¿Qué deseos o emociones no consigo realizar?**
2. **¿Estoy actuando como víctima, refugiándome en la pasividad?**
3. **¿Estoy viviendo más en función de la razón que de la emoción?**
4. **¿Por qué estoy tan defensiva-o?**

Las glándulas y su relación con el sufrimiento:

Glándulas lacrimales: *liberación de las emociones*

Palabras clave: emociones - expresión de los sentimientos

Las lágrimas simbolizan la liberación de emociones, tanto de tristeza como de alegría. Es el desbordamiento de aquello que nos inunda: decepciones, pensamientos, bloqueos, sentimientos… es la forma que el cuerpo se expresa, demuestra nuestras fragilidades, carencias, o nuestra fuerza. Los bloqueos en los conductos lacrimales hablan de los problemas para expresar sentimientos o creencias del tipo: "llorar es cosa de persona débil".

Las dificultades para producir lágrimas deberían llevarnos a cuestionar:

1. ¿Qué emociones y sentimientos evito vivir?

2. ¿Por qué necesito retener esas emociones y sentimientos? ¿Qué significa esto para mí, en este momento?

3. ¿Qué necesidad tengo de mostrarme fuerte al mundo, cuando sé que también soy débil?

4. ¿Qué creencias poseo que necesito rever para vivir mejor?

Glándula pineal o epífisis: *responsable por la vitalidad*

Palabras clave: intuición - inspiración - serenidad

Tiene el tamaño de un grano de trigo y queda situada, estratégicamente, en el centro del cerebro. Está íntimamente ligada a los pensamientos. Ella secreta la melatonina, la hormona reguladora del sueño y responsable por la vitalidad de la persona. Simbólicamente, es la sede del alma, de la consciencia interior, de la búsqueda espiritual, mística y contemplativa. Es la glándula responsable por los cuestionamientos existenciales y espirituales que hacemos.

La glándula pineal hace el vaivén de todo lo que percibimos en el exterior y que se relaciona directamente con nuestras experiencias interiores. Ella permite tener una visión amplia de la vida. Es responsable por la calma, serenidad, por la apertura de espíritu. Esta glándula, funcionando bien, permite estar en armonía interna y externa. Cuando presenta problemas, provoca la sensación de haber sustituido la calma por el caos, por la tempestad; esto es, sentir que las estructuras que dan sentido a la vida están comprometidas.

Frente a incomodidades en esas glándulas, será esclarecedor preguntarse:

1. **¿Qué me impide estar en armonía conmigo, con otros y con mi espiritualidad?**
2. **¿De lo que estoy viviendo, que me desorienta?**
3. **¿Por qué me siento incapaz de realizar mí misión y celebrar la vida?**
4. **¿Cómo puedo salir de esa incomodidad y retomar la armonía con la vida?**

Glándula pituitaria o hipófisis: *síntesis entre pensamiento y emoción*

Palabras clave: orquesta - coraje - voluntad - realización

Es una glándula endócrina situada en el cerebro, abajo del hipotálamo, detrás de los ojos, frente a la pineal. Ella está relacionada con los ojos, la cara, las orejas, la nariz, los senos (cavidades situadas en la región antero-nasal), el cerebelo y el sistema nervioso central.
Es la glándula maestra: actúa en el funcionamiento de otras glándulas endócrinas y desempeña un papel central en la regulación de la secreción de hormonas. Controla el funcionamiento de la tiroides, de las glándulas cortico-suprarrenales y de las gónadas. Ella recibe los mensajes del cerebro y los distribuye a las otras glándulas.

La hipófisis procura el equilibrio del lado racional con el emocional, sintetizando lo que acontece en el ahora con lo que almacenamos como experiencias. Ella orquestra y sintetiza pensamientos y emociones para alcanzar metas, por lo tanto, participa de los cambios interiores y de las conversiones que ocurre en la persona. Una disfunción en esa glándula habla del desequilibrio entre lo racional y lo emocional, generando un desorden en los pensamientos y sentimientos. La persona pierde la serenidad y la visión de conjunto, la capacidad de síntesis. Esos disturbios

 Cuando la boca calla, los órganos hablan...

tornan a la persona confusa, arrogante, excluyente; instalando el caos en su vida. La intuición, la creatividad y lo emocional quedan comprometidos. Muchas veces, desencadenan una agitación que lleva a asumir comportamientos reactivos en una especie de frenesí, de agitación, en busca de algo que reponga el equilibrio perdido. Cuando eso ocurre con personas perfeccionistas, el sufrimiento aumenta, todo queda más dramático, porque no admiten fracasos.

En ese momento, es prudente parar y preguntarse:

1. **¿Qué sentimiento de impotencia me lleva al fracaso en mi proyecto de vida?**

2. **¿Por qué no alcanzo los objetivos y metas que definí para mivida?**

3. **¿Qué estoy viviendo que me hace salir del eje y por qué?**

4. **¿Por qué no consigo actuar, aplicando equilibradamente lo racional y lo emocional?**

Tiroides: *expresión de alegría, tristeza y angustias*

Palabras clave: equilibrio - creatividad - reflexión- sentimiento - razón - acción

Glándula situada en la base del cuello, en la garganta. Ella mantiene una estrecha relación con el sistema respiratorio, la nuca, las mandíbulas, las orejas, la tráquea, los bronquios, la parte superior de los pulmones y los brazos. Cumple una función importante en la emisión de la voz. Regula la temperatura del cuerpo y funciona como un termostato que equilibra el interior y el exterior. Simboliza la expresión de alegría, de tristeza y angustias. También expresa la creatividad, la capacidad de enunciar lo que somos, nuestra apertura de espíritu y permite demostrar el amor a los otros y a la vida. La tiroides reacciona cuando se viven conflictos que exigen acelerar o disminuir el ritmo. Despierta y alimenta sentimientos como que el tiempo ha estado en contra, que fuimos forzados a madurar rápido. Nos lleva a pensar que falta tiempo para realizar nuestros deseos y sueños. Los Problemas de hipo o híperfuncionamiento de la tiroides, generalmente, aparecen cuando vivimos situaciones crónicas, de graves acusaciones, injusticias y silencios, cuando tendemos a aislarnos y perdemos la alegría de vivir y cuando, poco a poco, nos transformamos en "pobres" víctimas. Con problemas en la tiroides se reniega del propio potencial y pasamos a vivir pasivamente y dependiendo de otros, lo cual se transforman en una "droga", llenando, así, el vacío de la existencia.

Los problemas en la tiroides deberían llevarnos a reflexionar sobre:

1. **¿Qué estoy haciendo con mis sueños y deseos?**
2. **¿Por qué me refugio en un mundo irreal?**
3. **¿Qué me gustaría cambiar en mi vida y no lo consigo?**
4. **¿Por qué insisto en pensar que la solución a mis problemas viene de fuera?**
5. **¿Estoy esperando que alguien resuelva mis problemas?**
6. **¿Temo suspender la reflexión sobre lo que ocurre conmigo?**

Problemas más comunes en la tiroides:

Hipotiroidismo (desistencia - fracaso - sofocación), la diminución del funcionamiento de la glándula provoca frío y lentitud, aumento del colesterol, cansancio, frío en las extremidades, estreñimiento y aumento del volumen de la lengua. El hipotiroidismo habla de dolores no resueltos y reflejan un desencanto frente a la vida. Todo parece estar en contra de la persona. Aparece el sentimiento de haber sido abandonados por todos y no ser comprendido en nuestros esfuerzos y emprendimientos.

Entonces, será prudente que se reflexione:

1. **¿Qué dolores estoy rumiando?**
2. **¿Cómo me comunico conmigo mismo?**
3. **¿Qué he hecho con mis deseos y sueños?**
4. **¿Qué me desanima y consume mi energía vital?**
5. **¿Qué decisiones necesito tomar y estoy postergándolas?**
6. **¿Estoy huyendo de alguna responsabilidad?**
7. **¿Por qué me refugio en un mundo irreal?**

Hipertiroidismo (potencialización de la rabia), es el aumento del metabolismo y provoca calor y transpiración. El hipertiroidismo habla de rabias, decepciones y dolores atrapados en la garganta y que provocan expresiones como: "no me perdono el no haber realizado mis sueños y haber vivido en función de los deseos de otros antes que de los míos...". El hipertiroidismo señala que estamos anulando nuestra personalidad, que tenemos la tendencia a fijarnos en cosas negativas, alimentando sentimientos de impotencia y desesperanza. Todo parece tan sombrío que no se ve futuro. Pasamos a tener problemas con el tiempo: todo parece tan rápido que sentimos ser arrastrados por los acontecimientos. Reaccionamos más y actuamos menos. Todo lo que hagamos es para ayer, volviéndonos hiperactivos, en un nerviosismo excesivo, siempre listos a explotar frente a la menor contrariedad. Para las personas con hipertiroidismo todo tiene que ser rápido, ligero. No soportan atraso ni lentitud. Todo pasa como si la vida fuese una película: no se dan el derecho de parar para saborear la vida.

En este caso, se requiere reorientar la vida, reconectarse con la realidad, reflexionando sobre:

1. **¿Qué me estresa tanto?**
2. **¿Qué me ha alejado de mí mismo-a?**
3. **¿Qué me gustaría cambiar en mi vida y no lo consigo?**
4. **¿Estoy consciente que dedico mucha atención a una cosa, para olvidar otras que me preocupan?**
5. **¿Alimento sentimientos de que alguien resolverá mis problemas?**
6. **¿Por qué temo parar y reflexionar sobre lo que acontece conmigo?**

Tiroiditis (irritación), es una inflamación en la tiroides y habla de rabias, sentimientos, dolores que tragamos sin expresarlos y generalmente ligados con miedo a revelar secretos o intimidades familiares para no empeorar las cosas. Es como si se tuviera ganas de escupir el fuego que nos quema y apenas logramos salivar.

Bocio en la garganta (opresión - frustración), es ocasionado por una hipersecreción de hormonas tiroideas que provoca en la persona un estado de excitación y alerta permanente. Habla de la tensión, del estrés y de emociones silenciadas que terminan por inflar la tiroides. Quien tiene bocio, siente que pierde el control del ritmo de la vida y que todo acontece rápidamente, dejándolo sin tiempo para atender sus necesidades y materializar sus sueños. Es como si fuese sofocado por la vida que lleva.

Nódulos en la tiroides, pueden ser nódulos calientes, cuando son hiperactivos y fríos, cuando son inactivos. En general, los nódulos hablan de rabias viejas o recientes, resentimientos y dolores que no pudieron o no pueden ser verbalizados, bajo el riesgo de empeorar la situación.

Los problemas en la tiroides invitan a reflexionar sobre lo siguiente:

1. **¿He vivido o vivo alguna contrariedad y no he expresado lo que siento?**

2. **¿Qué bloquea mi creatividad, mi espontaneidad?**

3. **¿He rumiado en silencio contrariedades, decepciones que temo expresar por miedo?**

4. **¿Estoy rabioso por no expresar lo que siento?**

5. **¿Tengo rabia conmigo, por no haber expresado lo que debí?**

Páncreas: *alegría de vivir*

Explicado anteriormente (pág. 259), es una glándula especial endócrina (produce hormonas) y, a la vez, exocrina (produce sustancias que serán excretadas), secretando enzimas para la digestión de los alimentos. Esta glándula está situada detrás del estómago.

Suprarrenales: *central de alerta*

Palabras clave: enfrentamiento - fuga - derrotismo

Las glándulas suprarrenales producen adrenalina, cortisol y cortisona; hormonas responsables por la regulación de la presión sanguínea, que permite al cuerpo huir de situaciones peligrosas. Las glándulas suprarrenales nos tornan creativos, inventivos, fugitivos o destructivos. Simbólicamente, un problema en esas glándulas manifiesta que nos preocupamos demasiado por problemas materiales, estamos desconfiados e insatisfechos con todo y con todos. Nos recuerda que detrás de los miedos reales o imaginarios, siempre hay una rabia escondida. Las personas con problemas en esas glándulas presentan comportamientos marcados por crisis de rabia, impaciencia y agitación; sobre todo, cuando trabajan excesivamente y quedan desanimadas, cuando están "funcionando debajo de lo normal".

Los problemas en las glándulas suprarrenales invitan a reflexionar sobre:

1. **¿Qué miedos habitan en mí, manteniéndome siempre en alerta, sin descanso?**
2. **¿Tengo miedo de tomar una decisión equivocada y sufrir más?**
3. **¿Estoy yendo en la dirección adecuada?**
4. **¿Soy exigente conmigo y no me doy el derecho a equivocarme?**
5. **¿Tengo un sentimiento de ser un "pez fuera del agua"?**
6. **¿Tengo la impresión de estar en un "callejón sin salida"?**
7. **¿Me siento al margen de la sociedad?**
8. **¿Deseo vivir un amor imposible?**

DIALOGANDO CON LA PIEL

Mi protección, mi interacción

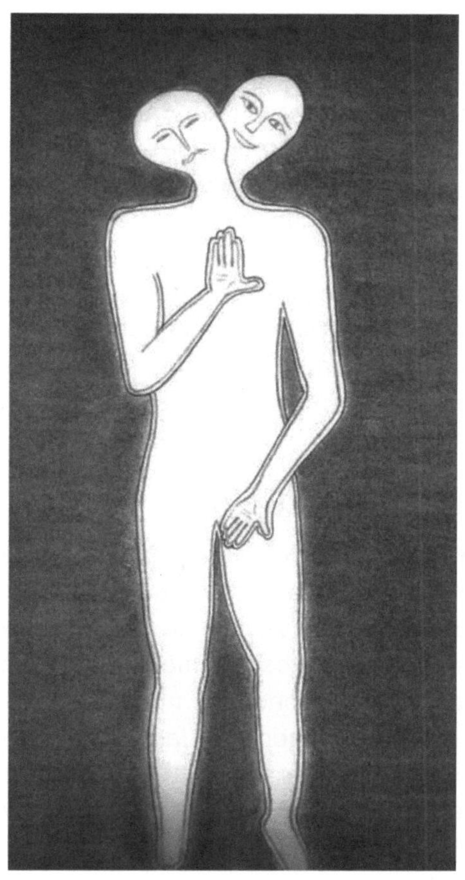

Envoltura de protección

Las frases: "está bien en su propia piel…", "necesito cambiar de piel…", "estar de piel nueva…", "entrar en la piel del personaje…" muestran la función simbólica de la piel. La piel mide cerca de dos metros cuadrados. Es el mayor órgano del cuerpo humano. Con su textura sensible y porosa es gran aliada del cerebro, entregándole información valiosa para que ejerza su función. La piel posibilita la ventilación y la transpiración de olores, eliminando toxinas nocivas; su función primordial es proteger al cuerpo de toda forma de agresión material o microbiana.

A través de cerca de 700.000 terminaciones nerviosas, ella permite sentir el ambiente e interactuar con él. Vale resaltar que la piel de los músculos, llamada fascias, memoriza las experiencias y emociones. La piel siempre evoca relación, el calor del contacto y sus dificultades. Tiene gran capacidad de cicatrización y permite al organismo auto-curarse y autoconstruirse. Ese poder de vida y muerte, de re-cicatrización o de cancerización está muy presente. Se observa que heridas ocasionadas en contextos de sufrimiento psíquico, tienen dificultad para cicatrizar y, muchas veces, evolucionan en cáncer. La piel es un órgano de gran significado social, sobre todo en culturas que valoran el tocar o la caricia.

La piel es el espejo del alma y refleja la calidad de las relaciones.

La piel habla de las dificultades de comunicación con el medio. En momentos de separación, aparecen muchos problemas en la piel. En mi experiencia, cuando recibo en psicoterapia a personas con alergias o problemas en la piel, cuyos exámenes no identificaron ningún elemento desencadenador, conduzco mis cuestionamientos hacia la relación con la madre. En general, las personas que no tuvieron regazo de madre, en la primera infancia, no tienen en su piel registros de cariño. Por ejemplo, recuerdo una paciente que tenía grandes problemas de piel, resistentes a todo tratamiento médico, cuando pregunté si tuvo el regazo de madre en la primera infancia, ella dijo que no tuvo. Narró haber buscado contacto con la madre y que ella no lo permitía, lo cual atribuía a rechazo y falta de amor por parte de la madre. Relató que su madre tuvo tuberculosis y, por eso, decía que no podía aproximarse a ella.

En psicoterapia, esa persona comprendió que la actitud de su madre revelaba un gesto de protección y amor materno más que de rechazo, pues ella también sufría al privarse de esa relación de afecto. En esos casos, el masaje ha sido el tratamiento más eficaz para esa carencia de contacto. Como la piel no tiene registro de toques, puede ser que en los primeros masajes la persona se sienta mal. Solamentecon lapersistenciadel tratamientomasoterapéutico, el cuerpo puede aceptar el toque y, consecuentemente, los beneficios delmasaje.

Los problemas en la piel denuncian carencia de afecto; sin embargo, de forma ambivalente, al mismo tiempo que desea suplir esa carencia, la piel, con sus problemas, aleja el contacto. De hecho, ¿a quién le gustaría tocar una piel purulenta? Expresa el llamado, guardando una ambivalencia de comunicación; es decir, al mismo tiempo que deseamos aproximarnos, inconscientemente nos apartamos del objeto deseado, presentando enfermedades como granos.

Problemas en la piel

La piel refleja las emociones. Los problemas en ella reflejan dificultades de relacionamientos con el ambiente. Es interesante notar la ambivalencia comunicacional que expresa. Muchas enfermedades de piel son, al mismo tiempo, un llamado al contacto más próximo y estrategias para crear una barrera e impedir el contacto íntimo. Eczemas, micosis, vitíligo, psoriasis, pústulas, granos, entre otras, hablan de las dificultades relacionales e interactivas con el ambiente. Es como si esos síntomas dijesen que les ha sido difícil interactuar con el mundo exterior.

Las afecciones epiteliales son como "cables a tierra" para liberar tensiones relacionales. Dependiendo de la localización del problema, el mensaje se torna todavía más exacto, por ejemplo: si alguien presenta un problema de piel en la rodilla derecha puede significar que aquella persona tiene dificultad para ceder, para aceptar algo en su relación con una mujer, pues el lado derecho remite a una problemática femenina.

Placas azuladas (manchas púrpuras): *retorno de la agresividad contra sí*

Palabras clave: rebelión - indignación

Los sentimientos de injusticia con fuertes emociones, generalmente, se manifiestan en la piel del cuerpo como placas azuladas, que hablan de las veces que no conseguimos digerir agresiones y mucho menos liberarlas, haciendo que los intestinos se manifiesten con diarreas o estreñimiento. Las manchas en la piel nos invitan, también, a reflexionar sobre algún sentimiento de culpa o deseo de camuflarse, tornarse invisibles a la vista del otro.

Irritaciones epiteliales: *sensibilidad a la opinión de los otros*

Palabras clave: Irritabilidad - sensación de amenaza

Las irritaciones de la piel hablan de personas o situaciones irritantes que causan pruritos. Se refieren a las dificultades con el ambiente y aparecen cuando se viven situaciones de separación. Los problemas de piel muestran que somos personas sensibles a la opinión deotros.

Presentar irritaciones en la piel sería una forma de crear barreras entre nosotros y los otros, contra quienes somos sensibles. Alejarnos de los otros es un mecanismo de defensa para evitar posibles rechazos. Todo problema de piel invita a reflexionar sobre alguna situación de separación física y/o afectiva por necesidad de cambio.

 Cuando la boca calla, los órganos hablan...

Acné y granos (pequeñas elevaciones rojizas de la piel): *conflicto con mi individualidad*

Palabras clave: autorechazo - resistencia

El acné y los granos son maneras de exteriorizar problemas de comunicación con el ambiente y que se tiene dificultades relacionadas con la imagen propia, con nuestra apariencia; además, con tendencia a auto desvalorizarse y al auto rechazo. El acné, en la adolescencia, habla de la ambivalencia entre el deseo y el miedo al otro.

Piel seca: *aridez en mis relaciones*

Palabras clave: falta de protección - necesidad de cuidado

La piel seca, poco hidratada, habla de emociones retenidas y de bloqueos en el relacionamiento intra e interpersonal. Es una forma que el cuerpo expresa la necesidad de cuidado, hidratado, alimentado, con acciones revitalizadoras de atención: cariño, afecto, amor...

Eczema: *separaciones dolorosas*

Palabras clave: antagonismo - confusión mental

Esta afectación señala la impaciencia por no lograr resolver una contradicción que irrita. Las erupciones epiteliales infecciosas expresan la indignación y rechazo a situaciones contradictorias, a las cuales estamos expuestos en la vida.

Seborrea o piel grasosa: *emociones huyen "por los lados"*

Palabras clave: saturación – resbaladizo - deseo de fuga

Habla de emociones negativas almacenadas que "escaparon por los lados". Son emociones que no se consigue esconder y no se permite tocar a nadie. Nos quedamos "grasientos", como forma de volvernos resbalosos por si alguien intenta cogernos.

Lupus eritematoso: *prefiero castigarme antes que afirmarme*

Palabras clave: desistencia - autocastigo

Es una afección que puede alcanzar varios órganos y es considerada como enfermedad autoinmune. El lupus muestra que vivimos un profundo desánimo, desaliento, rabia y vergüenza, por una gran culpabilidad emocional que disminuye nuestro sistema de defensa, tornándonos débiles y susceptibles. En esa situación, la persona prefiere castigarse, aislarse, en vez de buscar afirmarse; es decir, el lupus señala la debilidad y derrota frente a la voluntad de vivir.

Psoriasis: *protección contra el contacto físico*

Palabras clave: miedo a ser herido - rechazo a los sentimientos

La psoriasis señala la hipersensibilidad y necesidad de amor y acogida. El vacío producido por el sentimiento de abandono o separación traumática; se manifiesta en la piel por medio de las erupciones escamosas y, a veces, purulentas.

Jacques Martel (2007) considera la psoriasis como un problema ligado a una doble separación, sea con dos personas, en situaciones diferentes, o aun, una doble separación con la misma persona. Es, al mismo tiempo, un deseo de llenar ese vacío por la aproximación y un miedo al contacto directo con la piel. La psoriasis es una tentativa que el cuerpo presenta tomando la distancia necesaria para intentar resolver ese problema. Ella habla del deseo secreto de ser amados y acariciados. Generalmente, aparece en personas muy sensibles, después de un choque moral. Esas personas temen ser lastimadas y se protegen a toda costa.

Vitíligo: *sentimiento de ser invisible, transparente*

Palabras clave: aislamiento - sentimiento de no pertenencia - exclusión

Presentando vitíligo, la persona muestra su sentimiento de no pertenencia, de sentirse desterrada de la familia, del trabajo y de la comunidad. La persona con vitíligo presenta sentimientos de haber tenido su potencial emocional y/o físico absorbido, generando deseos de ser transparente y pasar desapercibida. También habla de sentimientos de haber sido separado brutalmente de personas queridas, junto a quienes se sentía impotente e incapaz, pero con quienes tenía la sensación de estar protegida de toda violencia. El vitíligo es el deseo de escondernos para protegernos. Muestra la necesidad de clarificar las cosas y obtener cuidado real.

Verrugas: *vacío afectivo*

Palabras clave: odio - frustración - vergüenza

Las verrugas hablan del sentimiento de rechazo e incomprensión que se vive frente aotros. Ellas aparecen parallenar un vacíoafectivo; condensan la capacidad creativa y las emociones reprimidas. Asimismo, señalan que estamos rumiando ideas y sentimientos negativos. Dependiendo de la parte del cuerpo donde aparecen, las verrugas tendrán el significado preciso en la vivencia de la afectividad comprometida, por ejemplo: cuando aparecen en la espalda hablan del pasado; a los lados, del presente; adelante, del futuro. Cuando aparecen en los pies, indican una dificultad afectiva o social que está dificultando nuestro caminar. Las verrugas deben llevarnos a reflexionar: ¿qué estoy viviendo que me siento atacado y/o invadido por alguien o alguna situación? Muchas veces, las verrugas se relacionan con humillaciones en el medio escolar y/o vergüenzas que pasamos, debido a algo que vimos y que consideramos errado, feo. Las verrugas también pueden significar que guardamos ideas fijas.

Ellas indican que estamos en un buen momento para preguntarnos:

1. ¿De qué ideas fijas tenemos dificultad para liberarnos?

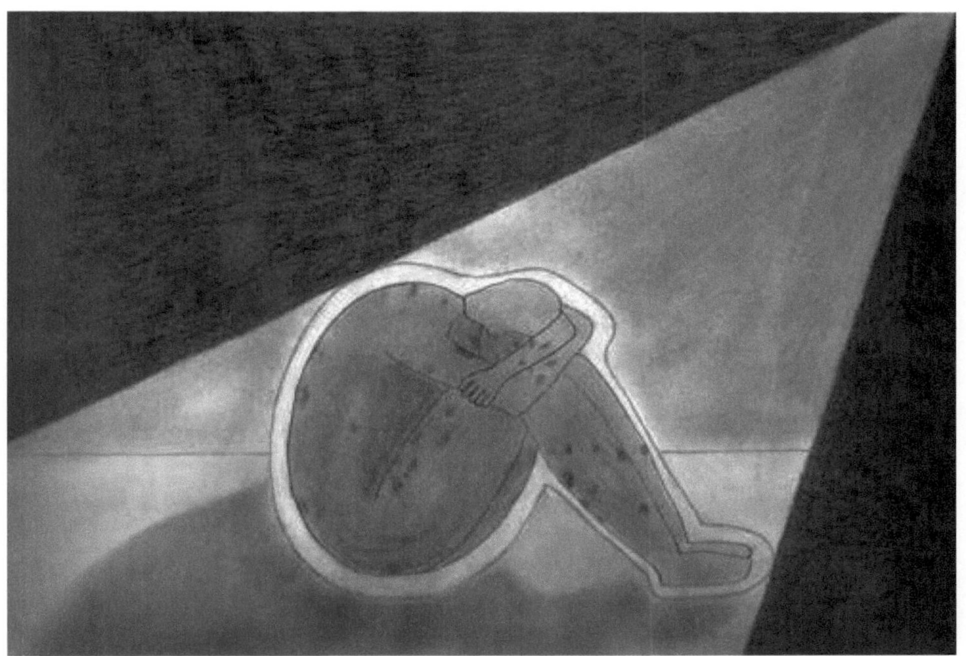

Persona piel

La "Persona piel" vive una paradoja: al mismo tiempo que llama la atención, procura esconder lo que la piel expresa.

Características de la Persona piel (Jean-Pierre Barral, 2005):

- Presenta negación y dificultad en mostrarse, revelarse.
- Es discreta, tímida, reservada y tiene mucha vergüenza.
- Todo lo que no consigue hablar con la boca, exterioriza por la piel (placas rojas y/o azuladas, enrojecimientos, granos, olores desagradables, irritaciones, pruritos...).
- Teme estar en evidencia, por eso se aísla y evita el contacto físico y social.
- Alimenta complejo de inferioridad y desvalorización.
- Tiene gran necesidad de ser protegida.
- Necesita sentirse apoyada y segura.
- Hipersensible.

La "Persona piel" debería preguntarse sobre lo siguiente:

1. **¿Cómo está mi atmósfera familiar?**
2. **¿Tuve regazo en mi infancia?**
3. **¿Qué temo en el contacto con las personas?**
4. **¿Tengo historia de separación dolorosa?**
5. **¿Soy consciente de que mi piel me pide para ser cuidada?**
6. **¿Será que necesito caricias pero impido que eso ocurra?**
7. **¿Estoy viviendo solo en medio de la multitud?**
8. **¿Qué me tiene irritado últimamente?**
9. **¿Tengo miedo al toque para no revivir recuerdos traumáticos del pasado?**
10. **¿Qué acontecimientos vergonzosos me impiden ser espontáneo-a?**
11. **¿Siento que soy atacado o invadido por alguien o alguna situación?**

 Cuando la boca calla, los órganos hablan...

CONSIDERACIONES FINALES

En esta rápida radiografía que hacemos del cuerpo, entrevemos otra dimensión tan presente en las enfermedades: los dolores en el cuerpo son el grito del alma. Ir más allá de la dimensión física y auscultar el lenguaje simbólico de los dolores exige un esfuerzo personal constante, para sobrepasar las lecturas dogmáticas que tienden a reducir los fenómenos complejos a una de sus partes.

La pretensión de este libro es enfocar lo que no es visible, no es palpable y que está en el campo de la subjetividad. Lo que presenté fue una síntesis de informaciones, oriundas de universos culturales distintos, de experiencias de varios autores, enriquecidas por mi experiencia comoEtno-psiquiatra.

Hay algo paradojal en la enfermedad. Al mismo tiempo que nos aprisiona al lecho, reduciendo la movilidad y la capacidad de producir, nos convida a repensar la vida, a liberar nuestra consciencia de sentimientos y certezas que nos impiden avanzar en la caminada. Muchas veces, una dolencia nos hace rever el sentido de la vida y puede desencadenar un deseo de resignificarla, promoviendo cambios necesarios, proporcionando mayor calidad de vida, con flexibilidad, apertura a lo nuevo, a lo diferente, sensible a los otros y al mundo. Muchas veces, en la enfermedad descubrimos que somos más que máquinas, funciones y papeles que ejercemos. Descubrimos el sentido de la vida y lo que hemos hecho de ella, por ejemplo, es común decir de quien sobrevivió a un "ataque cardíaco" grave, que cambió su personalidad y sorprende con nuevas actitudes. ¿No será la casi muerte, una posibilidad para descubrir el valor de la vida? ¿No será la enfermedad un llamado para cuidar más de nosotros/as? En esa perspectiva, no podemos olvidar que los síntomas son portadores de mensajes, llamados; que necesitamos tomar consciencia en las dimensiones invisibles en el proceso salud-enfermedad. De ahí, discurre la propuesta de este libro de hacernos lecturas "psico-energéticas" ysimbólicasdelossíntomas, intentando quelaslecturas no sean "absolutizantes" o presentadas como verdad única, pues ellas complementan la intervención de los profesionales de la salud contribuyendo con subsidios para que la persona enferma pueda dar un sentido a su sufrimiento, pues solo ella puede dar sentido a su dolor. Facilita, por ejemplo, cambios en el comportamiento, en los patrones de alimentación, de actitudes; o sea, comportamientos que están presentes en el origen de muchas dolencias. Vemos que la decisión de cambiar requiere una opción personal en que los valores, recursos y creencias de las personas son elementos fundamentales.

La propuesta de este libro no fue estandarizar actitudes, sino incentivar la autonomía y la libertad de la persona en la relación consigo, con los otros y con el universo. Esta información posibilita hacer opciones para romper con el determinismo biológico, no en el sentido de contraponerse a las explicaciones bioquímicas, físicas, presentes en las patologías o promover un discurso mágico, sino planteando pistas para que el individuo participe, sea protagonista, teniendo mayor ángulo de acción, con consciencia de que el síntoma refleja dos dimensiones de la vida: la material y la afectiva. Procuré valorar el saber acumulado a lo largo de siglos, en la tentativa de dar sentido a las enfermedades. Con esto, entré en el mundo de la subjetividad donde no existen verdades absolutas pero sí lecturas de una realidad. Y cada una lee a partir de su cultura, de su visión de mundo. Las personas habituadas a considerar una verdad única, una única lectura, una única explicación, ciertamente chocarán con los contenidos aquí planteados.

Las verdades únicas acostumbran a reducir el campo de visión y de actuación, excluyendo recursos culturales y saberes construidos

 Cuando la boca calla, los órganos hablan...

en contextos diferentes, restringiendo la esperanza nutrida por una fe que puede, inclusive, reforzar el sistema inmunológico ante un pronóstico sombrío, sin salida. Imaginemos a alguien que está con una enfermedad terminal y recibió un pronóstico fatídico. Si esa persona pudiera buscar otros recursos, sin negar el aporte de la medicina científica, podría encontrar mayor confort frente al dolor y hasta la búsqueda de la propia cura.

Proponemos, por lo tanto, sumar el esfuerzo de la medicina científica con los recursos de la persona y su cultura. Como dije a lo largo del libro, la propuesta no fue crear un manual con respuestas que relacionen síntomas a posibles causas, sino suscitar dudas, cuestionamientos, en especial en las certezas acerca de las señales emitidas por el cuerpo a través de la enfermedad. El desafío está lanzado: "oír al propio cuerpo". El cuerpo y sus matices. Matices que pueden ser comprendidas cuando los síntomas son "auscultados".

Espero que las reflexiones suscitadas en el libro nos transformen en descifradores de nosotros mismos, de las charlas de nuestro cuerpo que, con su lenguaje propio, dice mucho sobre nosotros, acerca del contexto vivido y también heredado de nuestros antepasados.

Con seguridad, podremos ser cuidadores más atentos, sensibles a la complejidad del ser humano en sus múltiples dimensiones. Lo que resalto es que las personas deben apropiarse de esas claves de lectura y aprender a dialogar con su propio cuerpo, extrayendo los sutiles mensajes, que son recursos inestimables en la promoción de la salud y en el combate a la enfermedad. Haga su parte y deje que la medicina haga la suya. A los que desean unir la medicina científica a la "medicina del alma" les damos la bienvenida. Esta unión está repleta de desafíos, pero nos da posibilidades de tomar atajos en este proceso de autoconocimiento, autocuidado y también del cuidado con el otro.

Buen diálogo!

REFERENCIAS BIBLIOGRÁFICAS

BARR AL, Jean-Pierre. Comprendre les mesages de votre corps. 2ª. ed. Albin Michel, Paris, 2005.

BLACKING, J. The Antropology of the body. Ed. Academic Press New York 1977

BROUSSE, Myriam. Votre corps la une mémoíre. 1ª. ed. Fayard, Aubagne 2007.

CAIRO, Cristina. Linguajem do Corpo. 4ª. ed. son Paulo: Mercuryo, 2008. v. 1.

CAIRO, Cristina. Linguajem do Corpo. 3ª. ed. son Paulo: Mercuryo, 2007. v. 2.

CHRISTIAN Flexhe. Décodage biologique des maladies, Manuel pratique des Correspondences émotions/ organes. Collection Chrysalide Ed. Le souffle d'or. Barret-Sur-Méouge 2001

COMAROFF, J. Body of power, spirit of resistence. Chicago: University of Chicago Press 1985 COUTURE, Suzanne. Les maux pour le dire... siplemente: Le decodage biolo¬gique des malaises et maladies siplifiée.1ª. Ed. Collection Motivation et épanou¬issement personnel. Quebec-Canadá, 2005.

DAHLKE, Rüdiger. A Doença como símbolo. 9ª. ed. son Paulo: Cultrix, 2006.

DAHLKE, Rüdiger. A Doença como Linguagem da Alma. 12ª. ed. son Paulo: Cultrix, 2007.

DEEPAK CHOPR A, Quantum healing: exploring the frontiers of mind" body Medicine. Nueva York: Bantam Books, 1989.

DEEPAK CHOPR A, Saude perfeita o guía completo da medicina mente-corpo. Cordova, Espanha: Estrela polar, 2009.

DEEPACK CHOPR A, O Caminho do Mago: vinte licoes espirituais para voce criar a vida que deseja. Ed. Rocco Ltda. Río de Janeiro 1999.

DEEPACK CHOPRA. Cheminer vers la sagese. Paris: Albin Michel, 2010.

DE HIPONA, Agostinho. Conhecendo a si mesmo (400).

DETHLEFSEN, Thorwald; DAHLKE, Rüdiger. A Doença como caminho. 16ª. ed. son Paulo: Cultrix, 2006.

DRANSART, Philippe. La maladie cherche la me guerir. Grenoble: Le Mercure Dauphinois Genevieve Dubois, 1999, 2000.

DREYFUSS, Katy. Les Cartes de Reflejologie. 2ª. ed. Guy Trédaniel Éditeur, Paris 2005.

FELICIANO, Alberto; CAMPADELLO, Píer. Reflejologia. 3ª. ed. son Paulo: Madras, 2004.

FREUD, Sigmund, Psicopatologia da vida cotidiana, 1901 (Wikipedia).

GARITTE, Jean-Pierre. Matrices Émocionnelles & Révolution Personnelle. Ed. Quintesence, Aubagne - França 2007 GÉRÔME, Paul. La logique du Corps - Introduction a la Nosologie Générale et a la la Pharmacologie Générale 4ª. ed. Collection Mythanalyse, 1994.

GRODDECK Georg. Nasemecu (Natura Sanat, medicus curat), 1913.

GUYTON, Artur C. Fisiología Humana 6ª Edición Ed. Guanabara Koogan, son Paulo 2010

HAMMER, Ryke Geerd. Fdondement d'une Médecine Noyelle: les 5 lois biologiques de La Medecine Noyelle. Le systéme ontogénétique des tumirs. Ed. Prim'zone Charles-les-Eaux, 2003

JUNG, Carl Gustav. A Dinámica do Inconsciente Vol. 8/3 - Col. Completa 16ª Ed. 2001 Siciliano

HAY, Louise L. Cure seu corpo. 15ª. Ed. Rio de Janeiro: Best Seller, 1998.

KLEINMAN, Arthur. Social origens of distress and disease- Depression, neurasthenia, and padren in modern china. Yale University Press New Haven and London, 1986.

KUSHI, Michio. O Corpo fala da saude. 1ª. ed. Mano le, 2000.

LABIGNE, Christophe. ABC de La Médecine chinoise. 1ª.ed. Paris: Grancher, 2008.

LAPLANTINE François. Antropología da doenca 4ª Edición. Sao Paulo 2010.

LANGLOIS, Doris et Lise Langlois La psychogénéalogie - Transformer son héritage psychologique. 2ª. ed. Montreal, Quebec: Les editions de l'homme, 2005.

LUIZ OLIMPIO, Ferraz Melo. Psicanalise para todos. Ed. Premius, Fortaleza 2010

MACIEL, Corintha Mitodrama, O Universo mítico e seu Poder de Cura, Edichora Summus, 2000 MARTEL, Jacques. Le grand dictionnaire des malaises et des maladies. 2ª. ed. Montreal- Quebec: Quintesence, 2007.

NAGY, Catherine Ducommun. Ces loyautés qui nous libèrent. 1ª. ed. JC Lattès, Paris 2006.

ODOUL, Michel. Dis-moi où tu las mal, je te dirai pourquoi - Les Cris Du corps sont des mesages de l'âme - Éléments de psycho-énergétique. 3ª. ed. Paris: Albin Michel, 2002.

ODOUL, Michel. Un corps pour me soigner, une âme pour me guérir. 4ª. Paris: Albin Michel, 2005.

OLIMPIO FERR AZ MELO, Luis. Psicoanálise para todos. Fortaleza: Premius, 2010.

PAGNAMENTA, Med. Neeresh F. Cromoterapia para crianzas. 3ª. ed. son Paulo: Madras, 2003.

RITBERGER, Carol. Cure-se. 1ª. ed. son Paulo: Editora Larousse, 2008.

ROGER Fiammetti. Le language émotionnel du corps. L'approche sonido acto- émo¬tionnelle chemin de libération. Paris: Dervy, 2004.

SACKS, Olivier. O olhar da mente. San Paulo: Schwarcz, 2010

SALOMÉ, Jacques. Le courage d'être soi, une charter du mieux-vivre avec soi¬même et avec autrui. Paris: Du Relié

SALOMÉ, Jacques y GALLAND Sylvie. Si je m'ècoutales... je m'entendrais. Que- bec: Ed. de l'homme, 2003.

SELLAM, Salomon. Origines et prévention des maladies, L'analyse psycosonido - matique et le décodage biologique. Quebec: Quintesence, 2003.

SELLAM, Salomon. Mon corps est malade, Il serait temps que je parle – Trilogie Psychosonido atique. Vol 2 1ª. ed. Bérangel, Saint Andres de Sangonis 2007.

SELLAM, Salomon. Le Syndrome du Gisant, un subtil enfant de remplacement. Paris: Berangel. 2008

SELLAM, Salomon. Origines et prévention des maladies - L'analyse psychosonido a- tique et Le décodage biologique. 4ª. ed. Quintesence, Aubagne 2005.

SOUZENELLE, Annick de. Le sibolisme Du corps humain, Paris: Albin Michel, 1991.

TOMPAKOW, Roland; WEIL, Pierre. O Corpo Fala. 42ª. ed. Petrópolis, Rio de Janeiro: Vozes, 1998.

TURNER, B. The body and society. Oxfo

CUANDO LA BOCA CALLA, LOS ÓRGANOS HABLAN

El Prof. Dr. Adalberto Barretofacilitavarios cursos deautoconocimiento en el SPA Posada Ocas do Indio, en la playa de Morro Branco – Beberibe, Ceará.

www.pousadaocasdoindio.com.br

Entre ellos:

Terapia Comunitaria Sistémica Integrativa

Capacitación de técnicos e profesionales del área social, de la salud, de la educación líderes comunitarios, para conducir ruedas de Terapia Comunitaria Integrativa. Se trata de espacios de escucha, palabra y vínculos, una práctica sistémica integrativa de salud y de trabajo social comunitario. (www.abratecom.org.br)

Cuide de sí y rescate su autoestima

Capacitación de profesionales del área de la salud, educación, social y líderes comunitarios para aplicación de dinámicas en comunidades einstituciones.

Como transformar la herencia familiar en ley personal?

Taller para despertar la consciencia de cada persona para el hecho de que no heredamos de nuestros antepasados solamente características físicas sino también memorias que se manifiestan en nuestro cuerpo. Como intervenir en este proceso para no repetir la historia de nuestros antepasados.

Develando los mensajes de los síntomas

Este curso ofrece una ocasión para hacer una profundización en cuestiones tratadas en este libro: Cuando la boca calla los órganos hablan...

Renacimiento: Dialogando con mi niño interior para transformar heridas en perlas.

Es una técnica de respiración que permite una inmersión en la historia personal, revigorando la creatividad del niño-a interior, liberando emociones reprimidas y proporcionando autoconocimiento y armonía.

Contactos para adquisición de libros, DVDs o participar de cursos facilitados por el Prof. Dr. Adalberto Barreto:

Sra. Ivania Ferronatto Tel.: 55-85999873210

e-mail: ivaniaferronatto@gmail.com

www.projeto4varas.com.br

www.pousadaocasdoini.comr